Atlas Colorido de
Anatomia Ultrassonográfica

Thieme Revinter

Atlas Colorido de Anatomia Ultrassonográfica

Terceira Edição

Berthold Block, MD
Private Practice
Braunschweig
Germany

640 ilustrações

Thieme
Rio de Janeiro • Stuttgart • New York • Delhi

Dados Internacionais de Catalogação na Publicação (CIP) de acordo com ISBD

B651a
    Block, Berthold
        Atlas colorido de anatomia ultrassonográfica/ Berthold Block; tradução Edianez Chimello. – 3.ed. – Rio de Janeiro, RJ: Thieme Revinter, 2023.

        356 p.: il.; 14 x 21 cm
        Título Original: *Color Atlas of Ultrasound Anatomy*
        Inclui bibliografia.
        ISBN 978-65-5572-161-4
        eISBN 978-65-5572-162-1

    1. Ultrassonografia. 2. Imagens ultrassônicas – Manuais, guias etc. 3. Anatomia humana – Atlas. I. Título.

                                            CDD: 616.07543

Elaborado por Maurício Amormino Júnior – CRB6/2422

Copyright © 2022 of the original English language edition by Georg Thieme Verlag KG, Stuttgart, Germany.
Original title: Color Atlas of Ultrasound Anatomy, 3/e by Berthold Block.
Copyright © 2022 da edição original em inglês de Georg Thieme Verlag KG, Stuttgart, Alemanha.
Título original: Color Atlas of Ultrasound Anatomy, 3 ed por Berthold Block.
ISBN 978-3-13-242204-9

© 2023 Thieme. All rights reserved.

Thieme Revinter Publicações Ltda.
Rua do Matoso, 170
Rio de Janeiro, RJ
CEP 20270-135, Brasil
http://www.ThiemeRevinter.com.br

Thieme USA
http://www.thieme.com

Design de Capa: © Thieme
Créditos Imagem da Capa: imagem da capa combinada pela Thieme usando as imagens a seguir:
Ultrasound Probe @shutterstock/joshya

Impresso no Brasil por Forma Certa Gráfica Digital Ltda.
5 4 3 2 1
ISBN 978-65-5572-161-4

Também disponível como eBook:
eISBN 978-65-5572-162-1

Nota: O conhecimento médico está em constante evolução. À medida que a pesquisa e a experiência clínica ampliam o nosso saber, pode ser necessário alterar os métodos de tratamento e medicação. Os autores e editores deste material consultaram fontes tidas como confiáveis, a fim de fornecer informações completas e de acordo com os padrões aceitos no momento da publicação. No entanto, em vista da possibilidade de erro humano por parte dos autores, dos editores ou da casa editorial que traz à luz este trabalho, ou ainda de alterações no conhecimento médico, nem os autores, nem os editores, nem a casa editorial, nem qualquer outra parte que se tenha envolvido na elaboração deste material garantem que as informações aqui contidas sejam totalmente precisas ou completas; tampouco se responsabilizam por quaisquer erros ou omissões ou pelos resultados obtidos em consequência do uso de tais informações. É aconselhável que os leitores confirmem em outras fontes as informações aqui contidas. Sugere-se, por exemplo, que verifiquem a bula de cada medicamento que pretendam administrar, a fim de certificar-se de que as informações contidas nesta publicação são precisas e de que não houve mudanças na dose recomendada ou nas contraindicações. Esta recomendação é especialmente importante no caso de medicamentos novos ou pouco utilizados. Alguns dos nomes de produtos, patentes e design a que nos referimos neste livro são, na verdade, marcas registradas ou nomes protegidos pela legislação referente à propriedade intelectual, ainda que nem sempre o texto faça menção específica a esse fato. Portanto, a ocorrência de um nome sem a designação de sua propriedade não deve ser interpretada como uma indicação, por parte da editora, de que ele se encontra em domínio público.

Tradução:
EDIANEZ CHIMELLO
Tradutora Especializada na Área da Saúde, SP

Revisão Técnica:
CARLOS FERNANDO DE MELLO JUNIOR
Especialista em Radiologia e Diagnóstico por Imagem pela Associação Médica Brasileira (AMB)
Membro Titular do Colégio Brasileiro de Radiologia (CBR)
Doutorado em Radiologia pela Universidade de São Paulo (USP)
Professor Associado I e Coordenador da Disciplina de Radiologia da Universidade Federal da Paraíba
Presidente da Comissão Estadual de Residência Médica da Paraíba
Membro da comissão de ensino e aperfeiçoamento do Colégio Brasileiro de Radiologia
Autor do livro Radiologia Básica, editora Thieme Revinter

Todos os direitos reservados. Nenhuma parte desta publicação poderá ser reproduzida ou transmitida por nenhum meio, impresso, eletrônico ou mecânico, incluindo fotocópia, gravação ou qualquer outro tipo de sistema de armazenamento e transmissão de informação, sem prévia autorização por escrito.

Prefácio da Terceira Edição

Para esta edição, quatro séries de imagens ultrassonográficas nos capítulos sobre vesícula, baço e rins foram revisadas e expandidas. O Capítulo 10 – Próstata, e o Capítulo 11 – Útero, foram expandidos e agora cobrem a investigação por imagens transretais e transvaginais, respectivamente. As imagens para o Capítulo 10 foram fornecidas pelo Doutor Harald Junius (Braunschweig, Alemanha) e aquelas para o Capítulo 11 pelo Doutor Christian Schütte (Braunschweig, Alemanha). Mais uma vez, meus agradecimentos a eles pelo comprometimento.

Berthold Block
Braunschweig, Outono de 2021

Prefácio da Segunda Edição

A varredura por ultrassom conduz a várias imagens seccionais, pois a base para interpretar o exame é a imagem seccional individual. À primeira vista, é fácil ficarmos confusos pela aparência variável de uma varredura ultrassonográfica da mesma região em pacientes diferentes. As causas são muitas, incluindo diferenças em densidade, gordura corporal, diferenças associadas à idade, gás sobrejacente e artefatos. Na maioria dos casos, as discrepâncias aparentes não se baseiam em diferenças anatômicas reais. Quando se obedece estritamente a uma varredura sistemática, séries de imagens seccionais podem ser obtidas em qualquer paciente com coerência notável. E quando as imagens variam por si mesmas, as relações anatômicas demonstradas permanecem constantes.

Quando o livro foi concebido e produzido, em 2003, o editor e o autor estavam abrindo novos caminhos. A forte demanda internacional mostrou que havia a necessidade óbvia de uma revisão completa e sistemática da anatomia ultrassonográfica.

Para a nova edição, numerosas ilustrações foram substituídas por novas figuras e séries completamente novas de imagens foram acrescentadas. Essas novas imagens foram adquiridas em um sistema que a General Electric gentilmente nos emprestou para nosso uso. Agradeço às Sras. Katharina Wasser e Jana Steding por fornecerem a máquina e a orientação técnica. Agradeço também ao Sr. Jan-Hendrik Hering, da Hering Ultraschalltechnik/Sonoring, Alemanha, pela mediação do contato com a General Electric e por seu suporte inestimável em todas as situações.

Muitas pessoas contribuíram para o sucesso deste livro. Agradeço ao Dr. Hartwig Schöndube e ao Dr. Matthias Geist, e meu agradecimento especial aos Drs. Waldemar Muschol e Helge Dönitz pela ajuda com esta nova edição. Sou grato também à equipe da Thieme Medical Publishers, que tornou possível esta edição, em especial ao Sr. Stephan Konnry e às Senhoras Gabriele Kuhn-Giovannini e Elisabeth Kurz.

Berthold Block
Braunschweigh, Alemanha

Sumário

Planos Padronizados para
Varredura Abdominal **1**

1 Vasos **14**

2 Fígado **72**

3 Vesícula Biliar **118**

4 Pâncreas **154**

5 Baço **188**

6 Rins **202**

7 Glândulas Suprarrenais **236**

8 Estômago **252**

9 Bexiga Urinária **278**

10 Próstata **286**

11 Útero **308**

12 Glândula Tireoide **330**

Sumário

Os números mostrados nas vias de varredura se referem aos *números da figura* correspondente neste livro.

▶ **Vasos** (pp. 14-71)

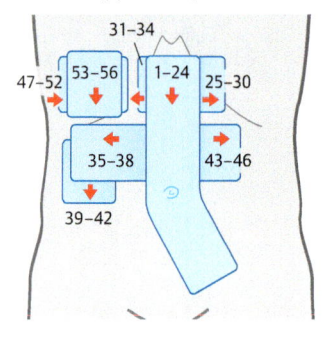

31–34
47–52 | 53–56 | 1–24 | 25–30
35–38 | 43–46
39–42

▶ **Fígado** (pp. 72-117)

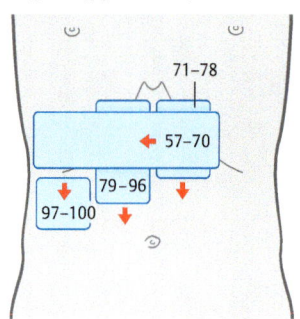

71–78
57–70
79–96
97–100

▶ **Vesícula biliar** (pp. 118-153)

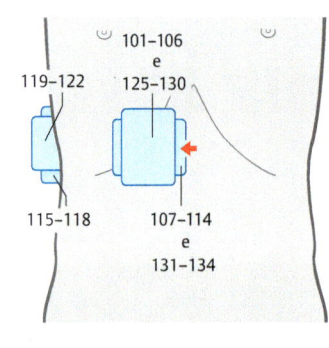

101–106 e 125–130
119–122
115–118
107–114 e 131–134

▶ **Pâncreas** (pp. 154-187)

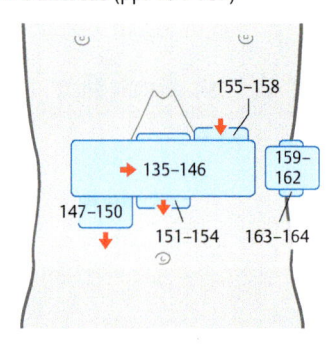

155–158
135–146
159–162
147–150
151–154
163–164

▶ **Baço** (pp. 188-201)

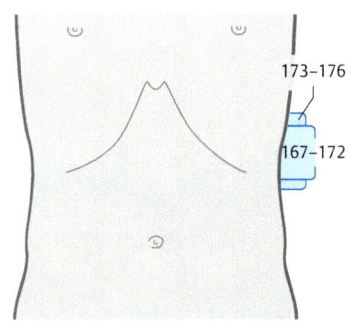

173–176
167–172

▶ **Rins** (pp. 202-235)

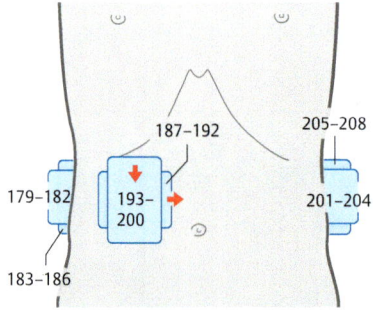

187–192
205–208
179–182
193–200
201–204
183–186

▶ **Glândulas Suprarrenais** (pp. 236-251)   ▶ **Estômago** (pp. 252-277)

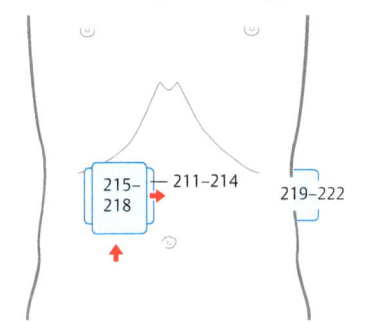

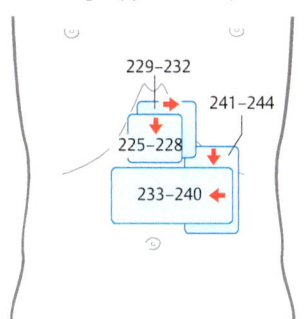

215–218   211–214   219–222

229–232
241–244
225–228
233–240

▶ **Bexiga urinária** (pp. 278-285) 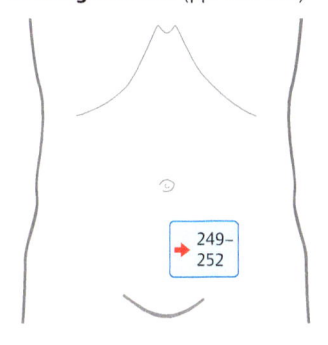   ▶ **Próstata** (pp. 286-307)

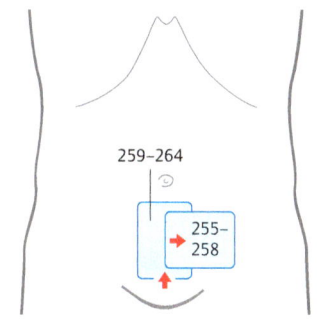

249–252

259–264
255–258

▶ **Útero** (pp. 308-329) 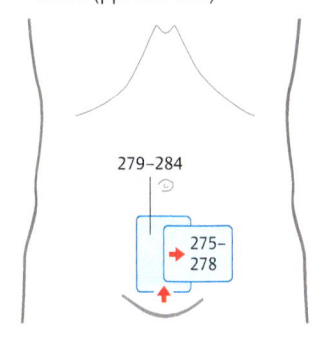   ▶ **Glândula Tireoide** (pp. 330-345)

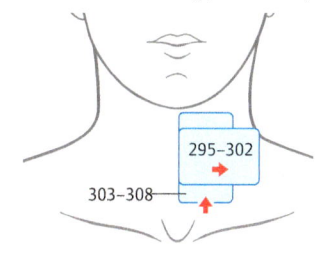

279–284
275–278

295–302
303–308

Planos de Varredura

Planos Padronizados para Varredura Abdominal ... p. 2

Varredura longitudinal do abdome superior, centro
Varredura longitudinal do abdome inferior, centro ... p. 2/3
Varredura longitudinal do abdome superior, lado direito
Varredura longitudinal do abdome superior, lado esquerdo ... p. 4/5
Varredura transversal do abdome superior, centro
Varredura transversal do abdome inferior, centro ... p. 6/7
Varredura transversal do abdome superior, lado direito
Varredura transversal do abdome superior, lado esquerdo ... p. 8/9
Varredura longitudinal do flanco, lado direito
Varredura longitudinal do flanco, lado esquerdo ... p. 10/11
Varredura transversal do flanco, lado direito
Varredura transversal do flanco, lado esquerdo ... p. 12/13

Obs.: *O número chave para os desenhos está na aba dobrável dentro da capa posterior.*

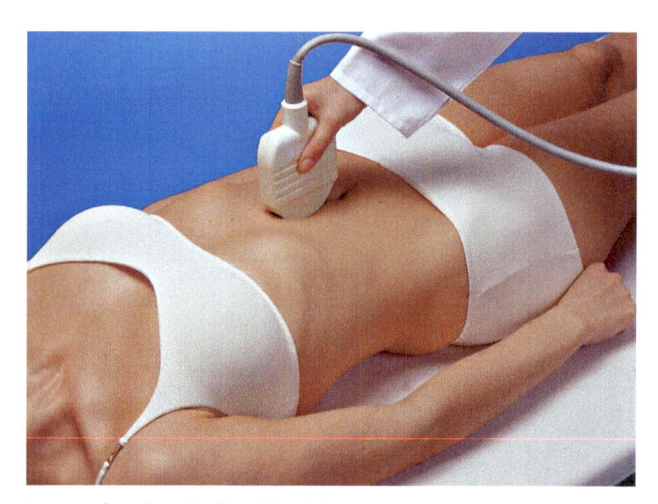

Planos de Varredura

▶ Varredura longitudinal do abdome superior, centro

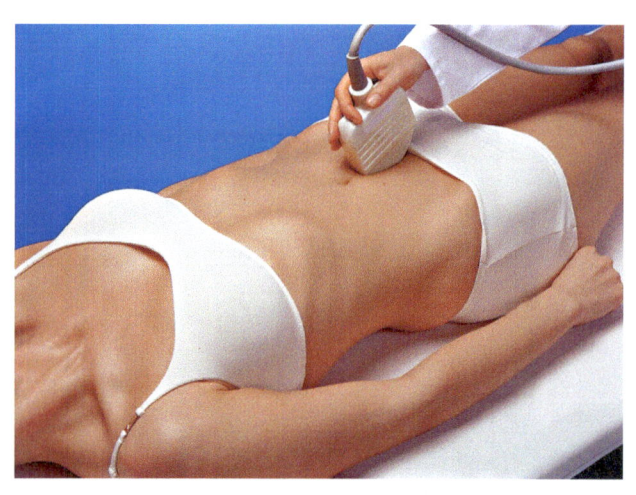

▶ Varredura longitudinal do abdome inferior, centro

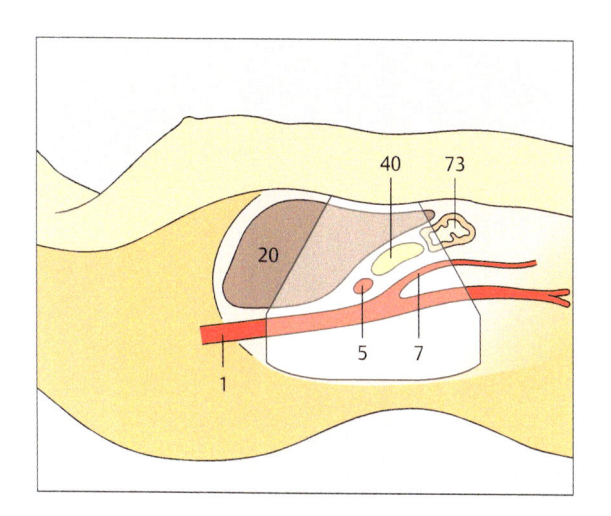

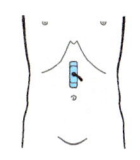

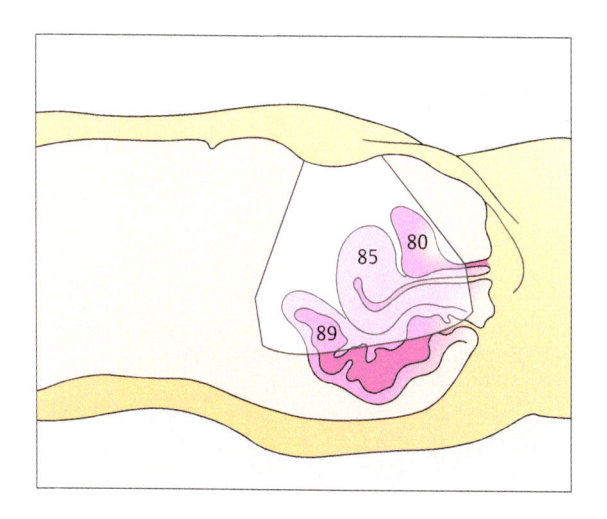

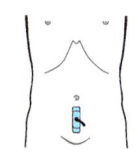

Planos Padronizados para Varredura Abdominal 3

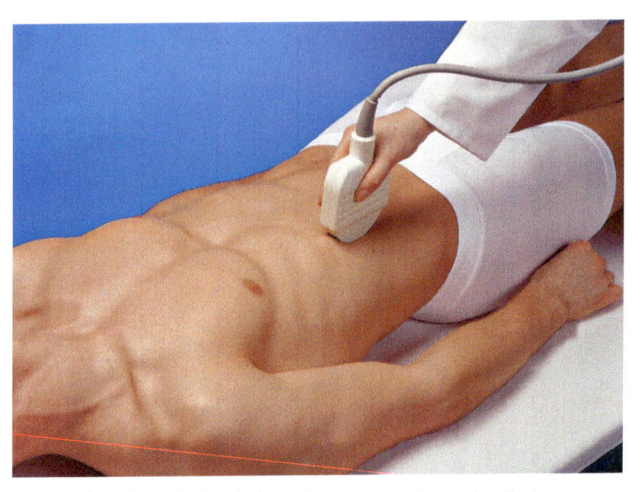

Planos de Varredura

▶ Varredura longitudinal do abdome superior, lado direito

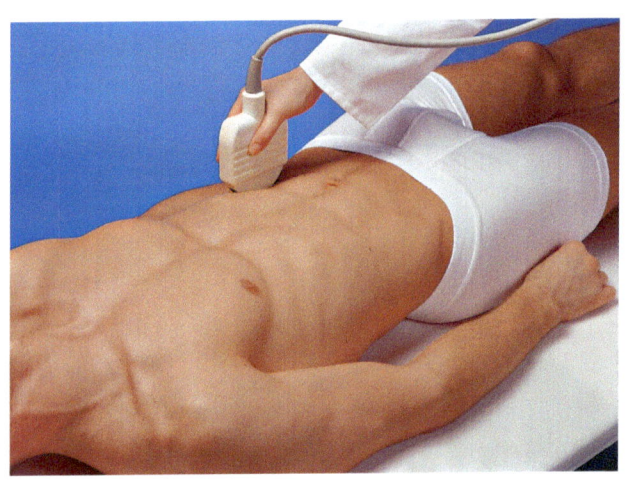

▶ Varredura longitudinal do abdome superior, lado esquerdo

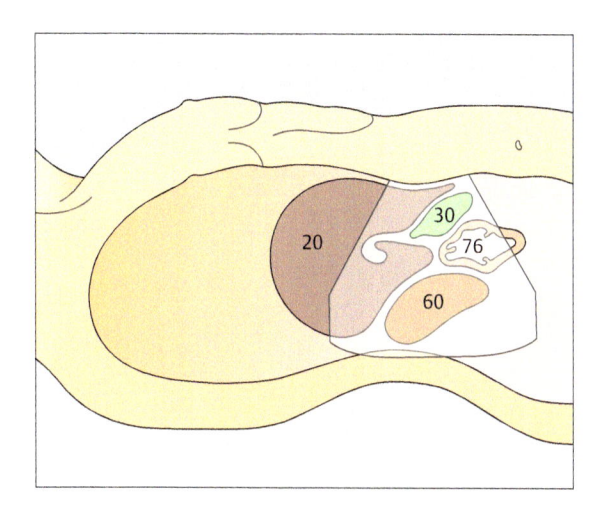

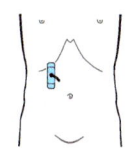

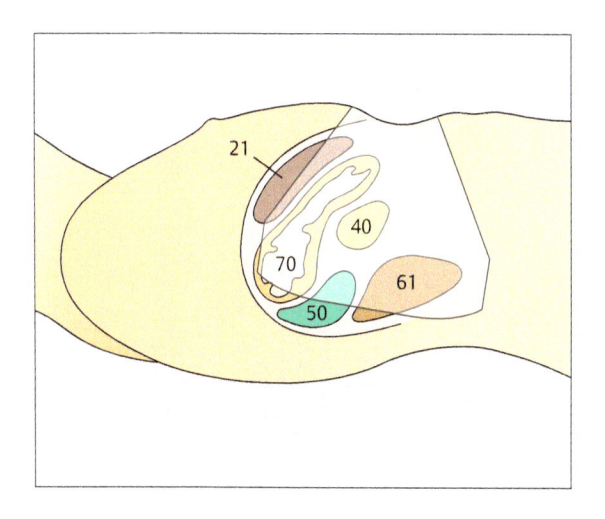

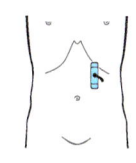

Planos Padronizados para Varredura Abdominal 5

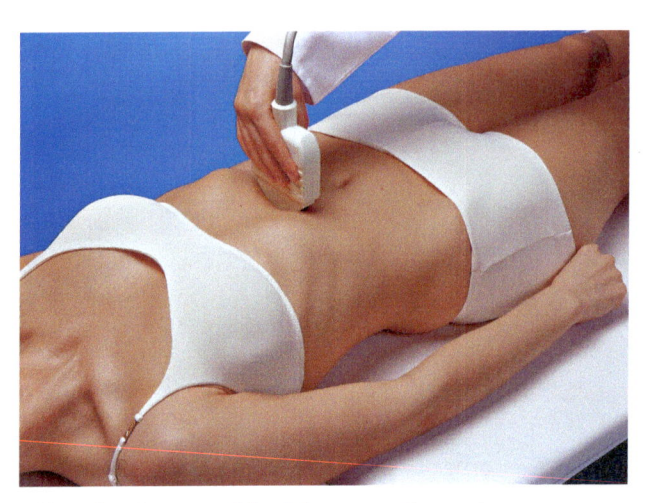

Planos de Varredura

▶ Varredura transversal do abdome superior, centro

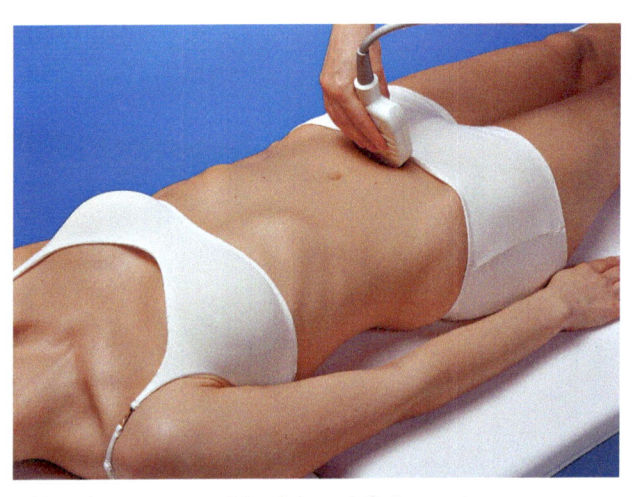

▶ Varredura transversal do abdome inferior, centro

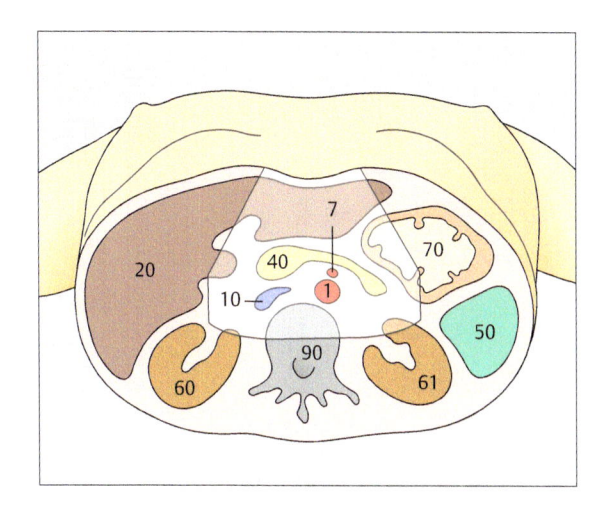

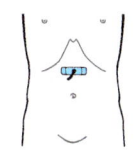

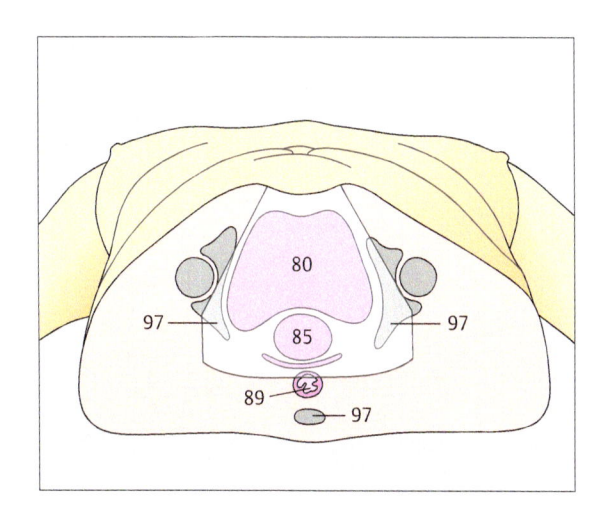

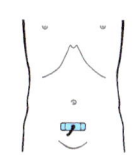

Planos Padronizados para Varredura Abdominal 7

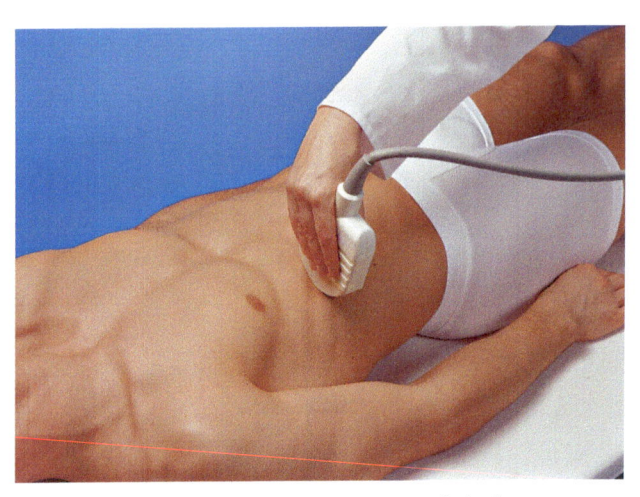

Planos de Varredura

▶ Varredura transversal do abdome superior, lado direito

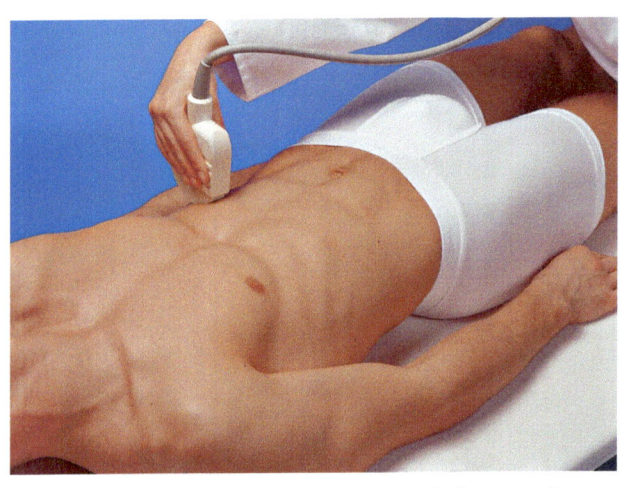

▶ Varredura transversal do abdome superior, lado esquerdo

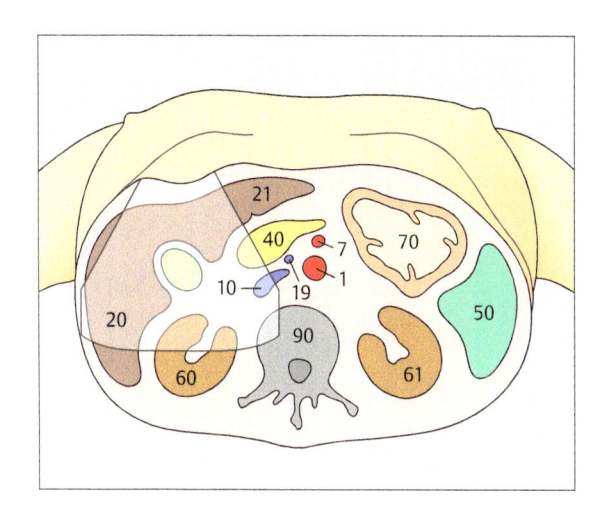

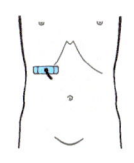

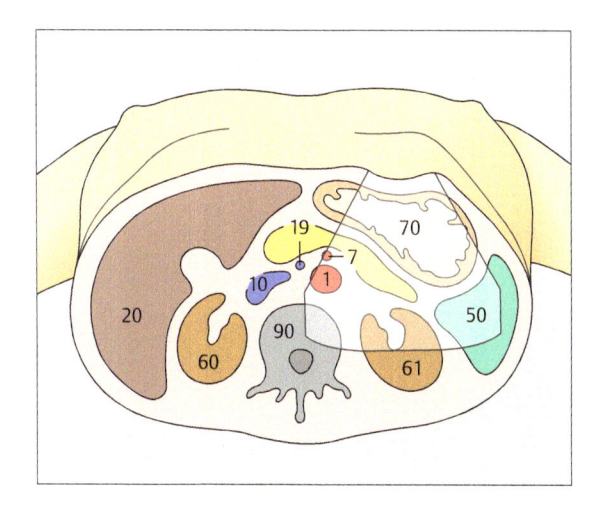

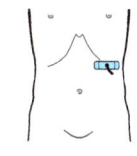

Planos Padronizados para Varredura Abdominal 9

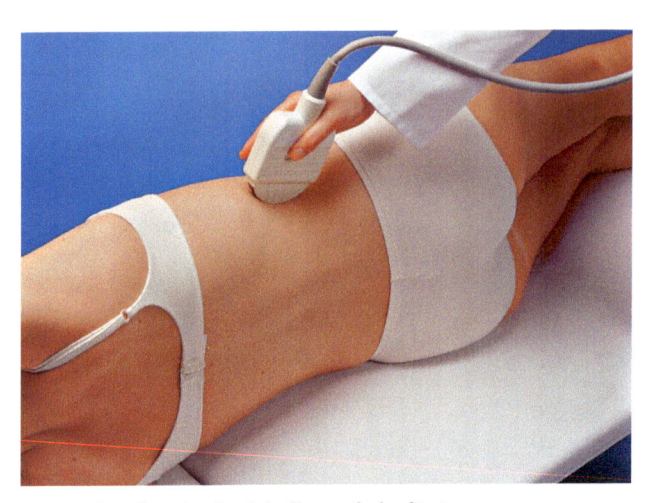

▶ Varredura longitudinal do flanco, lado direito

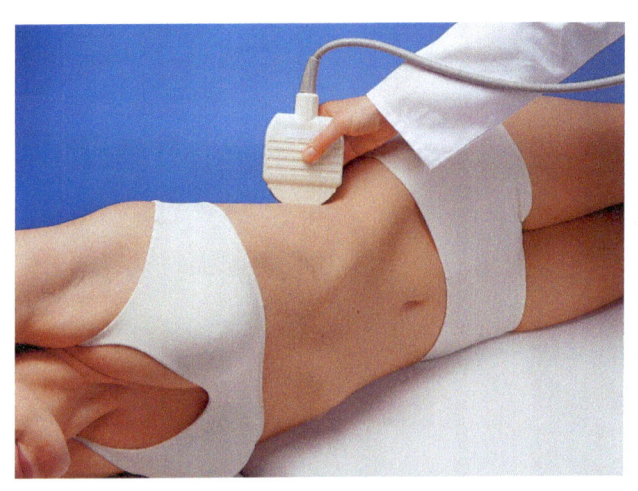

▶ Varredura longitudinal do flanco, lado esquerdo

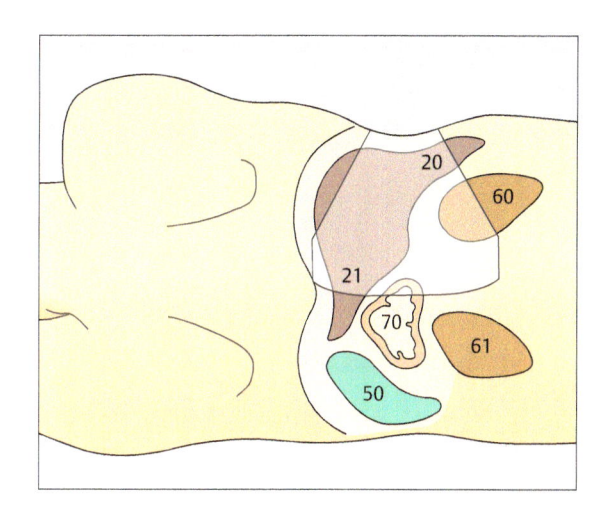

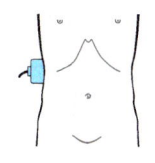

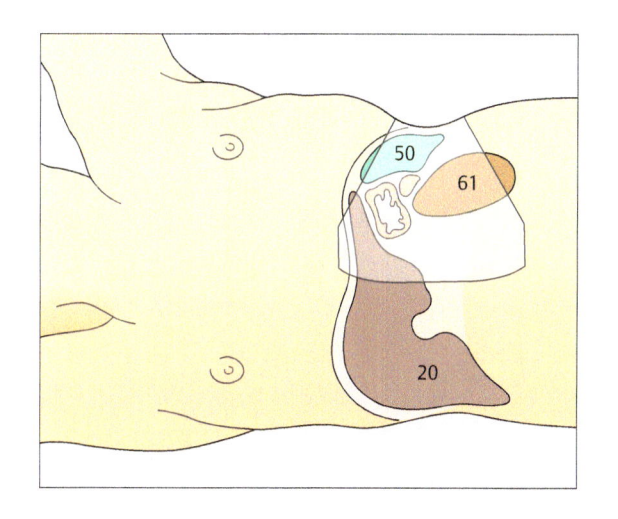

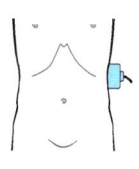

Planos Padronizados para Varredura Abdominal 11

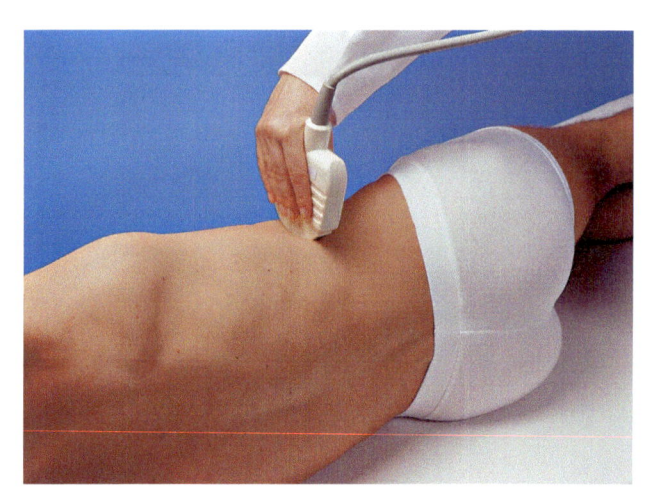

Planos de Varredura

▶ Varredura transversal do flanco, lado direito

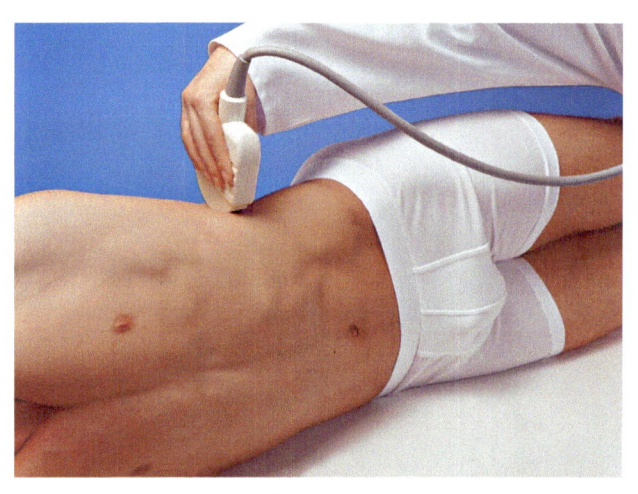

▶ Varredura transversal do flanco, lado esquerdo

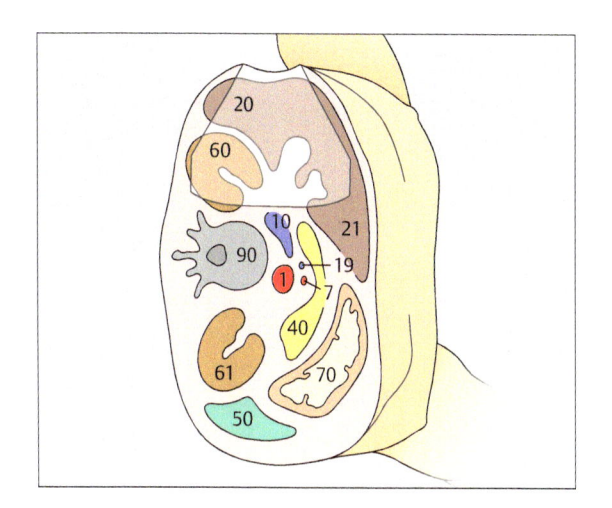

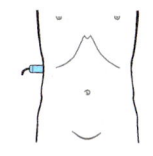

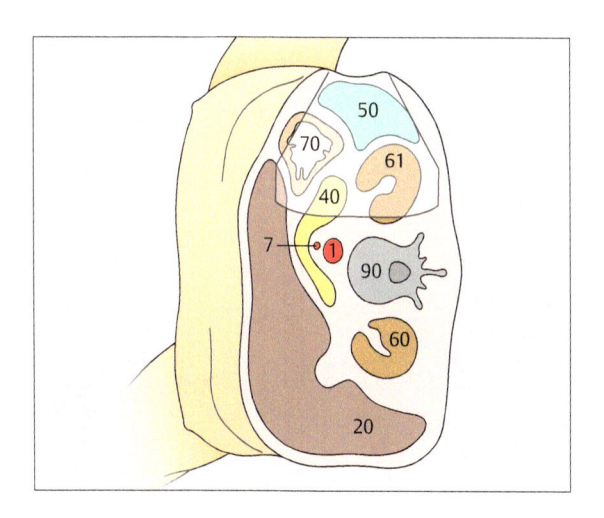

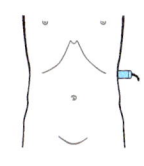

Planos Padronizados para Varredura Abdominal **13**

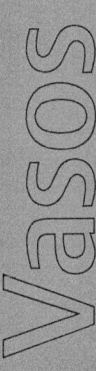

Aorta e Veia Cava em Cortes Transversais da Suprarrenal, incluindo os Vasos Renais ... p. 16

1. Passagem da aorta e da veia cava pelo diafragma
2. Artéria gástrica esquerda
3. Tronco celíaco
4. Tronco celíaco
5. Artéria hepática
6. Artéria esplênica
7. Artéria mesentérica superior
8. Artéria mesentérica superior
9. Artéria mesentérica superior e veia esplênica
10. Veia renal esquerda e artéria renal direita

Aorta e Veia Cava em Cortes Transversais Infrarrenais ... p. 26

11. Aorta infrarrenal e veia cava
12. Aorta infrarrenal e veia cava
13. Aorta infrarenal e veia cava
14. Aorta infrarrenal, veia cava, artéria e veia mesentéricas superiores
15. Aorta infrarrenal e veia cava
16. Bifurcação aórtica
17. Artérias ilíacas
18. Confluência de veias ilíacas
19. Vasos ilíacos
20. Vasos ilíacos
21. Vasos ilíacos
22. Vasos ilíacos
23. Vasos ilíacos esquerdos
24. Vasos ilíacos esquerdos

Artéria e Veia Esplênicas em Cortes Longitudinais ... p. 40

25. Aorta
26. Veia esplênica e artéria gástrica esquerda
27. Artéria e veia esplênicas, tronco celíaco
28. Artéria e veia esplênicas, tronco celíaco
29. Artéria e veia esplênicas, artéria e veia renais
30. Artéria e veia esplênicas, artéria e veia renais

Artéria Hepática em Cortes Longitudinais ... p. 46
31 Tronco celíaco
32 Artéria hepática e veia esplênica
33 Artéria hepática e veia mesentérica superior
34 Artéria hepática e veia porta

Artéria e Veia Renais em Cortes Longitudinais ... p. 50
35 Aorta
36 Artéria renal direita e veia renal esquerda
37 Veia cava e artéria renal direita
38 Artéria renal direita e veia renal direita

Artéria e Veia Renais Direitas em Cortes Transversais ... p. 54
39 Abertura de veia renal
40 Veia renal
41 Veia renal no hilo, artéria renal
42 Artéria renal

Artéria e Veia Renais Esquerdas em Cortes Longitudinais ... p. 58
43 Veia cava
44 Artéria renal direita e veia renal esquerda
45 Aorta e veia renal esquerda
46 Vasos renais esquerdos, artéria e veia esplênicas

Vasos da Porta Hepática em Cortes Longitudinais ... p. 62
47 Veia porta, veia cava, artéria renal direita
48 Veia porta, veia cava, artéria renal direita e ducto biliar
49 Veia porta, veia cava e ducto biliar
50 Veia porta e artéria hepática
51 Artéria hepática, veia mesentérica superior
52 Artéria hepática, artéria mesentérica superior e veia esplênica

Artéria e Veia Renais Direitas em Cortes Transversais ... p. 68
53 Artéria hepática, veia porta, veia cava
54 Artéria hepática, ducto biliar, veia porta
55 Ducto biliar, vesícula biliar, veia cava
56 Ducto biliar, vesícula biliar, veia mesentérica superior

1 Vasos

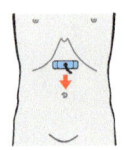

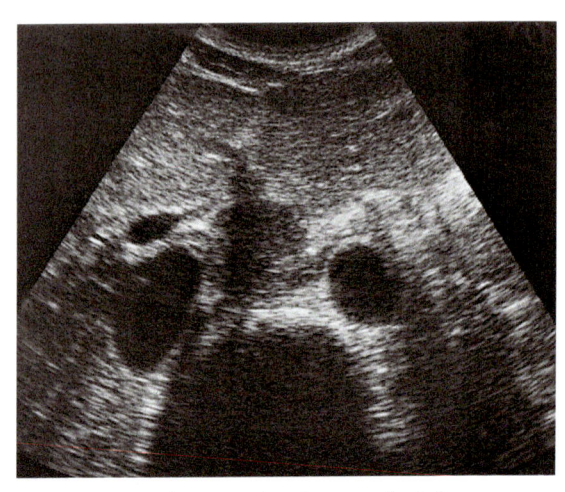

▶ **1** Passagem da aorta e da veia cava pelo diafragma

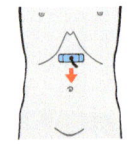

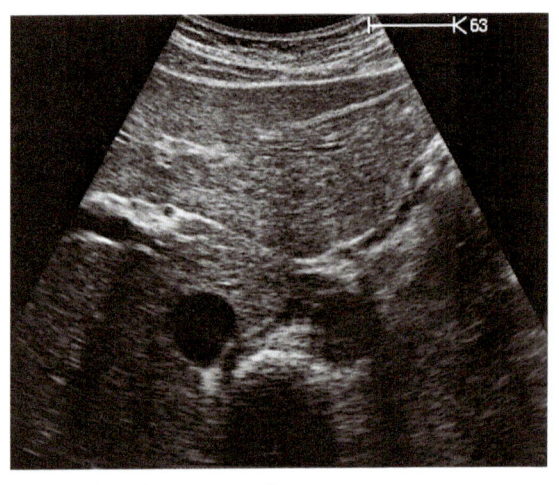

▶ **2** Artéria gástrica esquerda

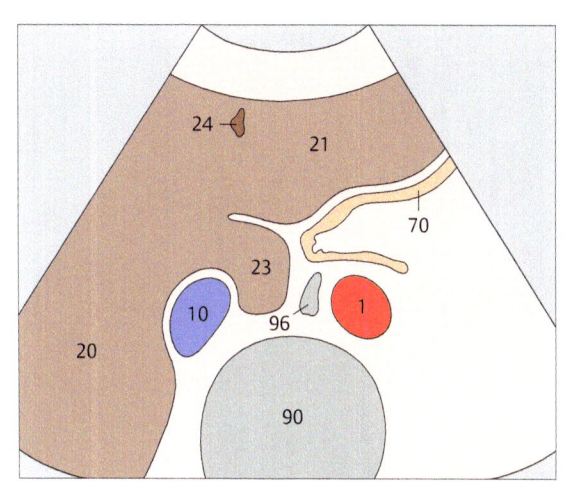

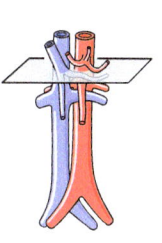

Aorta e Veia Cava em Cortes Transversais da Suprarrenal, incluindo os Vasos Renais | 17

Logo abaixo do diafragma, a veia cava é cercada pelo tecido do fígado. A aorta fica diretamente atrás da junção gastroesofágica, geralmente dificultando a Varredura do vaso.

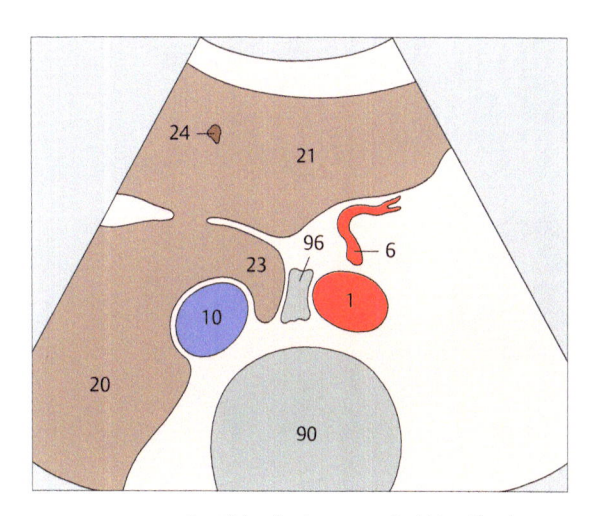

A artéria gástrica esquerda é identificada como um vaso de pequeno calibre e em sentido cranial ao tronco celíaco.

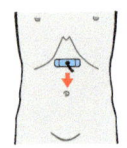

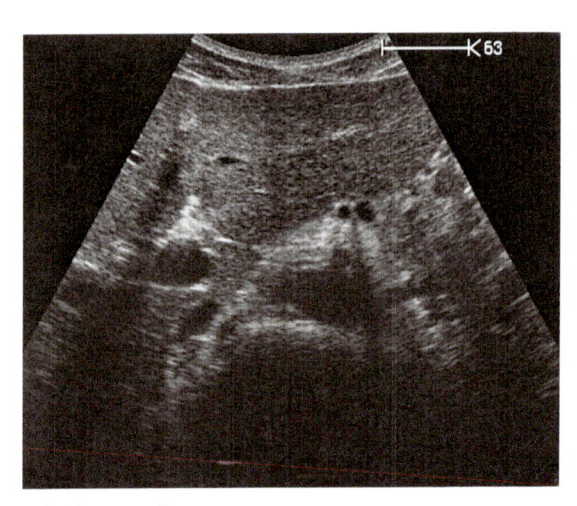

▶ **3** Tronco celíaco

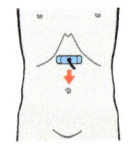

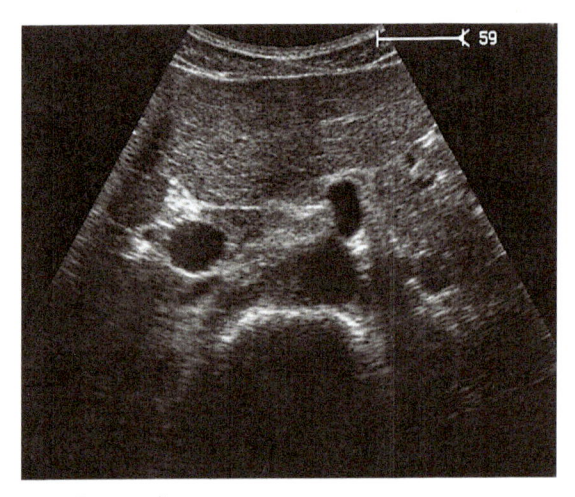

▶ **4** Tronco celíaco

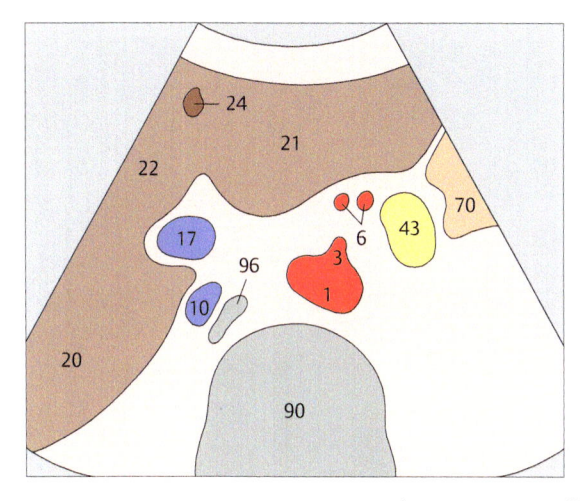

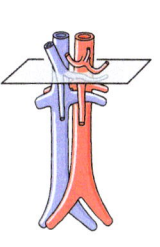

Aorta e Veia Cava em Cortes Transversais da Suprarrenal, incluindo os Vasos Renais

Após surgir da aorta, o tronco celíaco percorre uma curta distância para a esquerda.

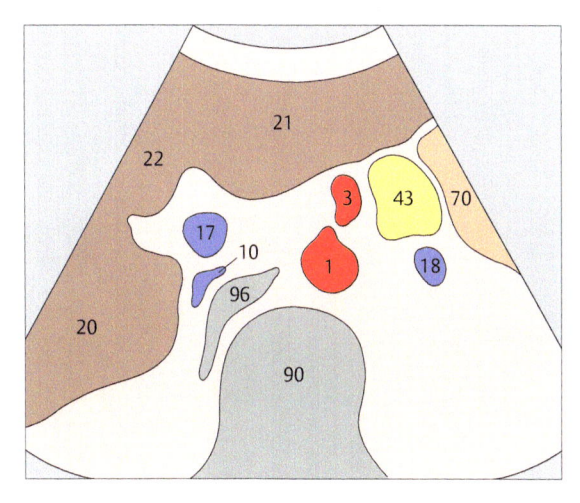

A parte proximal do tronco celíaco se desvia ligeiramente para baixo, na maioria dos casos.

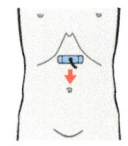

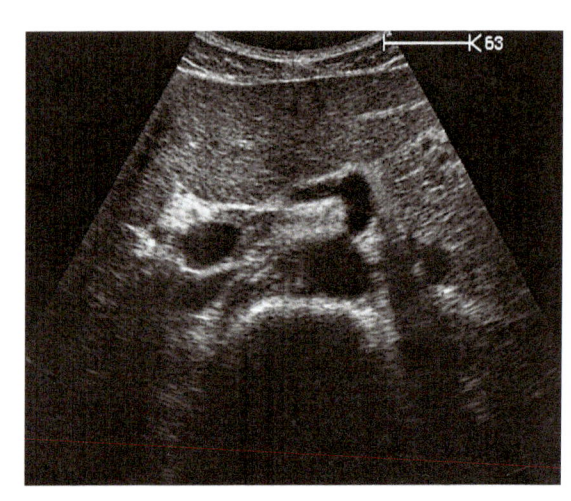

▶ **5** Artéria hepática

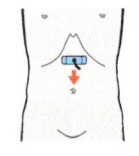

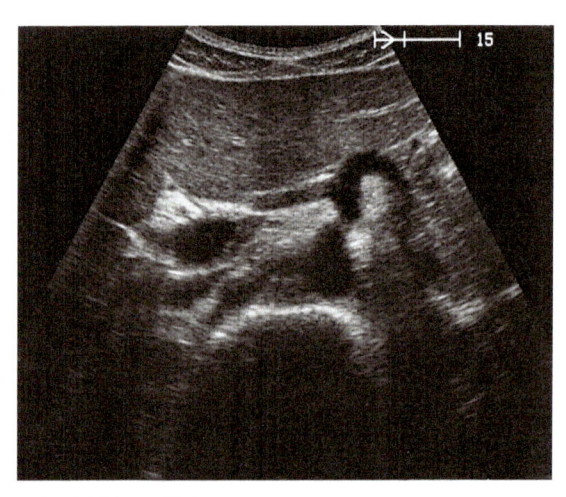

▶ **6** Artéria esplênica

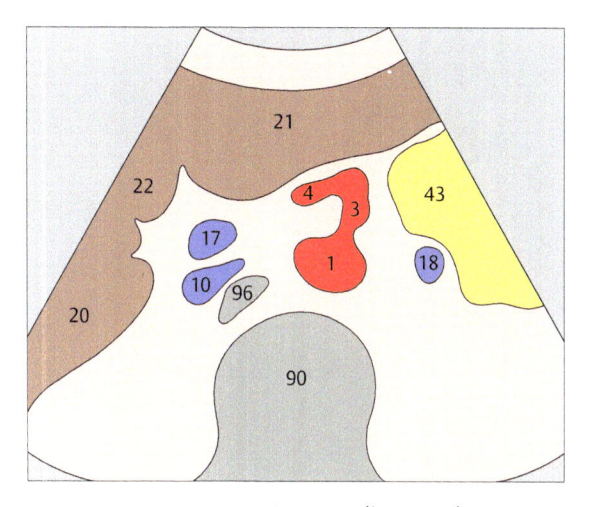

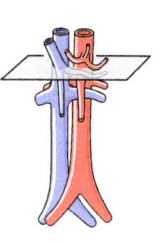

Aorta e Veia Cava em Cortes Transversais da Suprarrenal, incluindo os Vasos Renais   21

O tronco celíaco corre ligeiramente para a direita, dando origem à artéria hepática. ◀

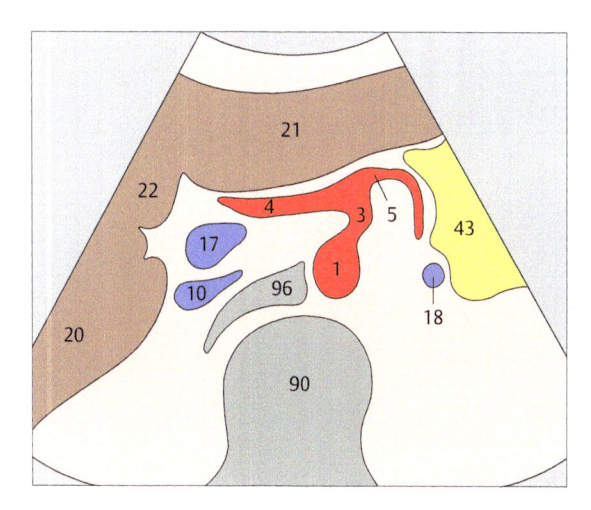

A artéria esplênica se ramifica a partir do tronco celíaco em ângulo reto. ◀

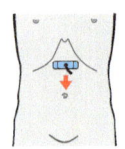

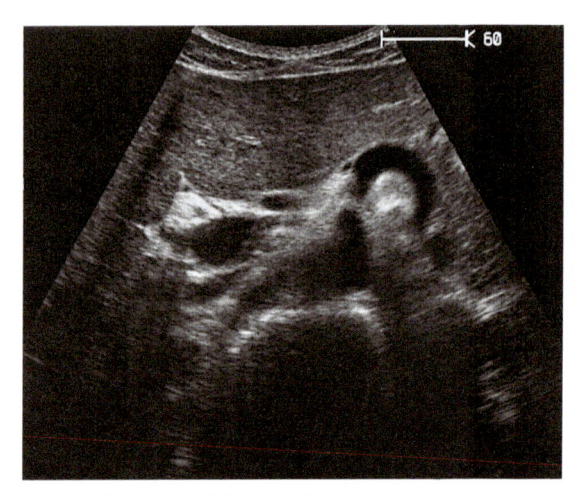

▶ 7　Artéria mesentérica superior

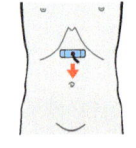

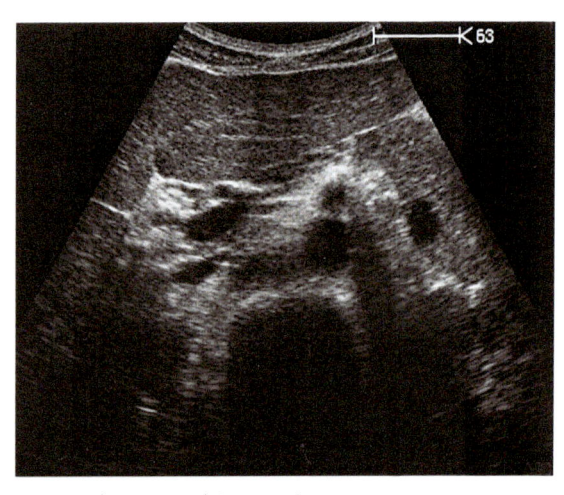

▶ 8　Artéria mesentérica superior

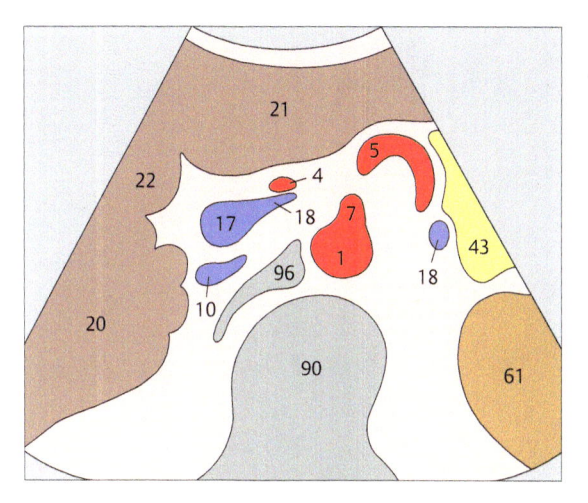

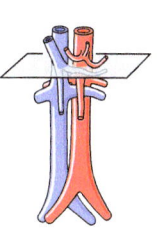

Aorta e Veia Cava em Cortes Transversais da Suprarrenal, incluindo os Vasos Renais 23

A artéria mesentérica superior surge logo inferior ao tronco celíaco e corre paralela à aorta.

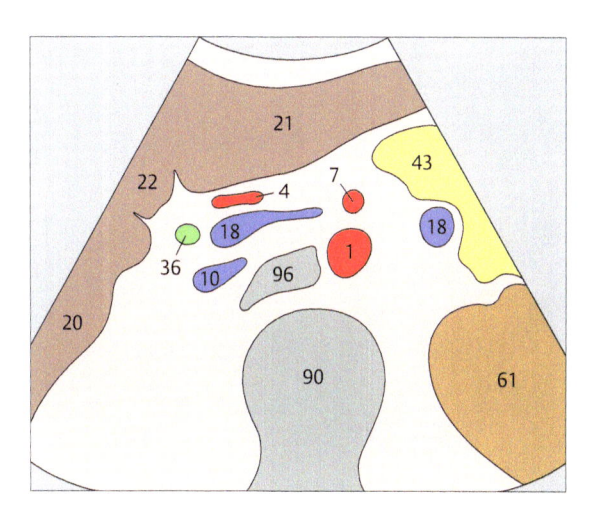

A raiz da artéria mesentérica superior é geralmente cercada por um coxim de gordura ecodenso.

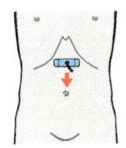

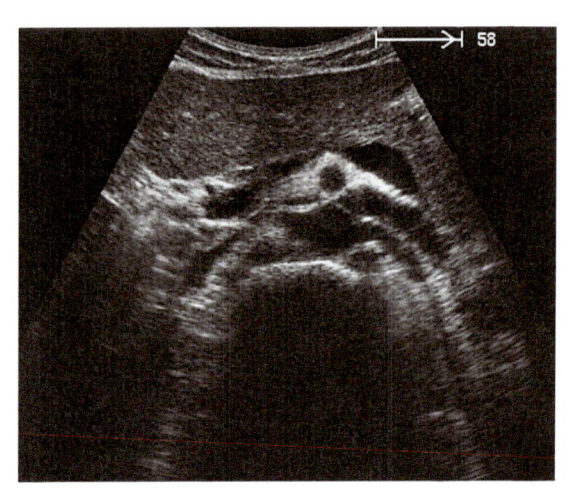

▶ **9** Artéria mesentérica superior e veia esplênica

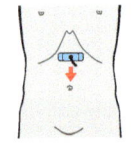

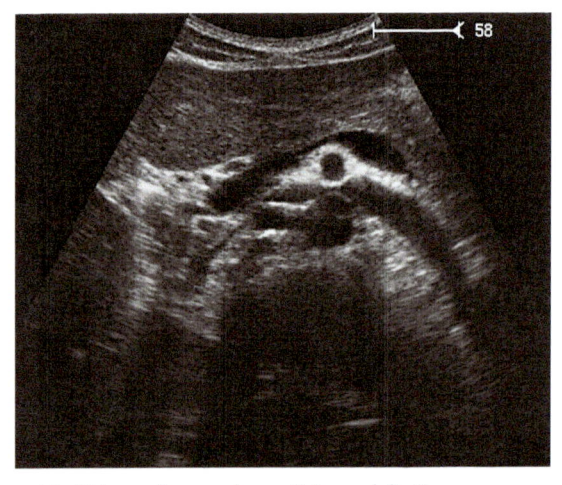

▶ **10** Veia renal esquerda e artéria renal direita

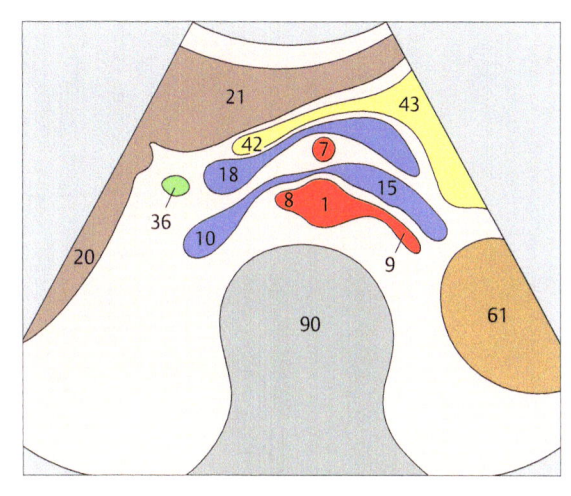

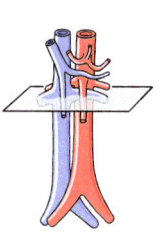

Aorta e Veia Cava em Cortes Transversais da Suprarrenal, incluindo os Vasos Renais 25

A aorta, a artéria mesentérica superior e a veia esplênica cruzando a artéria mesentérica superior fornecem os marcos para identificação da cabeça do pâncreas.

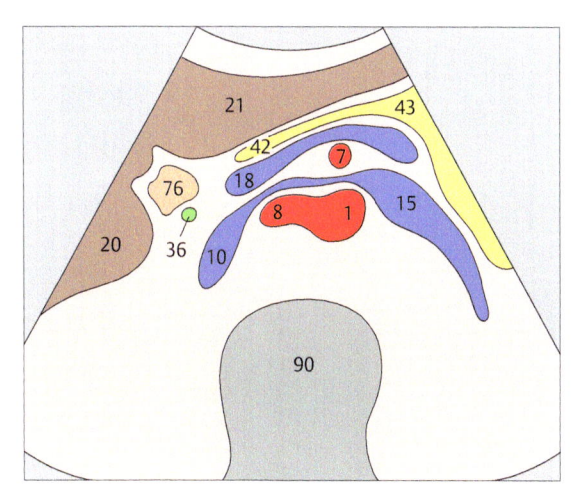

A veia renal esquerda fica fisiologicamente comprimida entre a aorta e a artéria mesentérica superior e se mostra levemente congestionada proximal ao sítio de compressão.

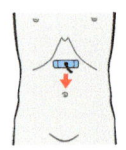

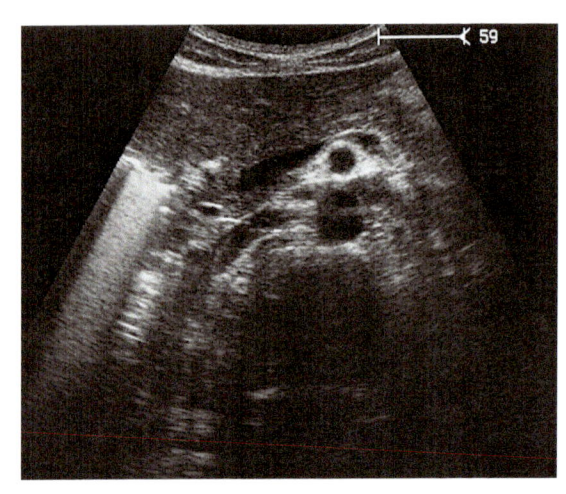

▶ 11   Aorta e veia cava infrarrenais

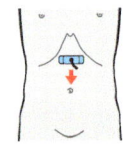

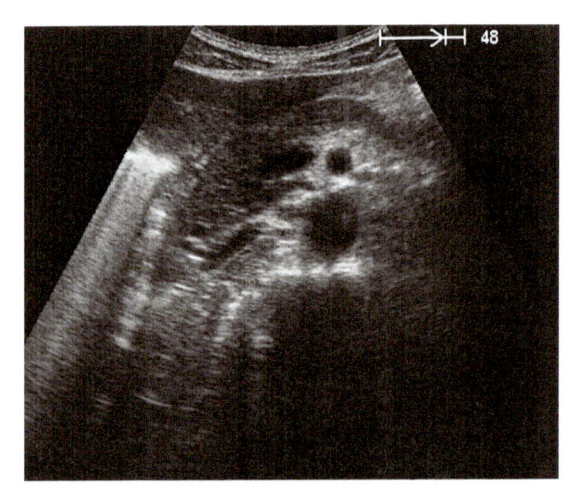

▶ 12   Aorta e veia cava infrarrenais

Aorta e Veia Cava em Cortes Transversais Infrarrenais

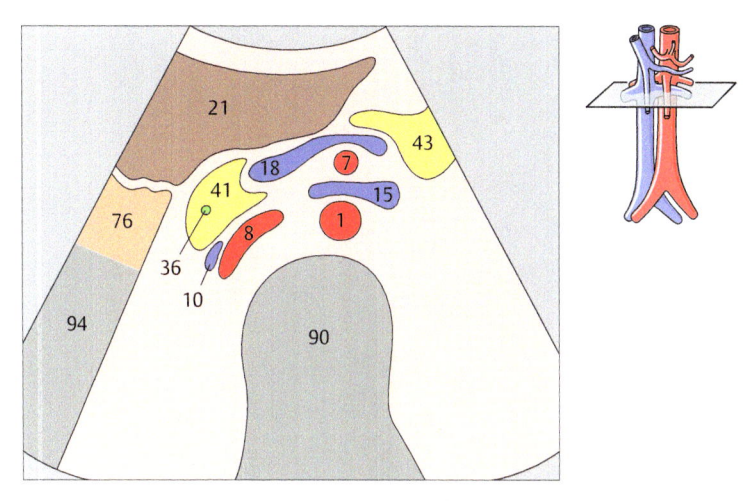

Comprimir a veia cava com o transdutor é uma manobra fácil e tem impressões de órgãos adjacentes.

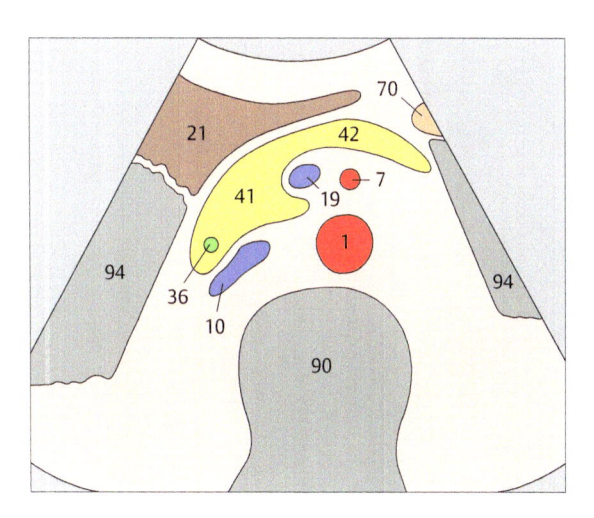

A aorta tem um corte cruzado circular, enquanto a veia cava é um pouco achatada.

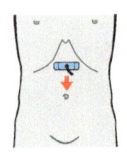

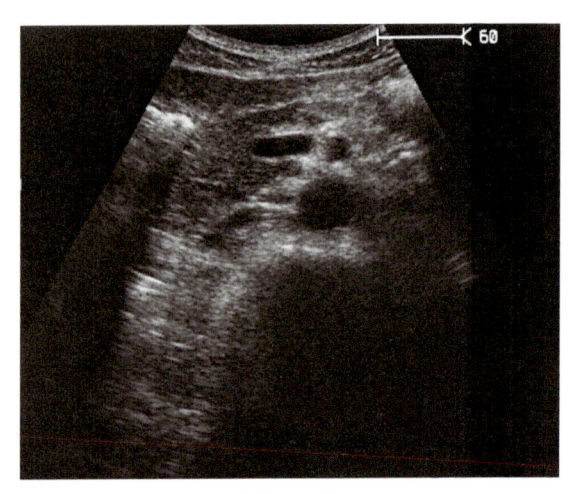

▶ 13 Aorta e veia cava infrarrenais

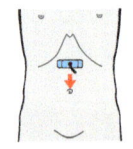

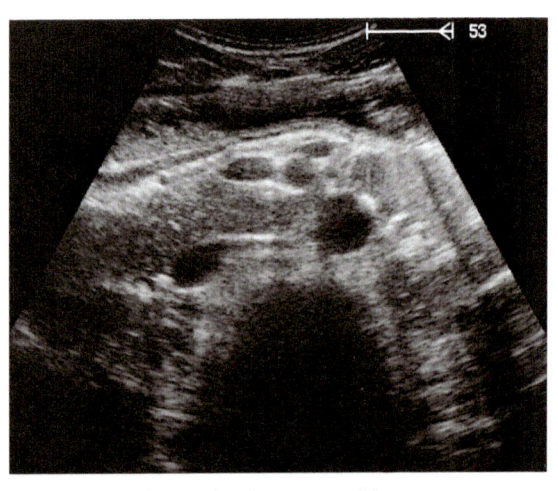

▶ 14 Aorta infrarrenal, veia cava e artéria e veia mesentéricas superiores

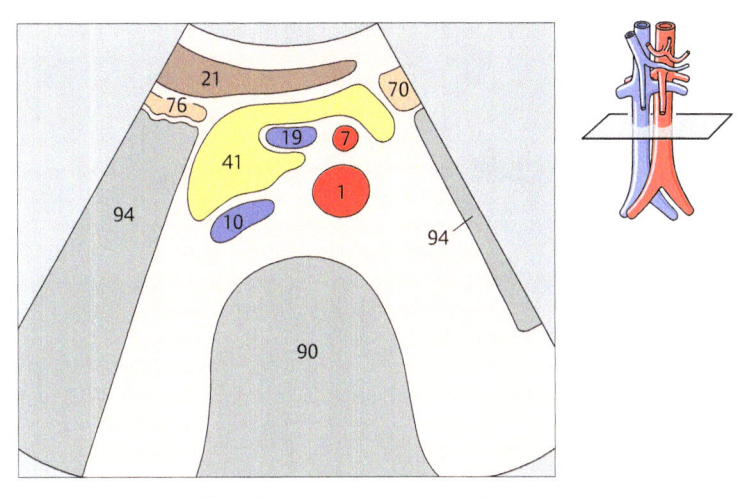

Aorta e Veia Cava em Cortes Transversais Infrarrenais

O calibre da veia cava varia com a pulsação e as respirações. O diâmetro da aorta tem 2,5 cm em sua porção cranial e 2,0 cm na porção caudal.

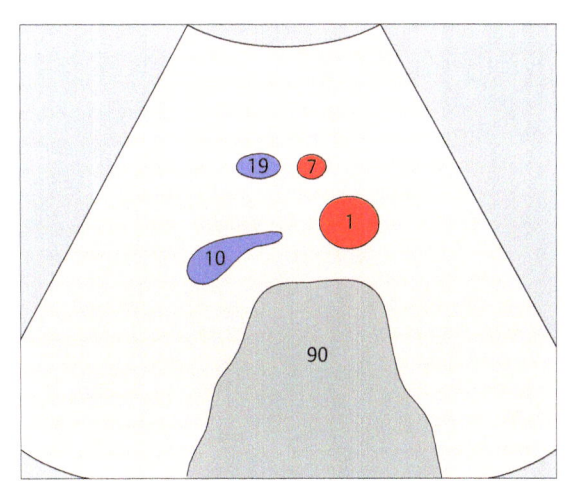

Junto com aorta e veia cava, a artéria e veia mesentéricas superiores formam um padrão típico de quatro vasos na varredura transversal baixa pelo abdome superior.

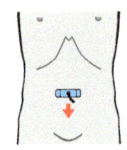

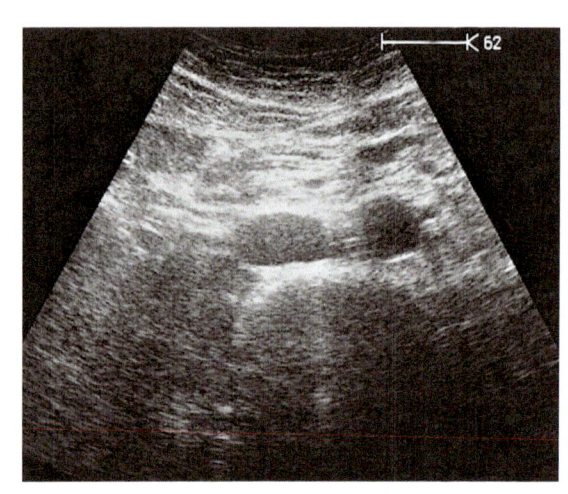

▶ 15 Aorta e veia cava infrarrenais

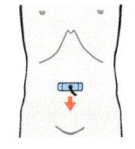

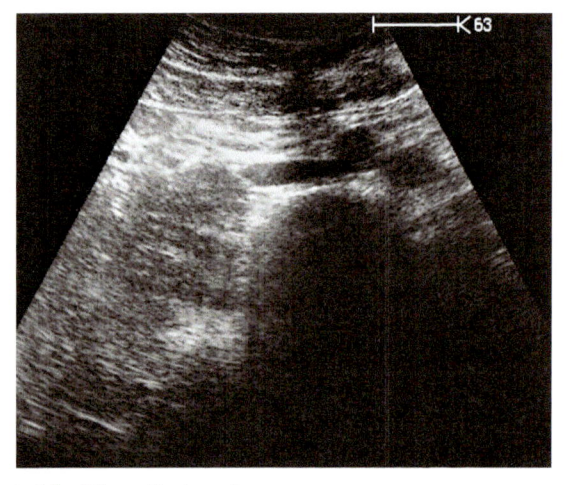

▶ 16 Bifurcação da aorta

Aorta e Veia Cava em Cortes Transversais Infrarrenais

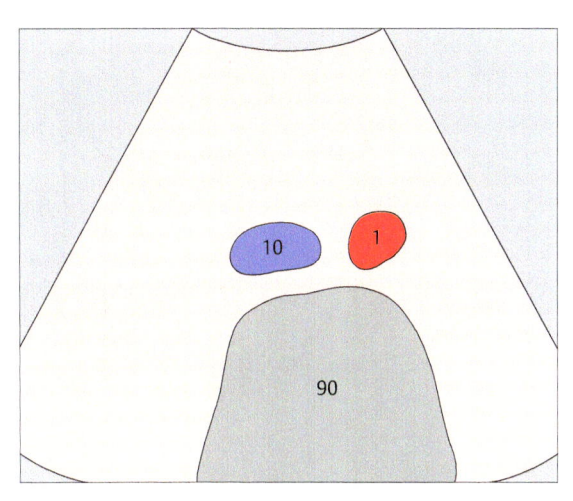

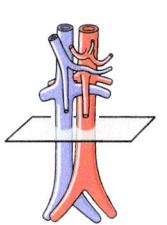

Embora a aorta e a veia cava fiquem separadas relativamente longe no abdome superior, elas convergem ao nível do promontório, tornando-se muito próximas.

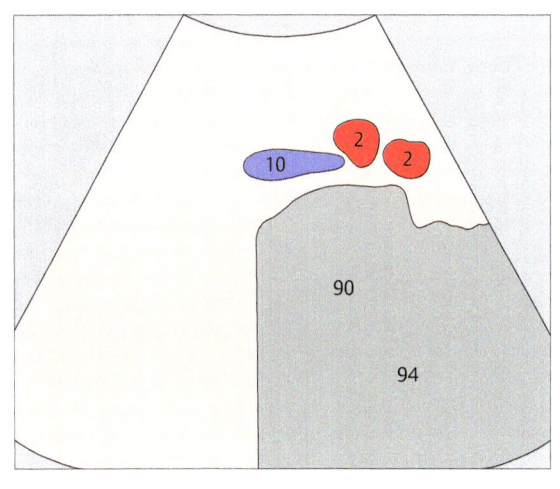

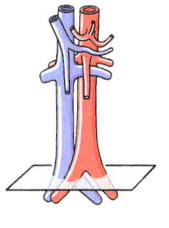

A aorta se divide nas artérias ilíacas comuns ao nível do corpo vertebral de L4, superior ao promontório.

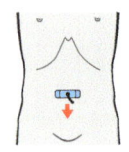

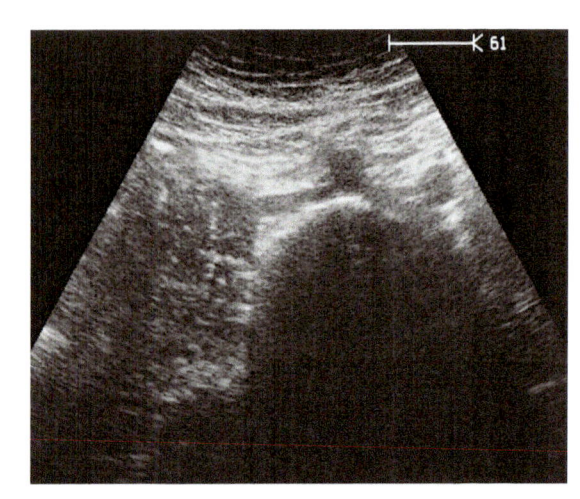

▶ 17   Artérias ilíacas

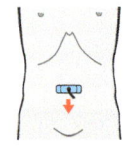

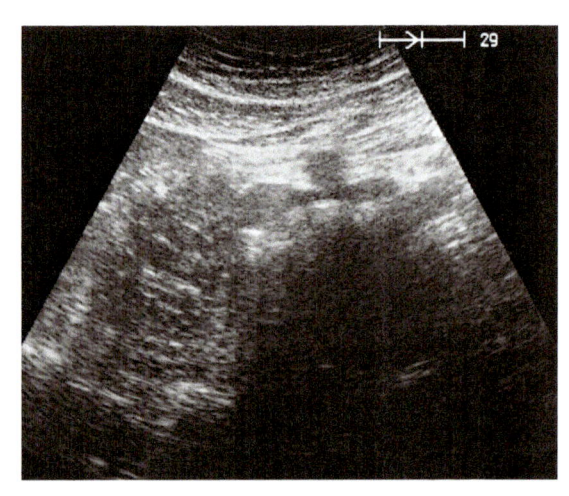

▶ 18   Confluência das veias ilíacas

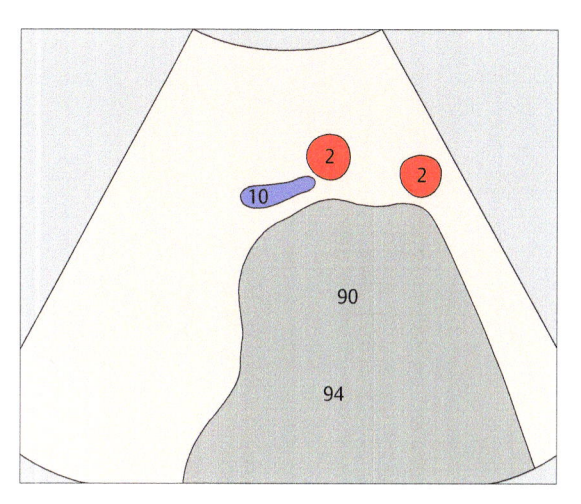

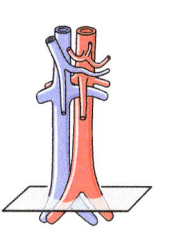

Aorta e Veia Cava em Cortes Transversais Infrarrenais   33

A bifurcação aórtica está localizada levemente superior à confluência das veias ilíacas.

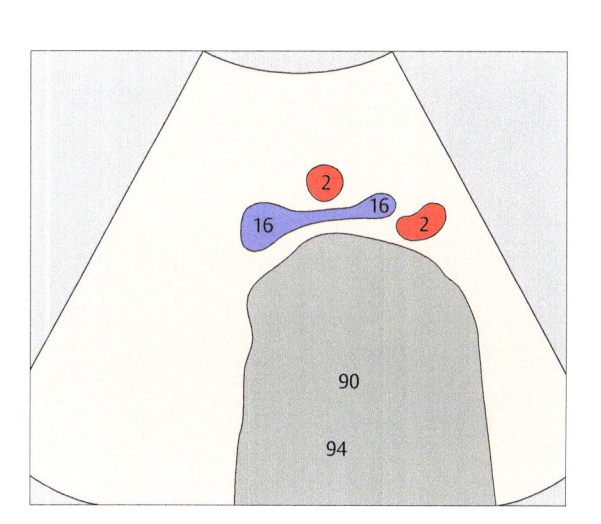

A confluência das veias ilíacas se localiza aproximadamente ao nível do umbigo.

1 Vasos

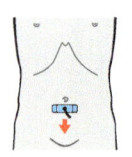

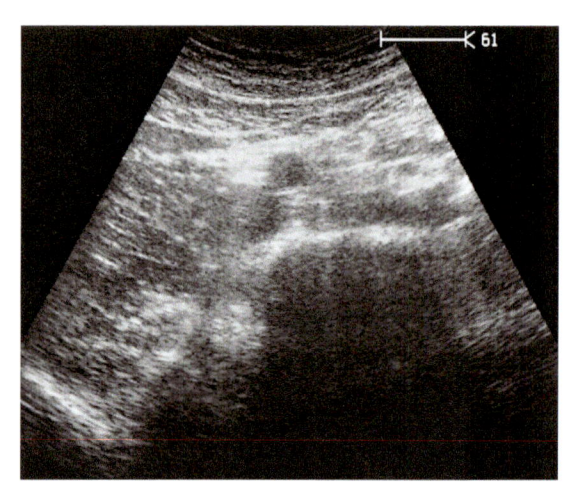

▶ **19** Vasos ilíacos

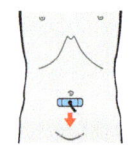

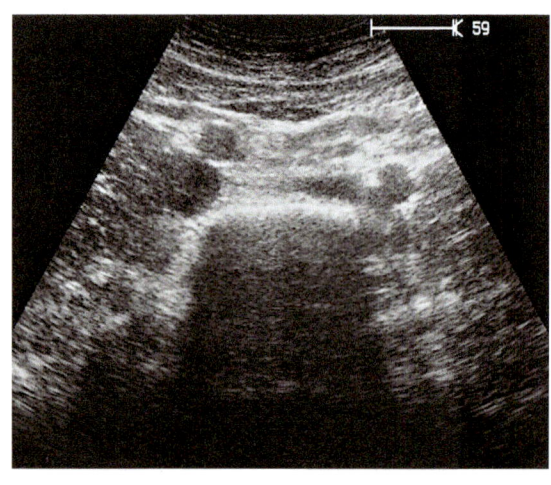

▶ **20** Vasos ilíacos

Aorta e Veia Cava em Cortes Transversais Infrarrenais   35

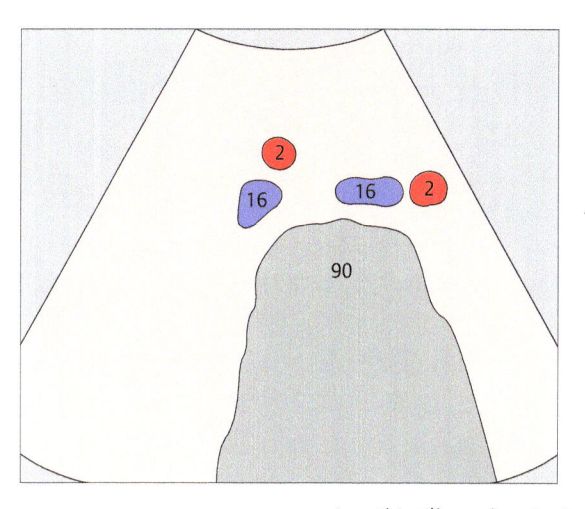

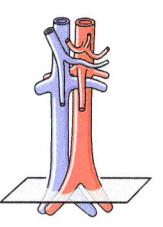

As artérias ilíacas são primeiro anteriores e depois laterais às veias ilíacas.

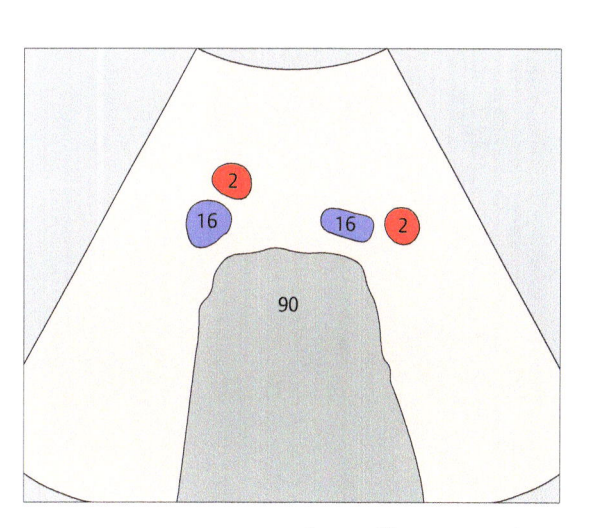

Os vasos ilíacos acompanham a concavidade da pelve menor para as artérias femorais.

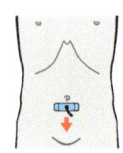

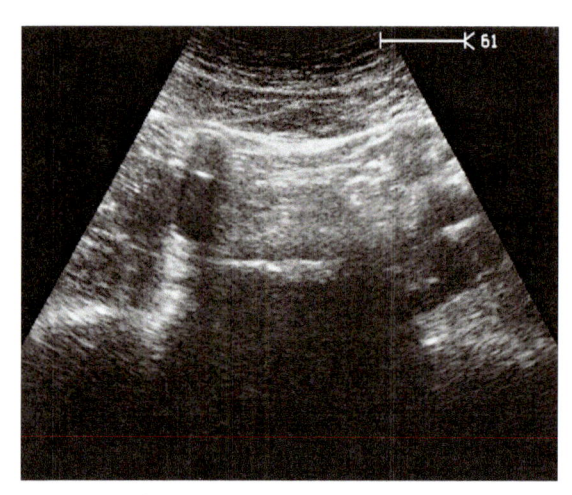

▶ **21** Vasos ilíacos

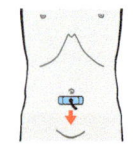

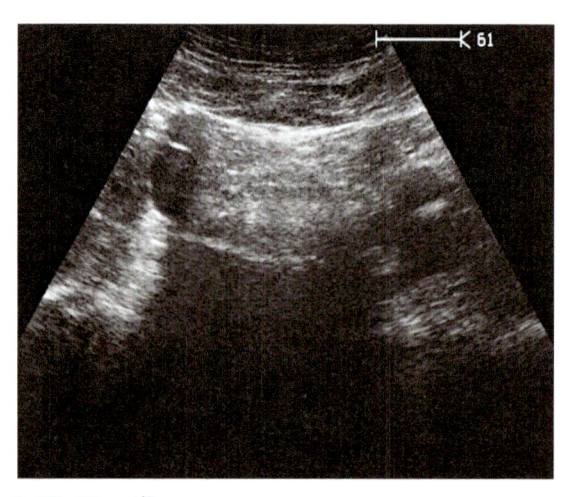

▶ **22** Vasos ilíacos

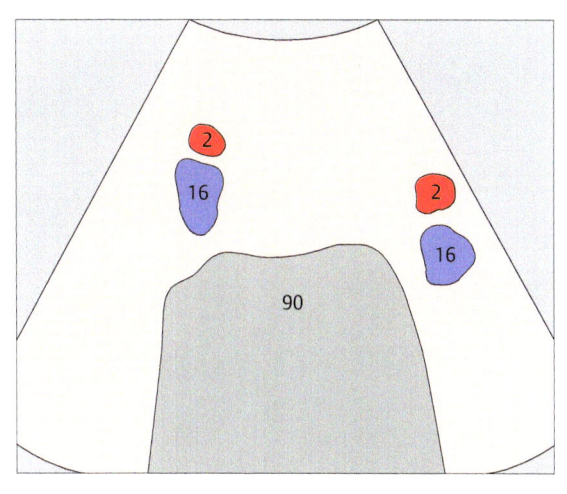

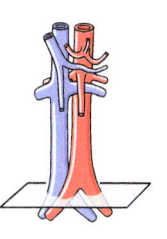

Aorta e Veia Cava em Cortes Transversais Infrarrenais

Em varreduras transversas em série descendente para os vasos ilíacos, os cortes dos vasos são visualizados mais lateral e posteriormente.

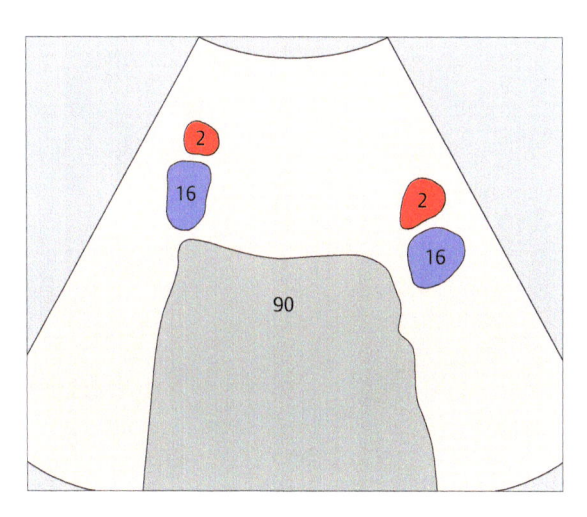

A varredura dos vasos ilíacos é mais difícil em níveis mais baixos devido à presença de gás intestinal interveniente.

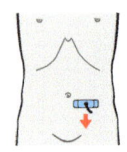

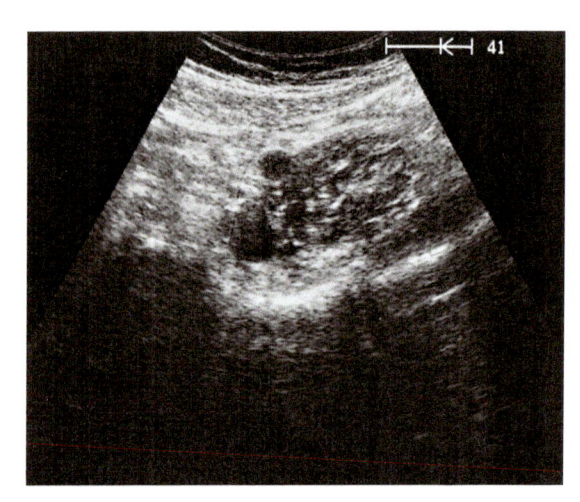

▶ **23** Vasos ilíacos esquerdos

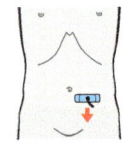

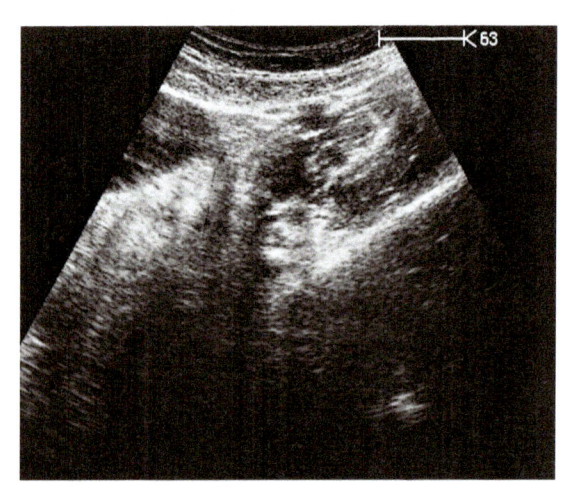

▶ **24** Vasos ilíacos esquerdos

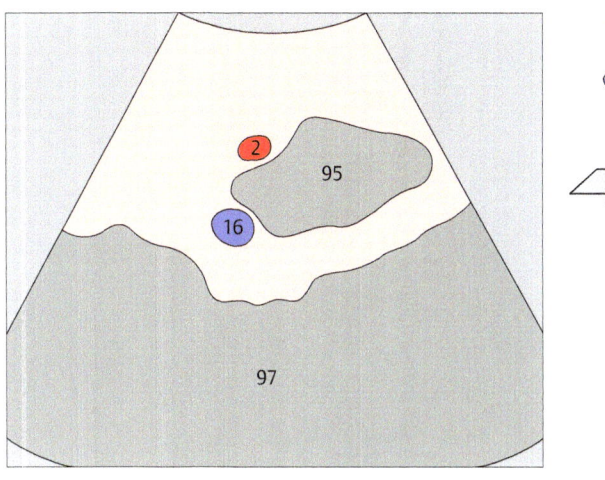

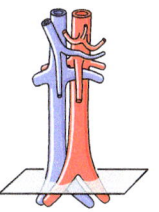

Aorta e Veia Cava em Cortes Transversais Infrarrenais **39**

As veias ilíacas correm em sentido dorsomedial para as artérias ilíacas na pelve menor.

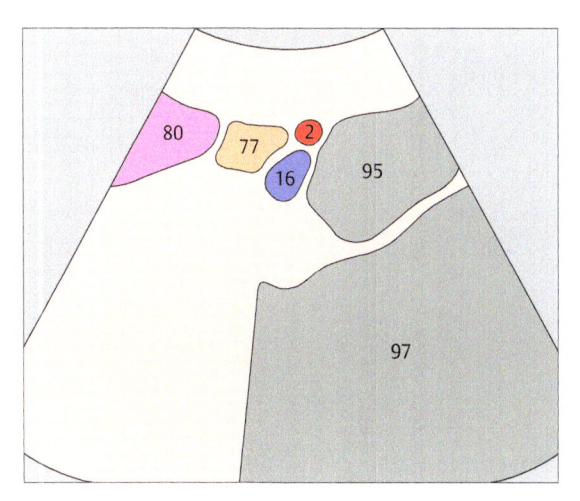

As veias ilíacas estão sempre mediais às artérias ao nível o ligamento inguinal.

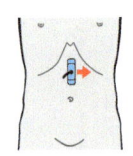

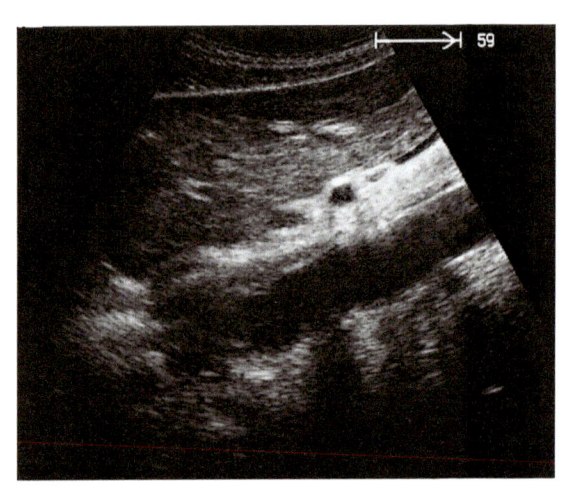

▶ 25 Aorta

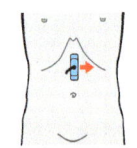

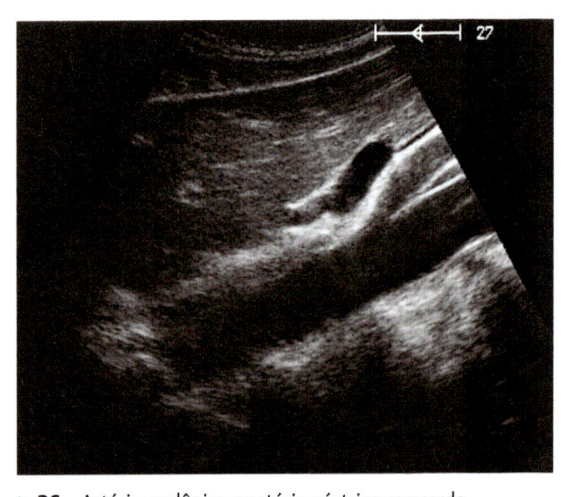

▶ 26 Artéria esplênica e artéria gástrica esquerda

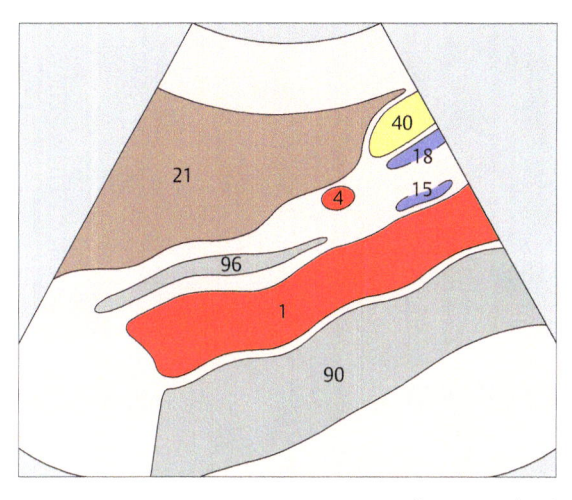

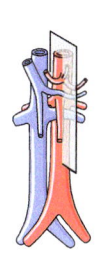

Artéria e Veia Esplênicas em Cortes Longitudinais   41

Uma vez que o tronco celíaco corre, de início, levemente para a esquerda, com frequência ele não é exibido em uma varredura longitudinal centralizada sobre a aorta.

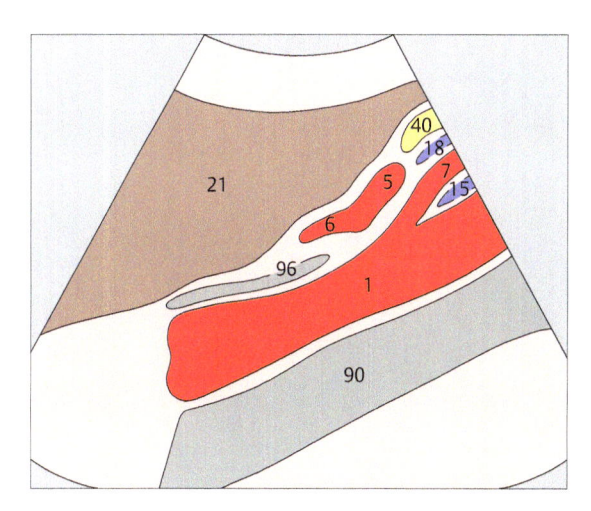

A artéria gástrica esquerda corre em sentido cranial entre a artéria hepática comum e a artéria esplênica, sendo, com frequência, difícil de definir.

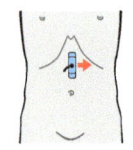

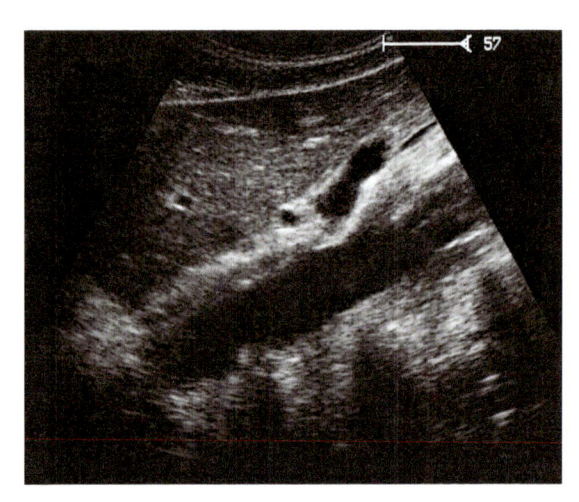

▶ 27 Artéria e veia esplênicas, tronco celíaco

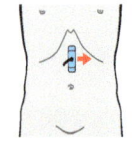

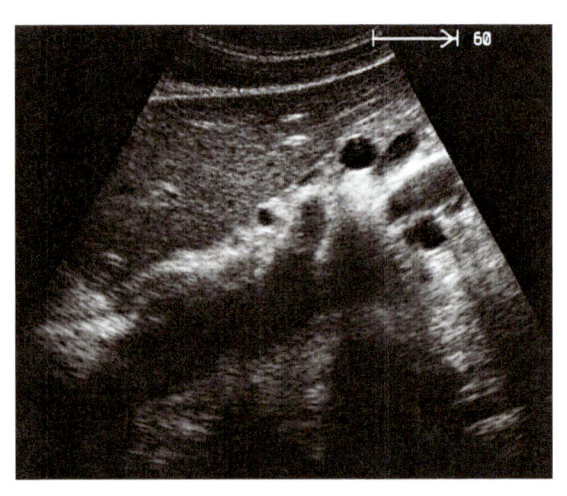

▶ 28 Artéria e veia esplênicas, tronco celíaco

Artéria e Veia Esplênicas em Cortes Longitudinais   43

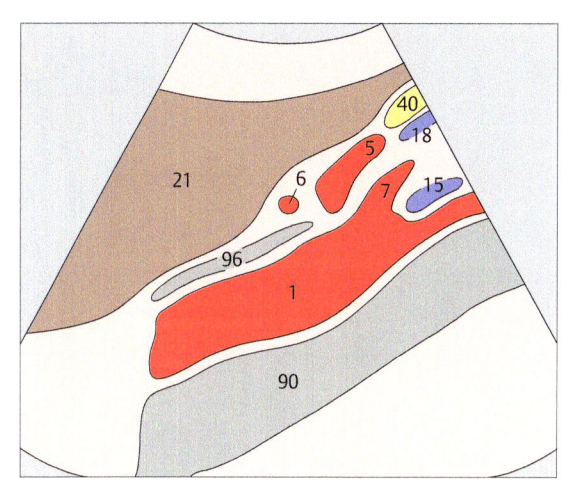

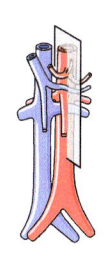

O tronco celíaco se divide em artéria gástrica esquerda, artéria hepática comum e artéria esplênica.

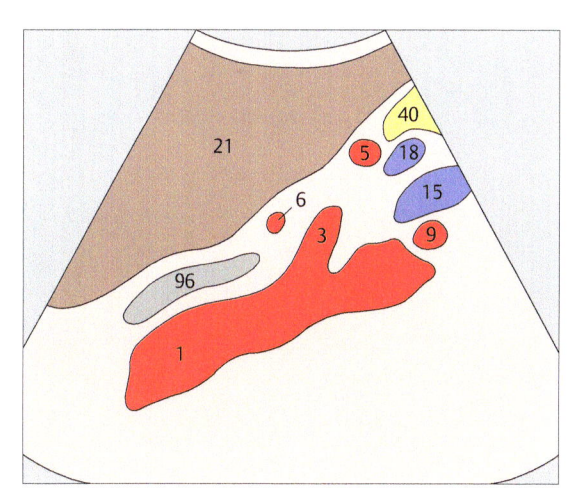

O curso curvado do tronco celíaco e a artéria esplênica explicam por que ambos os vasos aparecem no mesmo corte sagital.

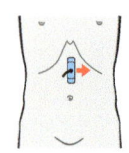

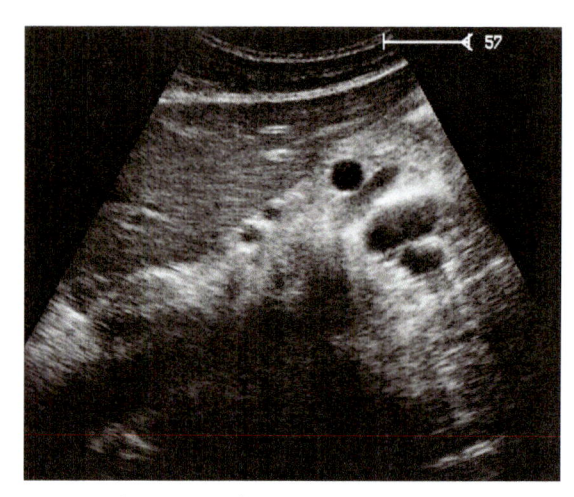

▶ 29 Artéria e veia esplênicas, artéria e veia renais

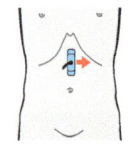

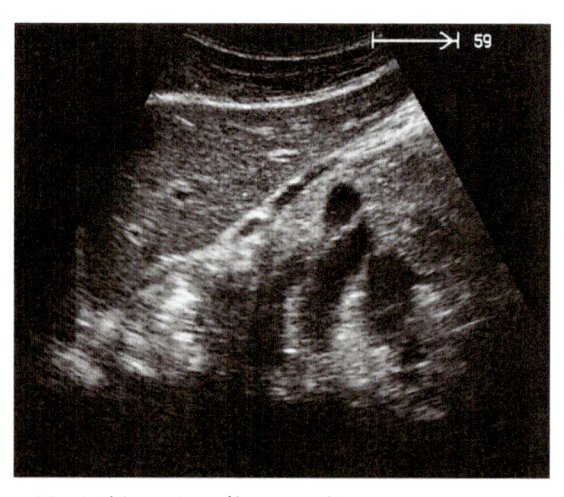

▶ 30 Artéria e veia esplênicas, artéria e veia renais

Artéria e Veia Esplênicas em Cortes Longitudinais 45

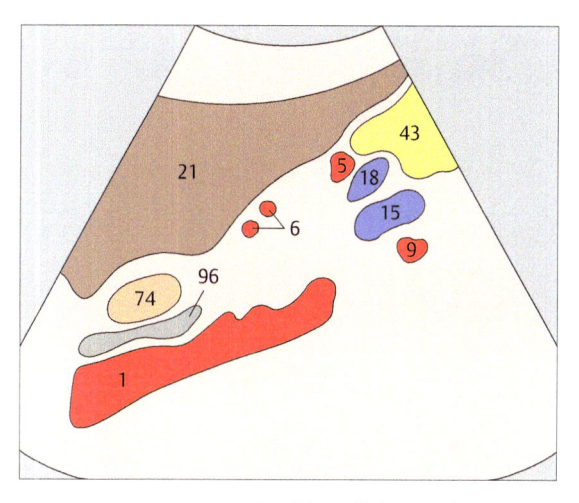

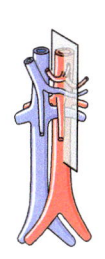

A artéria esplênica se volta para a esquerda e corre posteriormente com a veia esplênica para o hilo do baço.

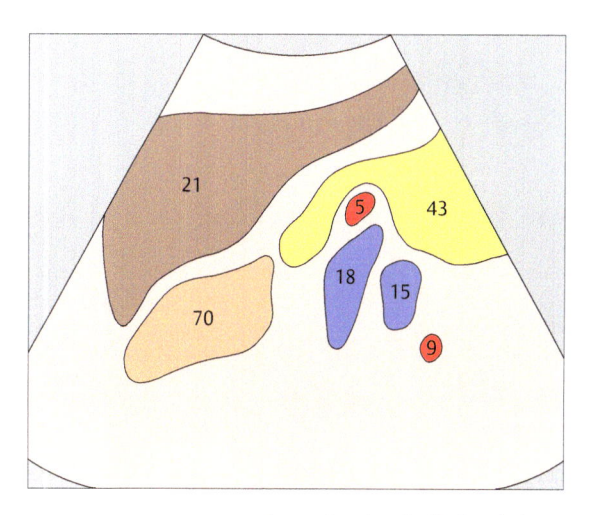

A varredura longitudinal no lado esquerdo mostra a aparência típica das grandes veias esplênicas e renais e das pequenas artérias esplênicas e renais.

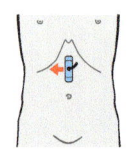

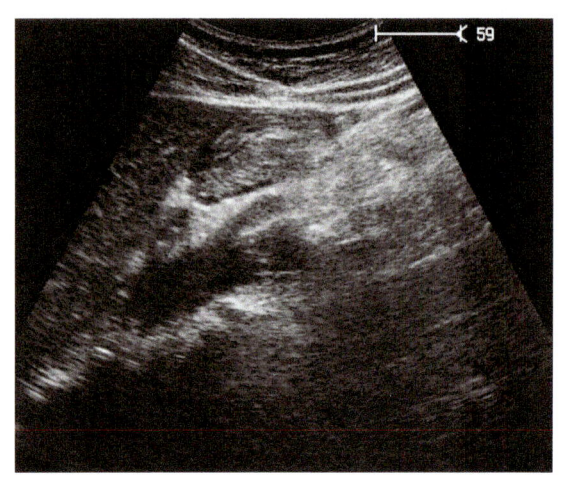

▶ **31** Tronco celíaco

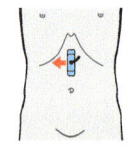

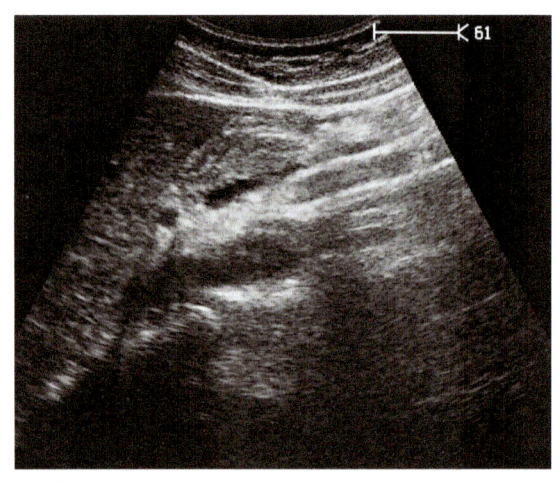

▶ **32** Artéria hepática e veia esplênica

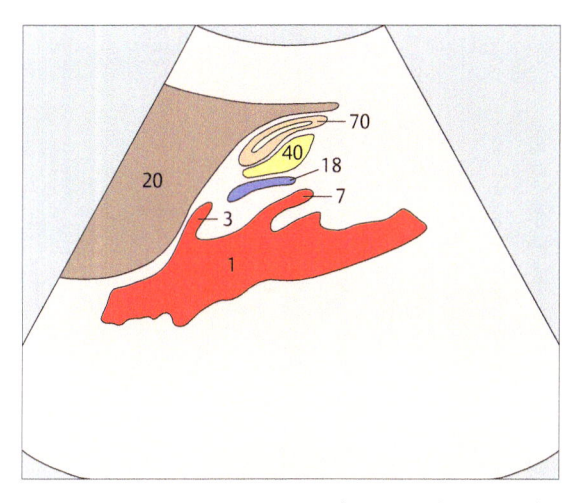

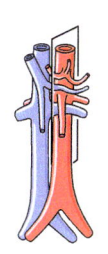

Artéria Hepática em Cortes Longitudinais   47

A origem do tronco celíaco e sua divisão em ramos são passíveis de numerosas variações.

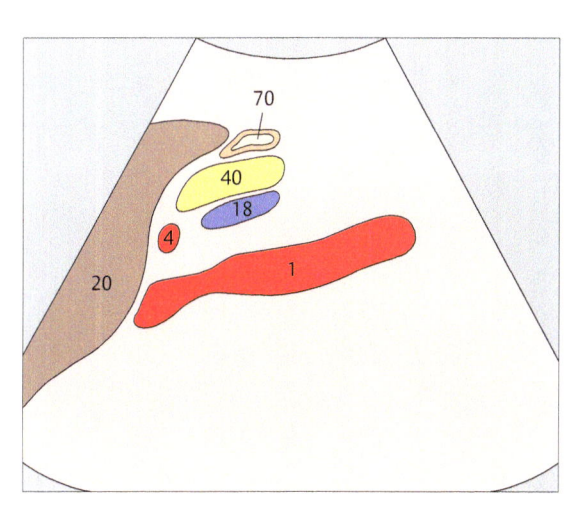

A artéria hepática se desvia para cima e para a direita e corre ao longo da borda inferior do fígado, em direção à porta hepática.

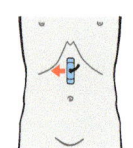

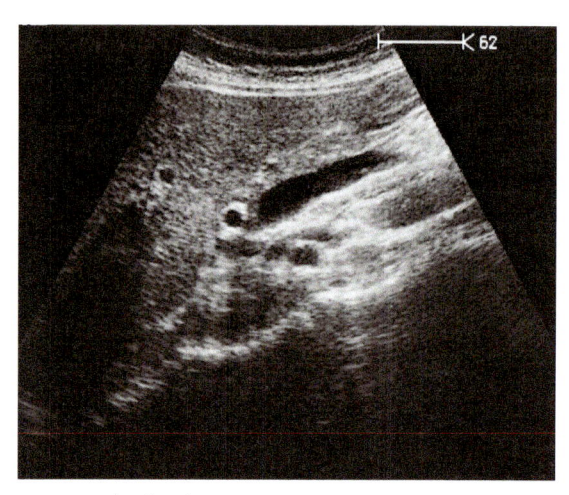

▶ 33 Artéria hepática e veia mesentérica superior

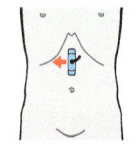

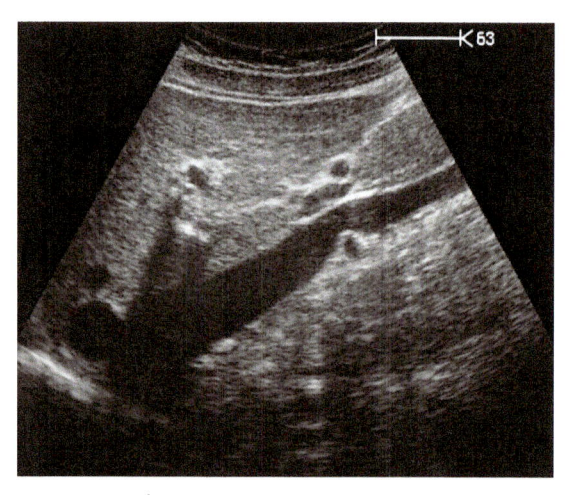

▶ 34 Artéria hepática e veia porta

Artéria Hepática em Cortes Longitudinais 49

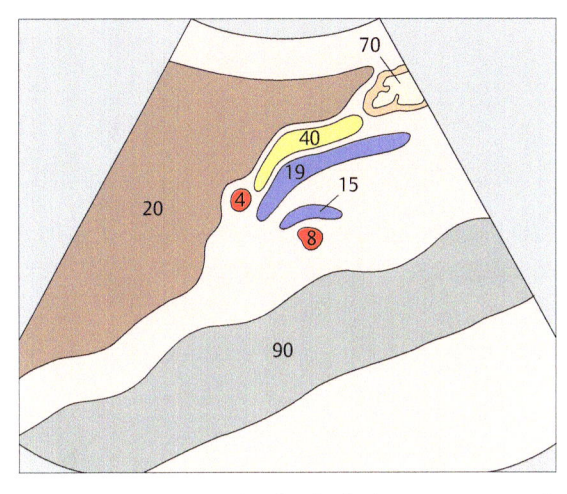

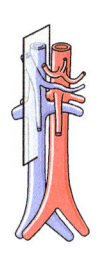

Uma varredura longitudinal entre a aorta e a veia cava mostra, tipicamente, cortes de quatro vasos: a artéria hepática, a confluência venosa, a veia renal esquerda e a artéria renal direita.

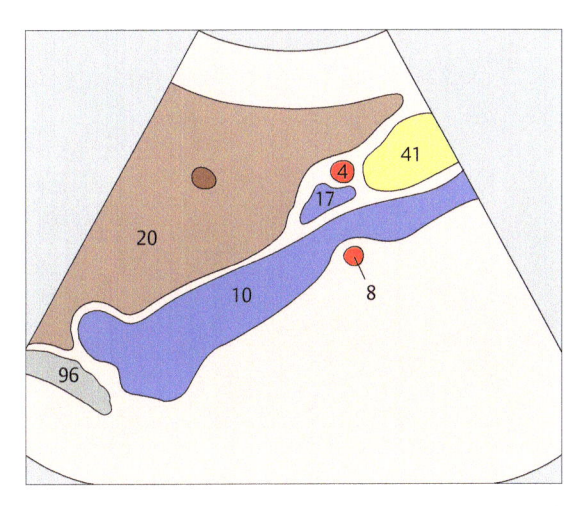

Uma varredura longitudinal sobre a veia cava mostra quatro cortes vasculares típicos: a veia cava, a veia porta, a artéria hepática e a artéria renal.

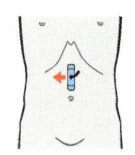

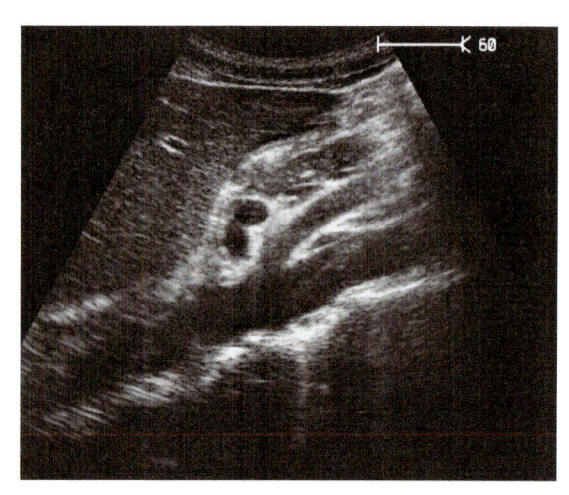

▶ **35** Aorta

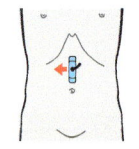

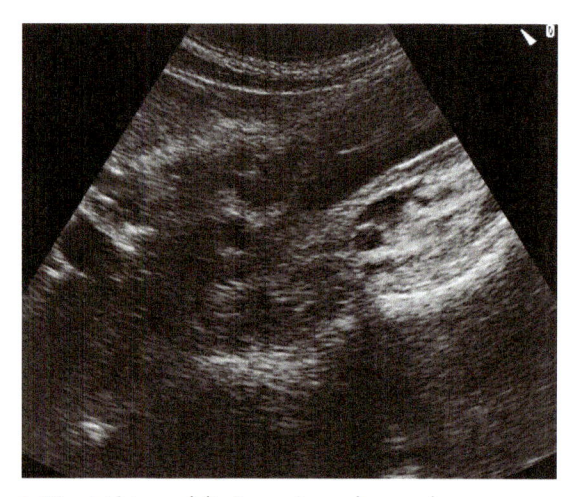

▶ **36** Artéria renal direita e veia renal esquerda

Artéria e Veia Renais em Cortes Longitudinais 51

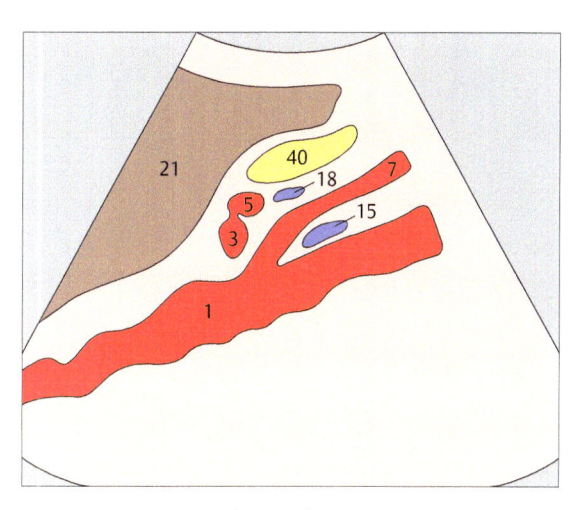

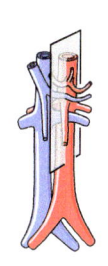

A veia renal esquerda corre entre a aorta e a artéria mesentérica superior, onde é passível de compressão fisiológica.

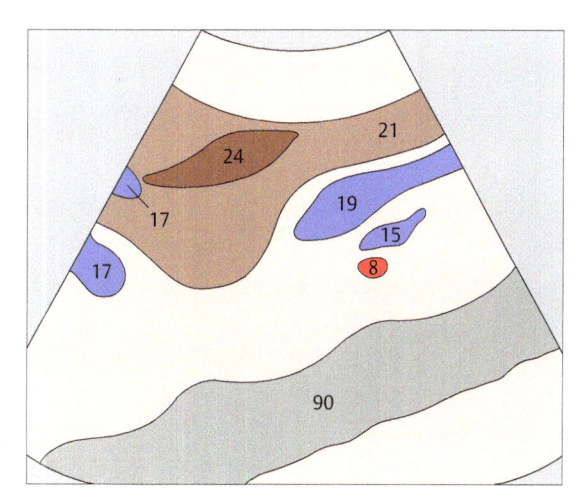

O corte da artéria renal direita pode ser identificado entre a aorta e a veia cava. Logo acima da artéria renal ficam a veia renal esquerda e um corte longitudinal da veia mesentérica superior.

1 Vasos

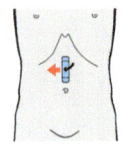

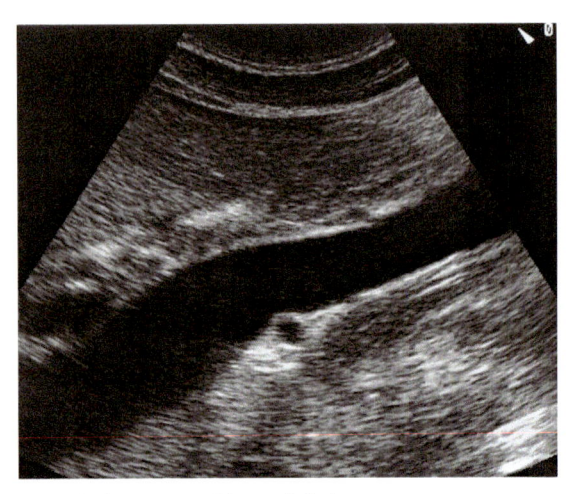

▶ **37** Veia cava e artéria renal direita

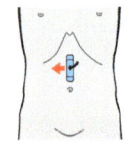

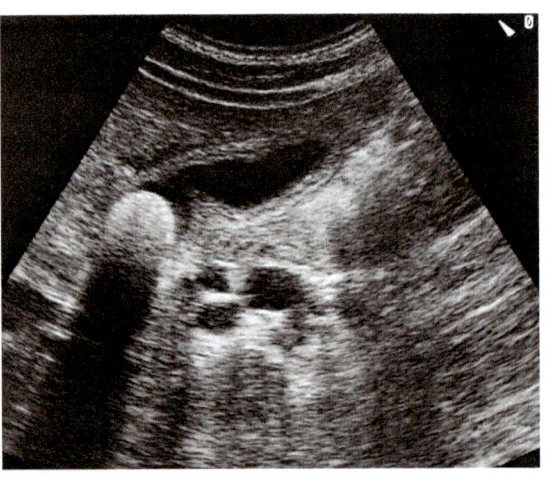

▶ **38** Artéria renal direita e veia renal direita

Artéria e Veia Renais em Cortes Longitudinais 53

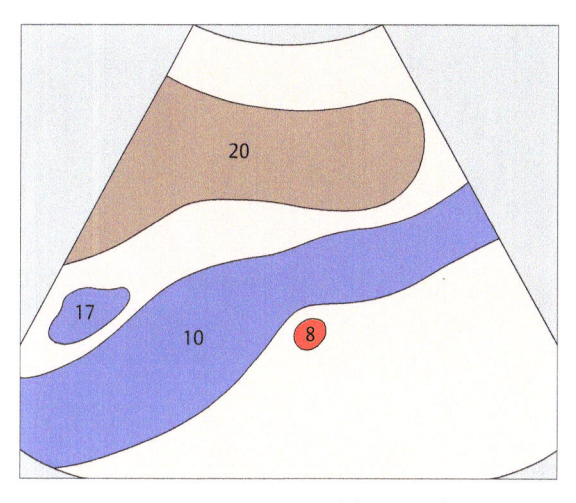

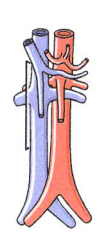

A artéria renal direita geralmente impacta a superfície posterior da veia cava, embora variantes possam ocorrer.

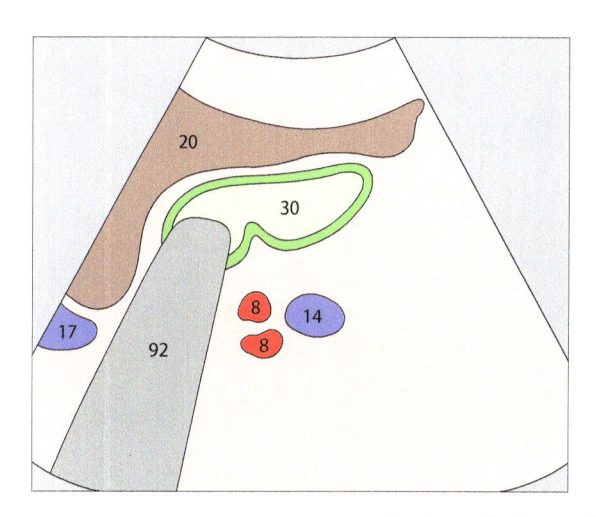

As veias renais têm, com frequência, mais de duas vezes o diâmetro das artérias renais.

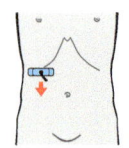

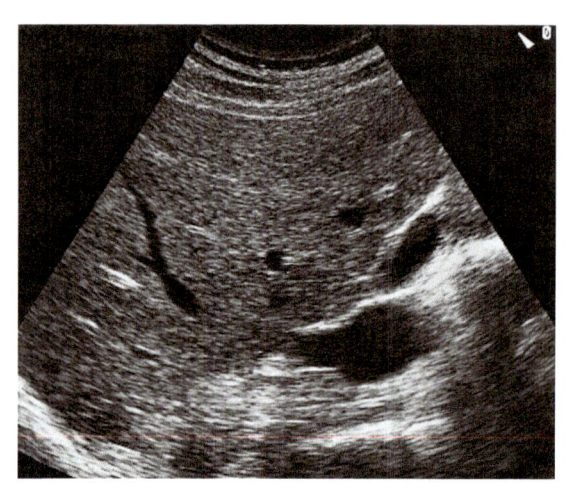

▶ **39** Abertura de veia renal

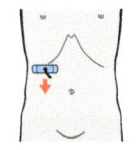

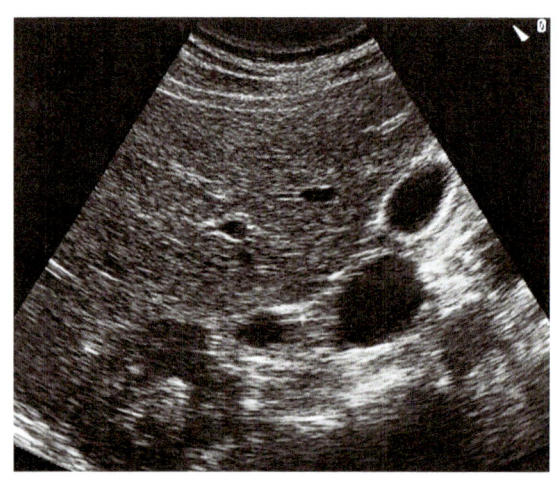

▶ **40** Veia renal

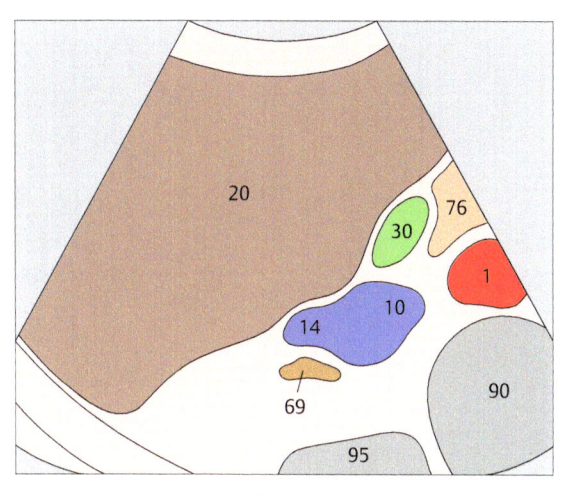

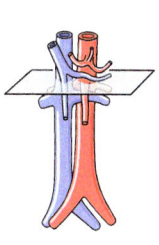

Artéria e Veia Renais Direitas em Cortes Transversais   55

A abertura da veia renal direita na veia cava pode ser claramente definida superior ao rim na maioria dos indivíduos.

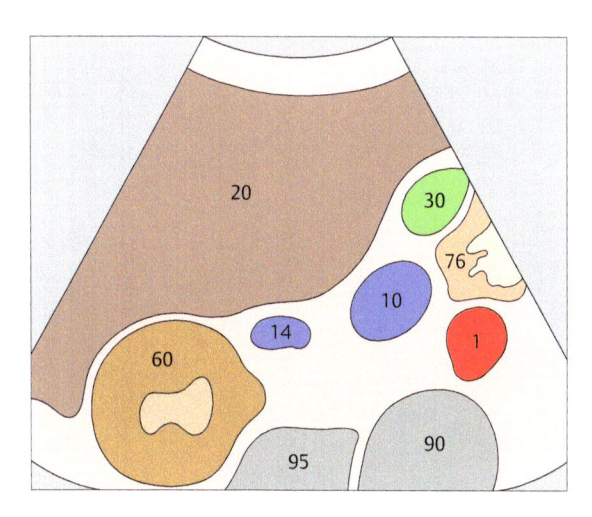

Em varreduras transversais em série em sentido descendente para a veia cava, o corte cruzado oval da veia renal se separa da veia cava e se move lateralmente em direção ao rim.

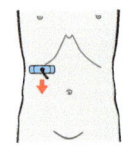

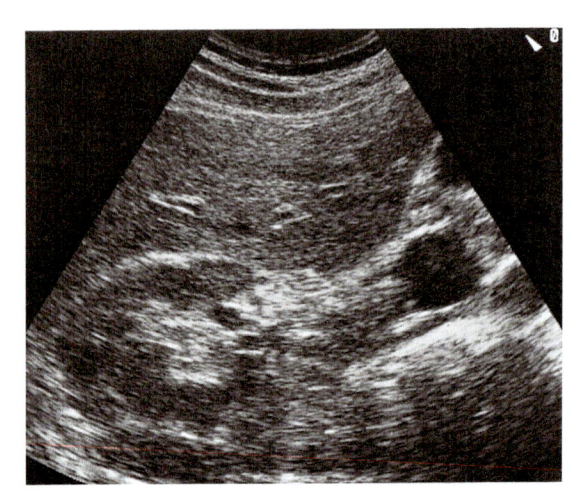

▶ 41 Veia renal no hilo, artéria renal

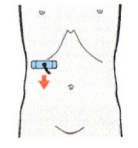

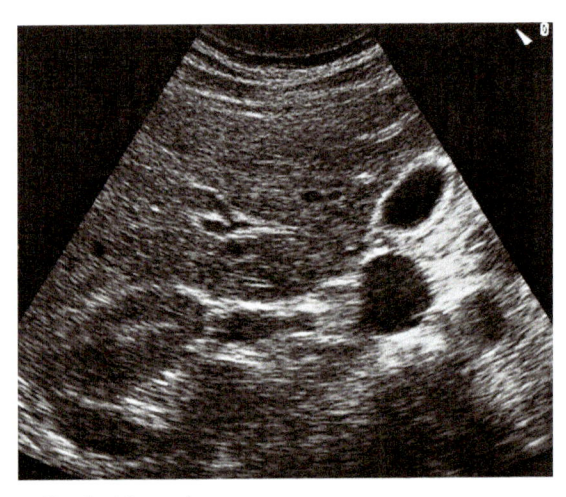

▶ 42 Artéria renal

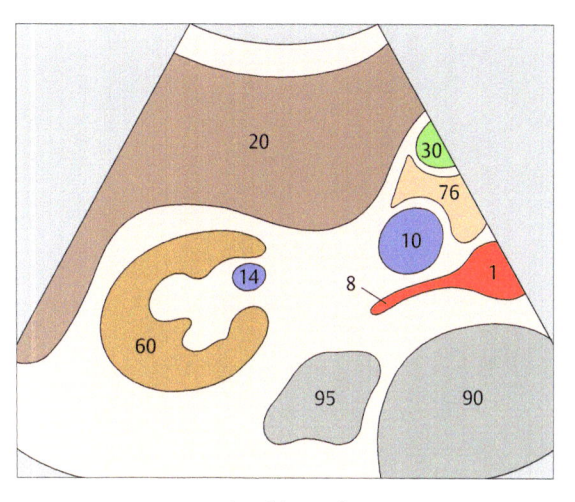

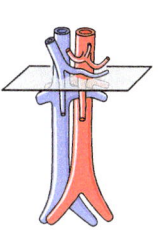

Artéria e Veia Renais Direitas em Cortes Transversais 57

A artéria renal segue o mesmo curso que a veia renal, mas em um nível ligeiramente mais caudal.

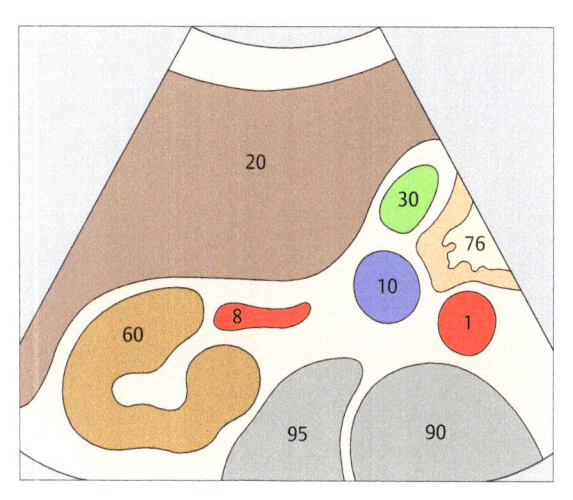

As artérias renais estão localizadas posteriores e caudais às veias renais.

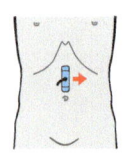

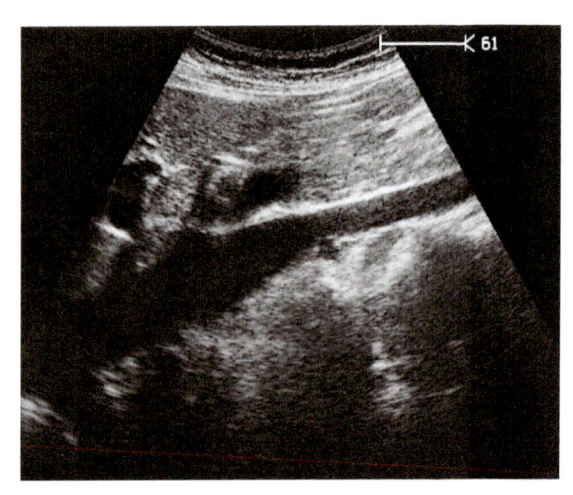

▶ **43** Veia cava

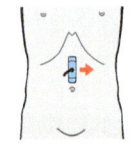

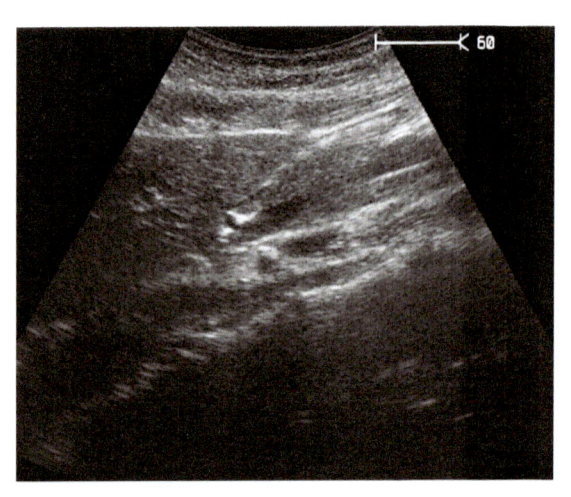

▶ **44** Artéria renal direita e veia renal esquerda

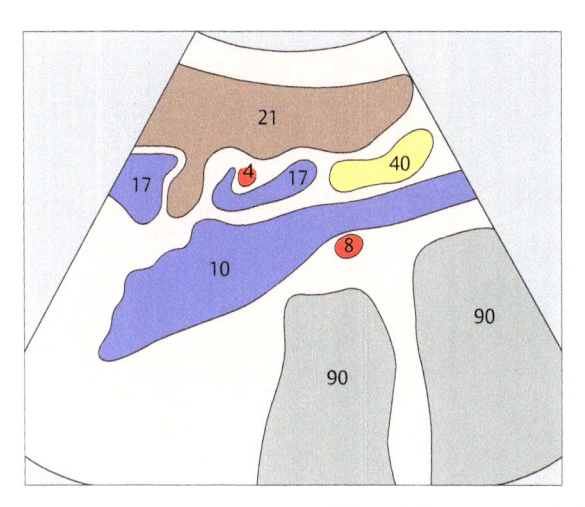

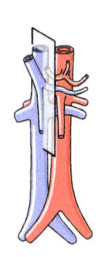

Artéria e Veia Renais Esquerdas em Cortes Longitudinais 59

A artéria renal direita passa atrás da veia cava, impactando sua superfície posterior.

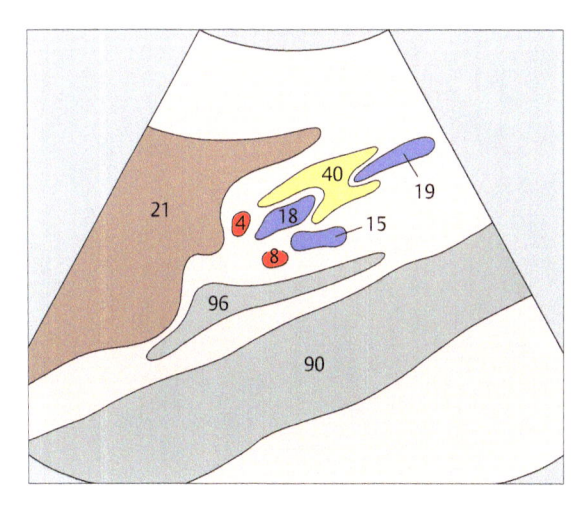

O plano de varredura corta a veia renal esquerda e a artéria renal direita entre a aorta e a veia cava.

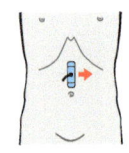

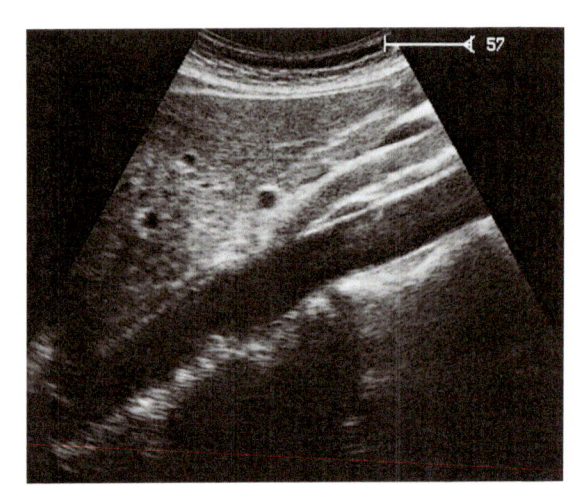

▶ **45** Aorta e veia renal esquerda

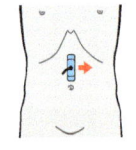

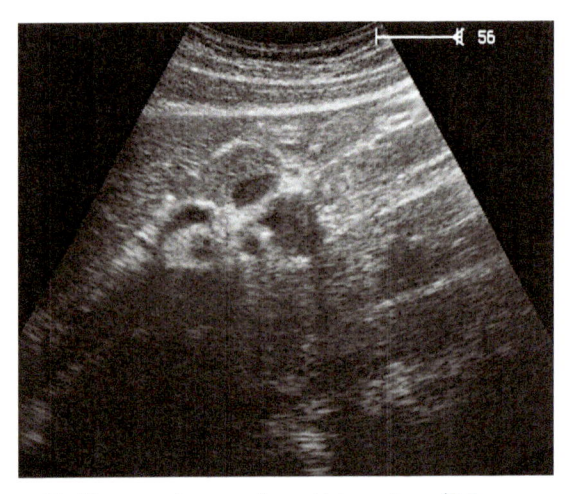

▶ **46** Vasos renais esquerdos, artéria e veia esplênicas

Artéria e Veia Renais Esquerdas em Cortes Longitudinais 61

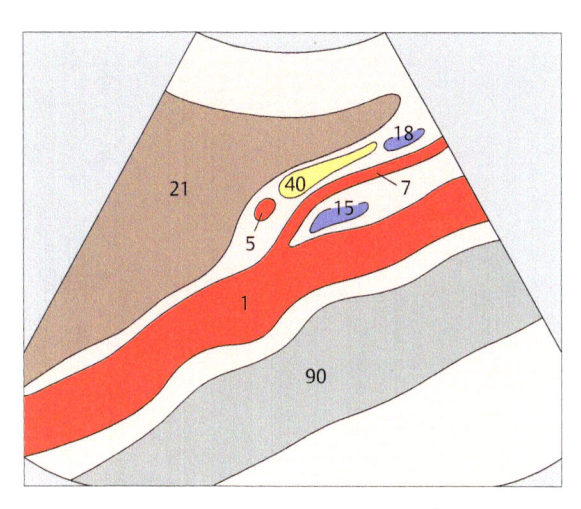

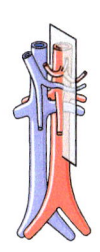

A veia renal esquerda corre entre a aorta e a artéria mesentérica superior.

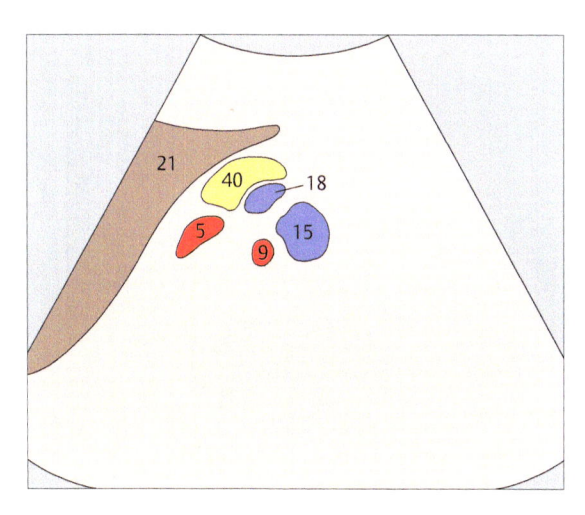

Os vasos renais esquerdos são, com frequência, difíceis de examinar por causa do ar sobrejacente.

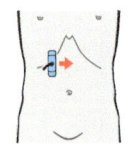

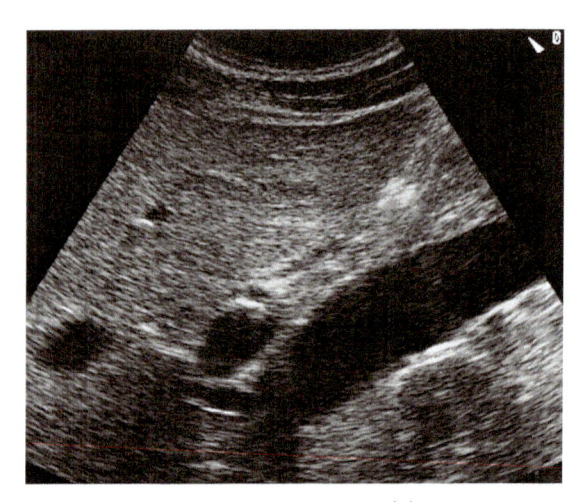

▶ 47 Veia porta, veia cava e artéria renal direita

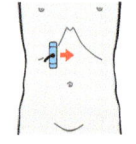

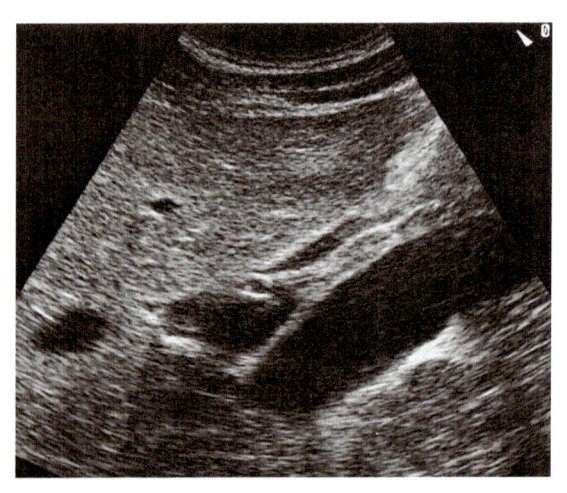

▶ 48 Veia porta, veia cava, artéria renal direita e ducto biliar

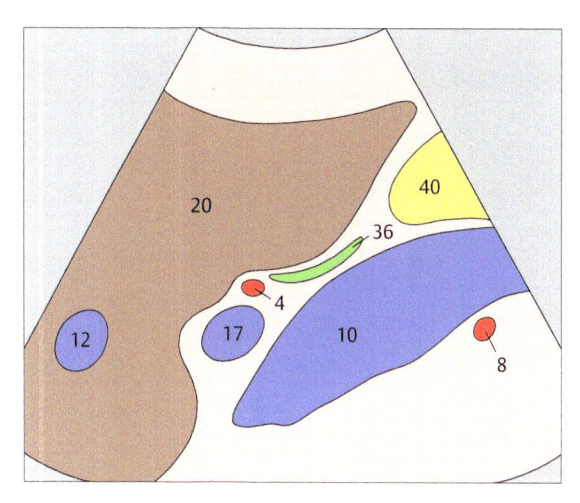

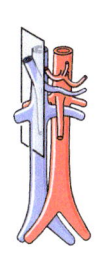

Vasos da Porta Hepática em Cortes Longitudinais 63

A tríade de veia porta, veia cava e artéria renal direita fornece um marco típico na varredura longitudinal do abdome superior.

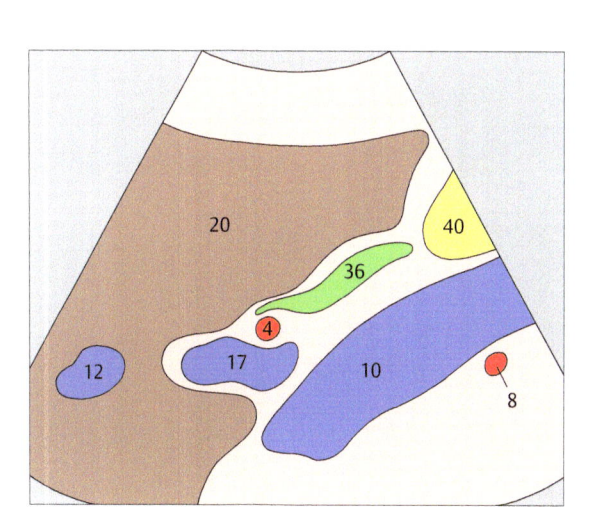

Quando a tríade de veia porta, veia cava e artéria renal direita é identificada, geralmente a varredura inclui um corte longitudinal do ducto biliar.

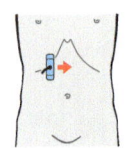

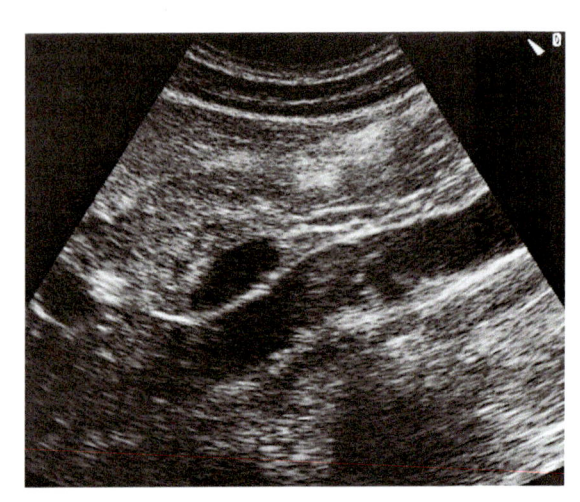

▶ **49** Veia porta, veia cava e ducto biliar

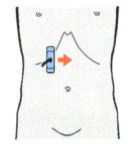

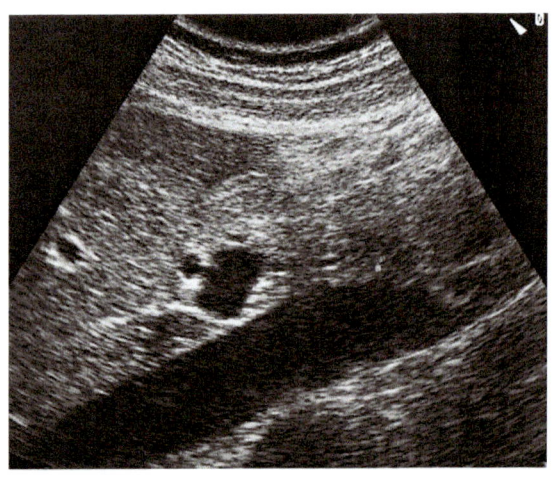

▶ **50** Veia porta e artéria hepática

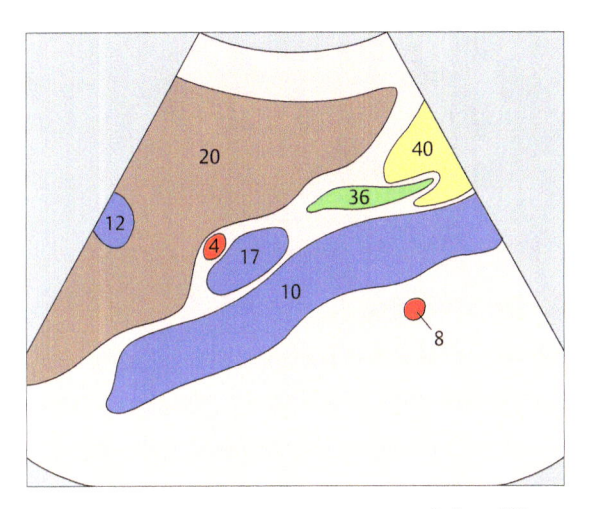

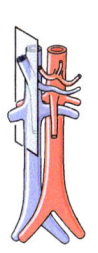

Vasos da Porta Hepática em Cortes Longitudinais 65

O ducto biliar entra na cabeça do pâncreas anterior à veia cava.

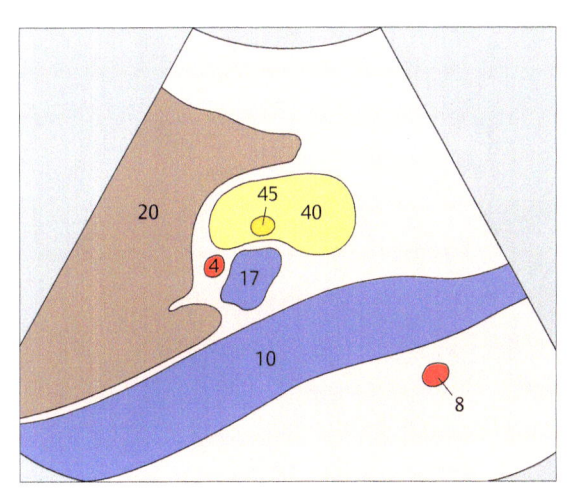

A veia porta e a artéria hepática correm lado-a-lado, posteriores à cabeça do pâncreas.

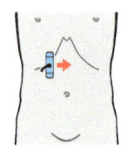

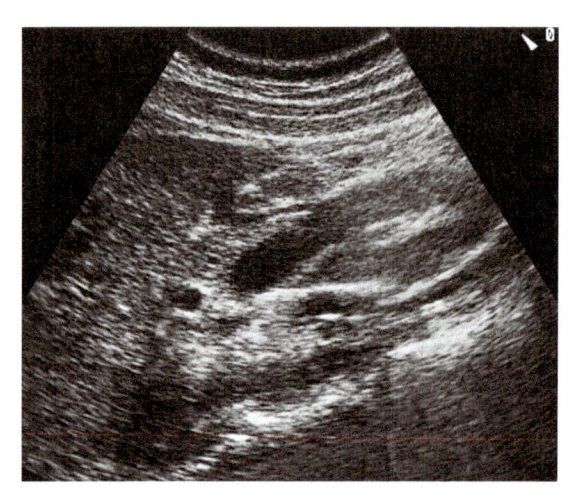

▶ 51 Artéria hepática, veia mesentérica superior

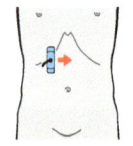

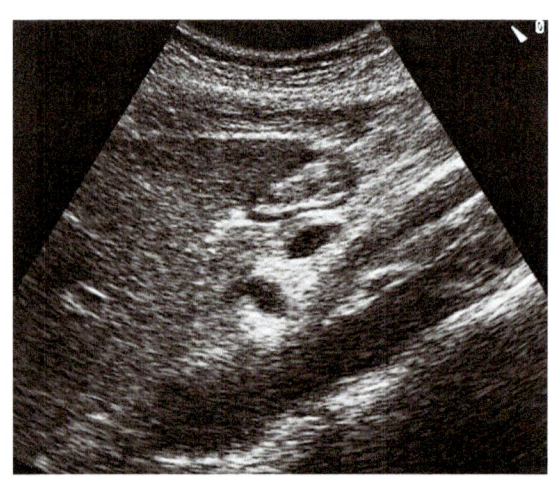

▶ 52 Artéria hepática, artéria mesentérica superior e veia esplênica

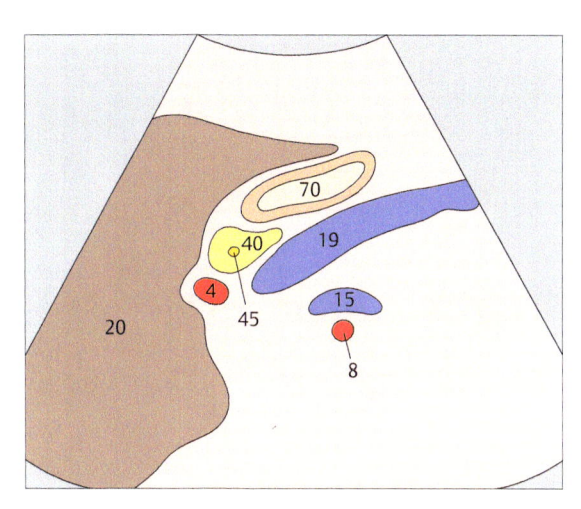

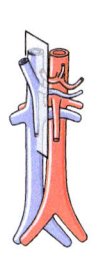

Vasos da Porta Hepática em Cortes Longitudinais

Quando a veia mesentérica é visualizada em corte longitudinal, a varredura geralmente vai mostrar também a artéria hepática em sentido cranial e a artéria renal direita e a veia renal esquerda posteriormente.

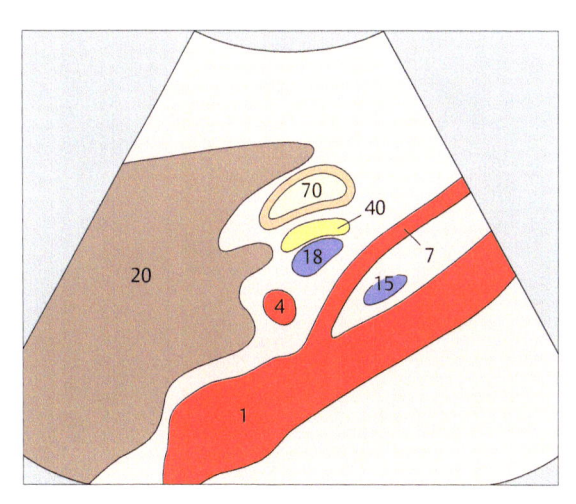

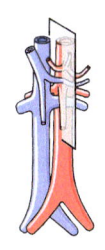

Quando a artéria mesentérica superior é visualizada em um corte longitudinal, a varredura geralmente mostrará também a artéria hepática, a veia esplênica e a veia renal esquerda.

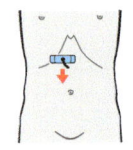

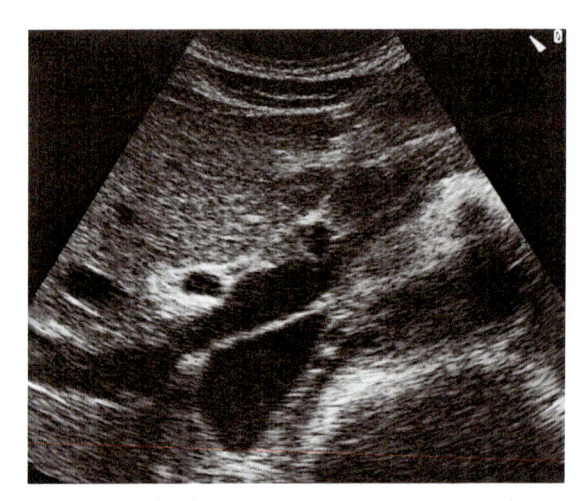

▶ 53 Artéria hepática, veia porta e veia cava

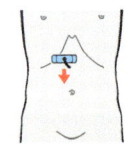

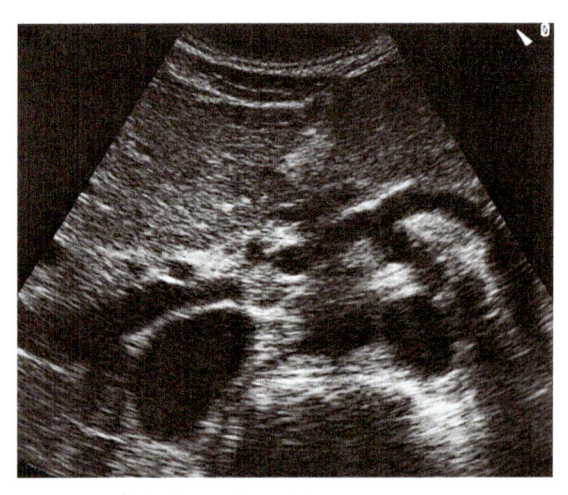

▶ 54 Artéria hepática, ducto biliar e veia porta

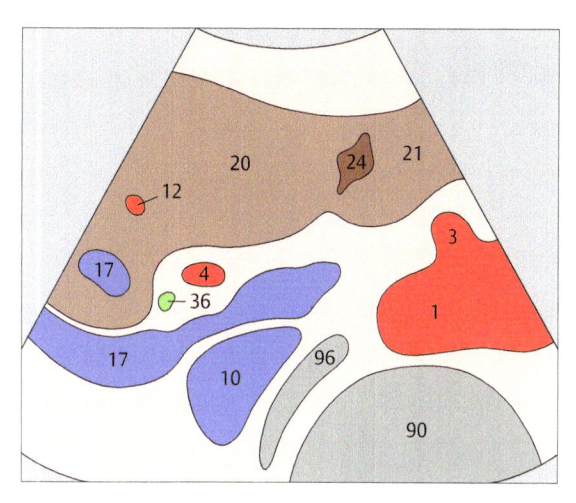

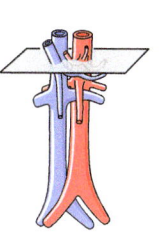

Vasos da Porta Hepática em Cortes Transversais. **69**

A veia porta corre entre a veia cava e a artéria hepática. ◀

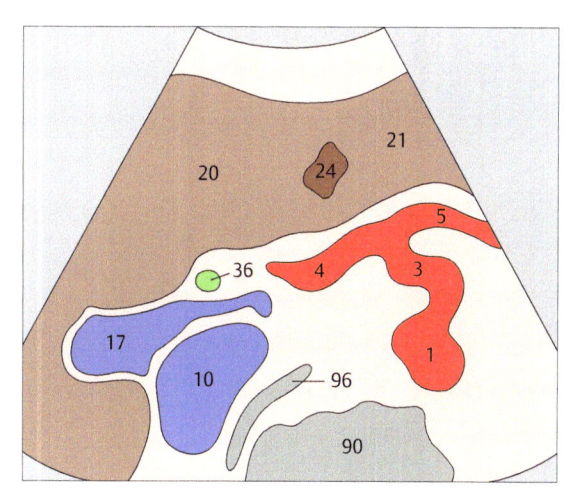

A artéria hepática corre em sentido cefálico para a porta hepática. ◀

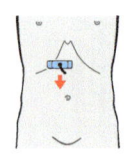

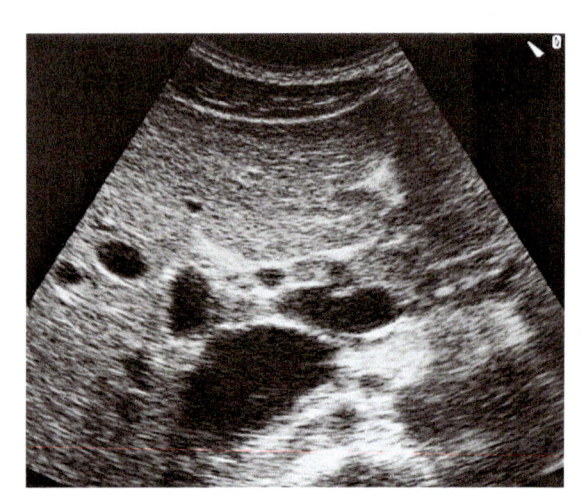

▶ 55   Ducto biliar, vesícula biliar e veia cava

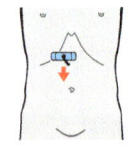

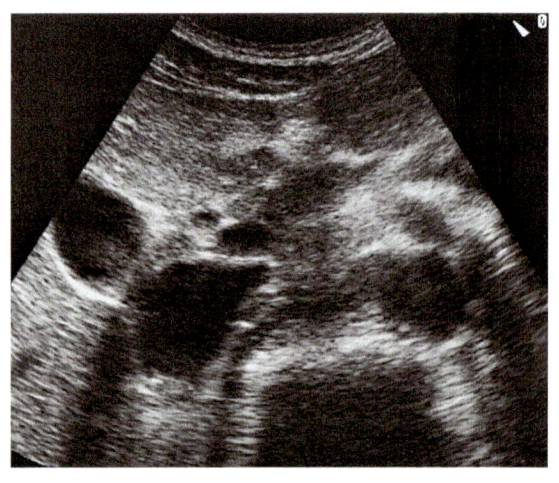

▶ 56   Ducto biliar, vesícula biliar e veia mesentérica superior

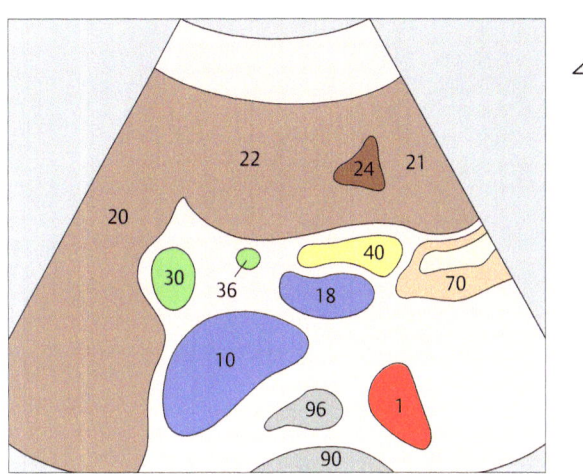

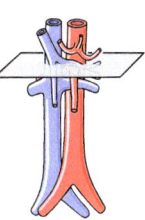

Vasos da Porta Hepática em Cortes Transversais. **71**

O ducto biliar é identificado medial à vesícula biliar e anterior à veia cava.

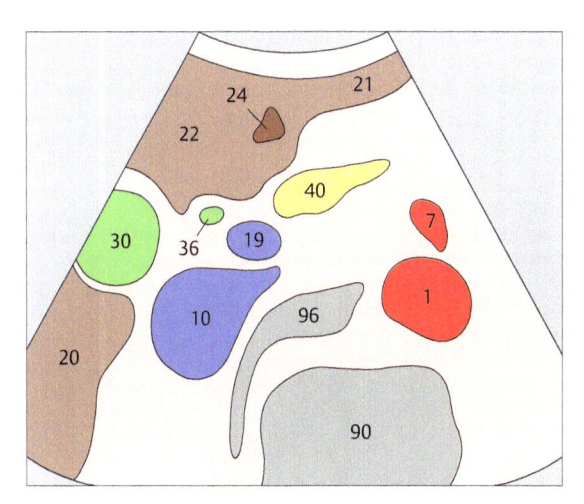

O ducto biliar corre paralelo à veia mesentérica superior por uma distância curta, a seguir se desvia lateralmente para a direita, em sentido das papilas.

2 Fígado

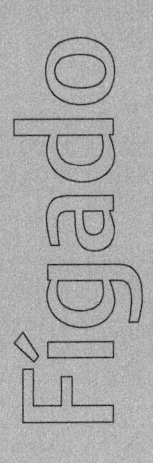

Fígado em Cortes Longitudinais ... p. 74
57 Lobo esquerdo do fígado, segmento lateral, subsegmentos II e III
58 Lobo esquerdo do fígado, ligamento redondo, limite entre os segmentos lateral e medial
59 Lobo esquerdo do fígado, ligamento redondo, limite entre os segmentos lateral e medial
60 Veia hepática esquerda, ligamento redondo, limite entre os segmentos lateral e medial, lobo caudado
61 Veia hepática esquerda, ligamento redondo, limite entre os segmentos lateral e medial, lobo caudado
62 Veia hepática esquerda, ligamento redondo, limite entre os segmentos lateral e medial, lobo caudado
63 Veia hepática esquerda, ligamento redondo, limite entre os segmentos lateral e medial, lobo caudado
64 Segmento medial, subsegmento IV, lobo quadrado
65 Vesícula biliar, veia porta, veia cava, limite entre os segmentos medial e anterior
66 Veia hepática intermédia, limite entre os segmentos medial e anterior
67 Segmento anterior, subsegmentos VIII e V
68 Veia hepática direita, limite entre os segmentos anterior e posterior
69 Segmento posterior, subsegmentos VII e VI
70 Segmento posterior, porções laterais do fígado, rim

Porções Esquerdas do Fígado em Cortes Transversais ... p. 88
71 Lobo esquerdo do fígado, segmento lateral, coração
72 Lobo esquerdo do fígado, segmento lateral, coração
73 Lobo esquerdo do fígado, segmento lateral, veias hepáticas
74 Lobo esquerdo do fígado, segmento lateral, lobo caudado
75 Lobo esquerdo do fígado, segmento lateral, lobo caudado
76 Lobo esquerdo do fígado, segmento lateral, ramo esquerdo da veia porta
77 Lobo esquerdo do fígado, segmento lateral, ligamento redondo
78 Lobo esquerdo do fígado, subsegmento III, ligamento redondo

Porções Centrais do Fígado em Cortes Transversais ... p. 96

79 Segmentos hepáticos medial e anterior, abertura de veias hepáticas
80 Segmentos hepáticos medial e anterior, abertura de veias hepáticas
81 Segmentos hepáticos medial e anterior, veias hepáticas, lobo caudado
82 Segmentos hepáticos medial e anterior, veias hepáticas, lobo caudado
83 Segmentos hepáticos medial e anterior, lobo caudado
84 Segmentos hepáticos medial e anterior, ramo esquerdo da veia porta, lobo caudado
85 Segmentos hepáticos medial e anterior, ramo esquerdo da veia porta, lobo caudado
86 Segmentos hepáticos medial e anterior, ramo esquerdo da veia porta, lobo caudado
87 Segmentos hepáticos medial e anterior, bifurcação da veia porta
88 Segmentos hepáticos medial e anterior, bifurcação da veia porta
89 Segmentos hepáticos medial e anterior, ramo direito da veia porta
90 Segmentos hepáticos medial e anterior, ramos das veias portas direita e esquerda
91 Segmentos hepáticos medial e anterior, ramos direito e esquerdo da veia porta
92 Segmentos hepáticos medial e anterior, lobo quadrado, ligamento redondo, veia porta
93 Segmentos hepáticos medial e anterior, lobo quadrado, ligamento redondo, veia porta
94 Segmentos hepáticos medial e anterior, lobo quadrado, ligamento redondo, vesícula biliar
95 Segmentos hepáticos medial e anterior, lobo quadrado, ligamento redondo, vesícula biliar
96 Borda inferior do fígado, rim, vesícula biliar, ligamento redondo

Porções Direitas do Fígado em Cortes Transversais ... p. 114

97 Segmento posterior, subsegmento superior
98 Segmento posterior, veia porta
99 Segmento posterior, subsegmento caudal, rim
100 Segmento posterior, borda inferior

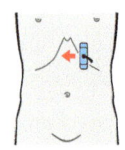

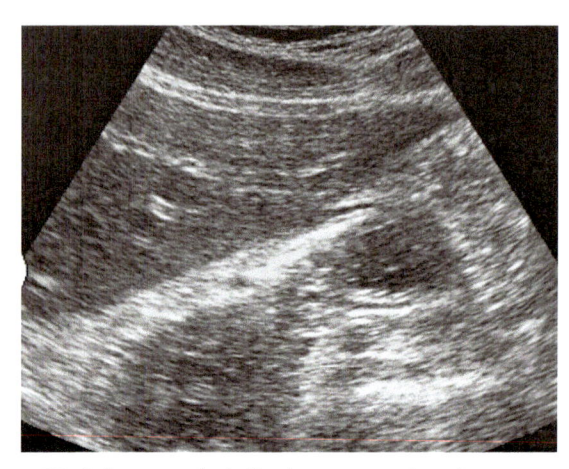

▶ 57 Lobo esquerdo do fígado, segmento lateral, subsegmentos II e III

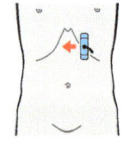

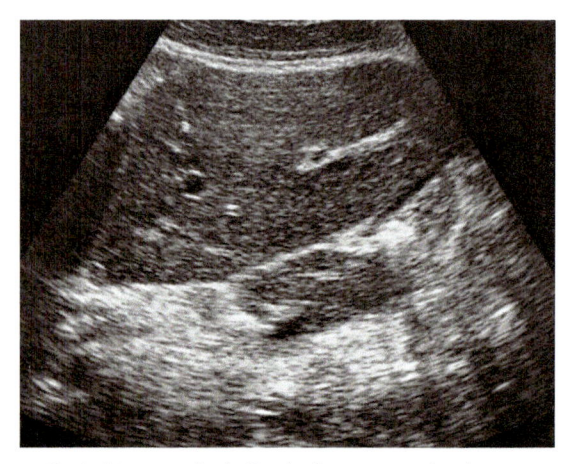

▶ 58 Lobo esquerdo do fígado, ligamento redondo, limite entre os segmentos lateral e medial

Fígado em Cortes Longitudinais 75

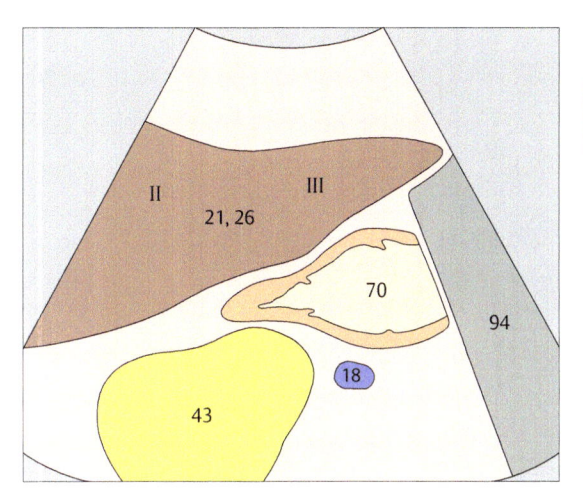

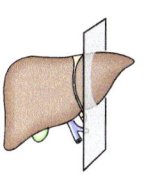

O fígado está dividido em um lobo esquerdo e um direito nos critérios anatômicos. O lobo esquerdo corresponde ao segmento lateral; o lobo direito consiste nos segmentos medial, anterior e posterior.

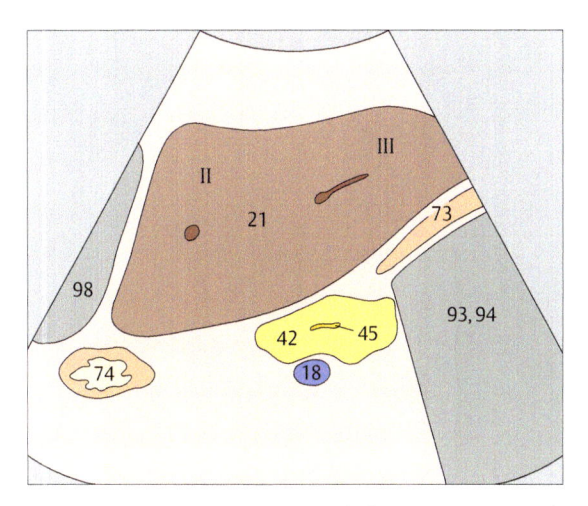

Em critérios de função, os segmentos lateral e medial pertencem ao lobo esquerdo do fígado, enquanto os segmentos anterior e posterior pertencem ao lobo direito.

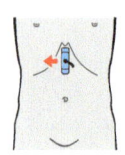

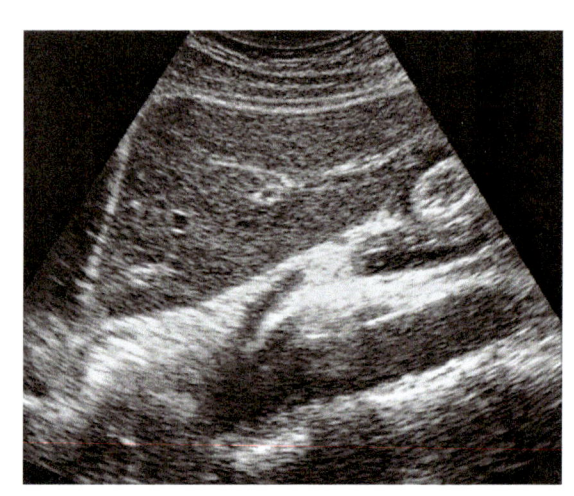

▶ 59 Lobo esquerdo do fígado, ligamento redondo, limite entre os segmentos lateral e medial

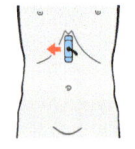

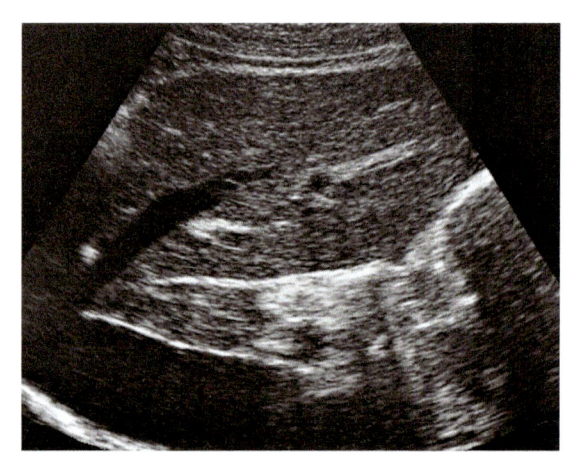

▶ 60 Veia hepática esquerda, ligamento redondo, limite entre os segmentos lateral e medial, lobo caudado

Fígado em Cortes Longitudinais 77

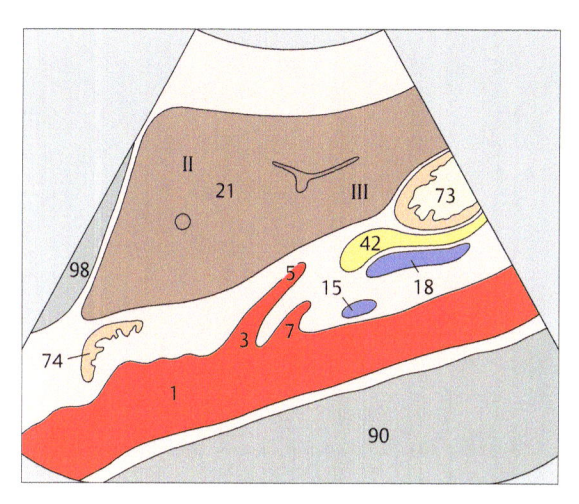

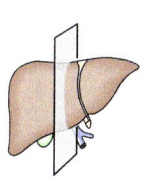

O segmento lateral é composto do subsegmento II em sentido cranial e do subsegmento III em sentido caudal.

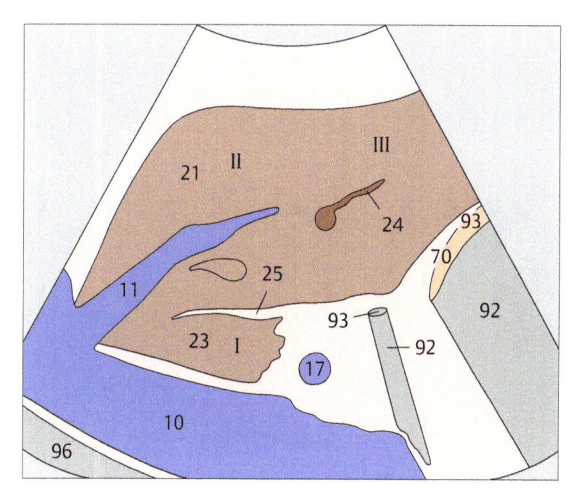

O limite entre os segmentos lateral e medial, ou seja, entre os lobos anatômicos esquerdo e direito do fígado, é a veia hepática esquerda.

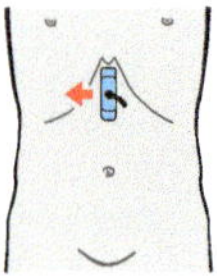

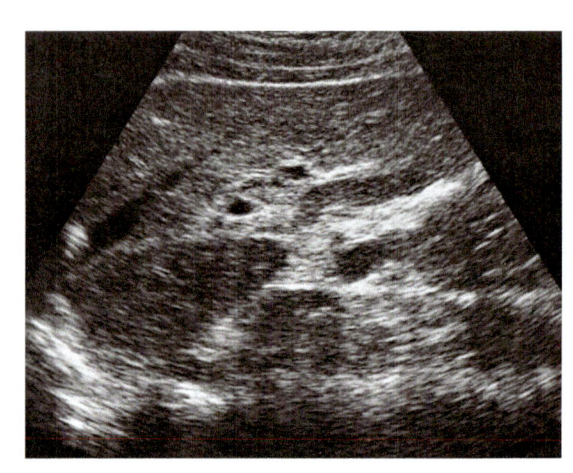

▶ 61 Veia hepática esquerda, ligamento redondo, limite entre os segmentos lateral e medial, lobo caudado

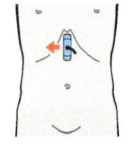

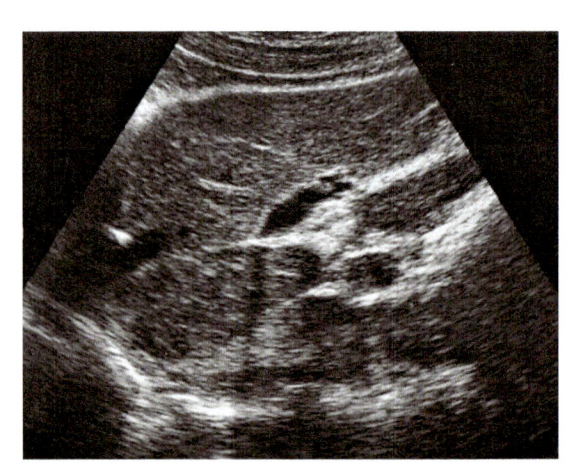

▶ 62 Veia hepática esquerda, ligamento redondo, limite entre os segmentos lateral e medial, lobo caudado

Fígado em Cortes Longitudinais

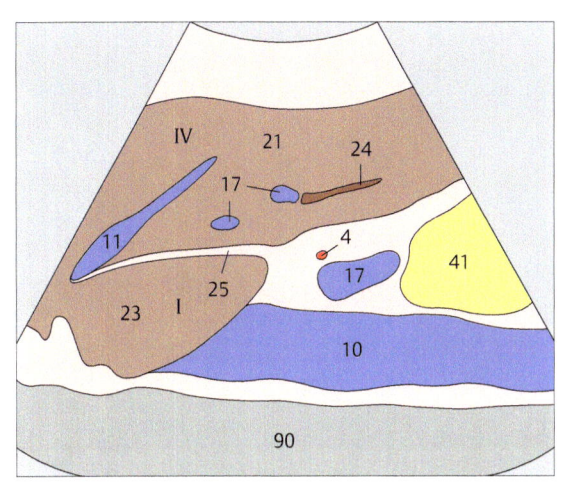

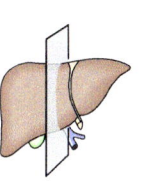

O lobo caudado corresponde ao subsegmento I do segmento medial e está localizado lateral e anterior à veia cava. A maior parte do segmento medial consiste no subsegmento IV.

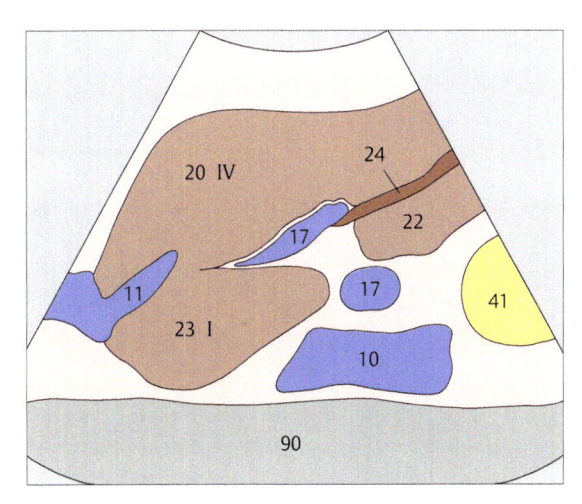

O limite entre os segmentos lateral e medial, ou seja, entre os lobos anatômicos esquerdo e direito do fígado, é o ligamento redondo.

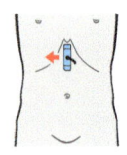

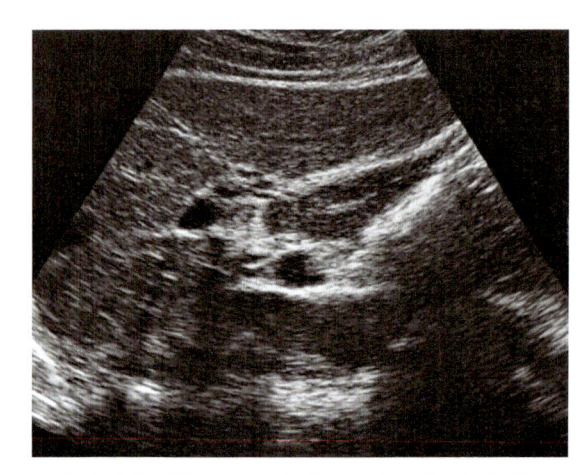

▶ **63** Veia hepática esquerda, ligamento redondo, limite entre os segmentos lateral e medial, lobo caudado

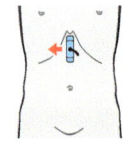

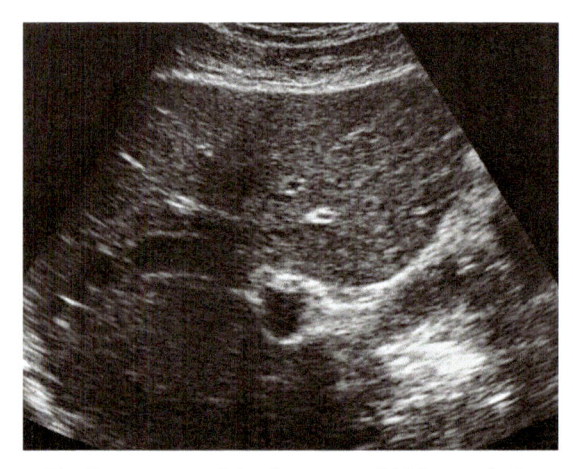

▶ **64** Segmento medial, subsegmento IV, lobo quadrado

Fígado em Cortes Longitudinais

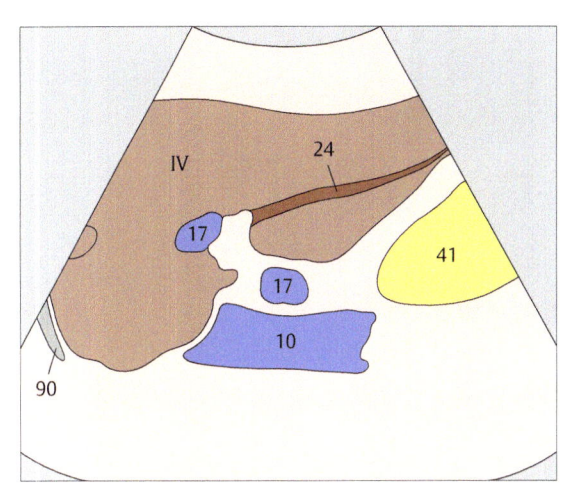

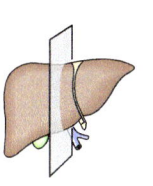

O ligamento redondo (a veia umbilical obliterada) se estende desde o ramo esquerdo da veia porta para a borda inferior anterior do fígado.

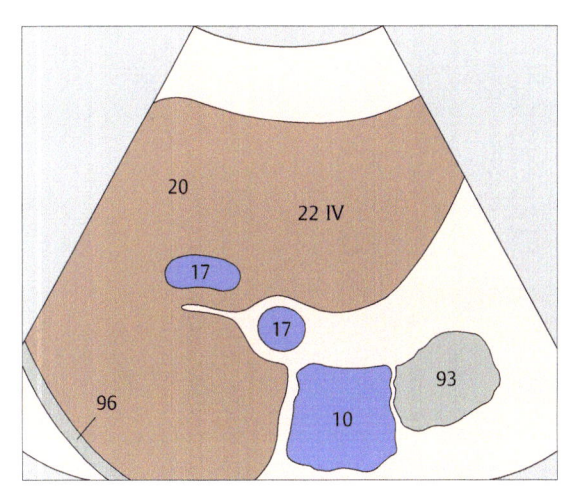

A parte caudal do segmento medial, o lobo quadrado, está situada entre o ligamento redondo e a vesícula biliar. O lobo quadrado faz parte do subsegmento IV.

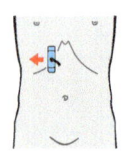

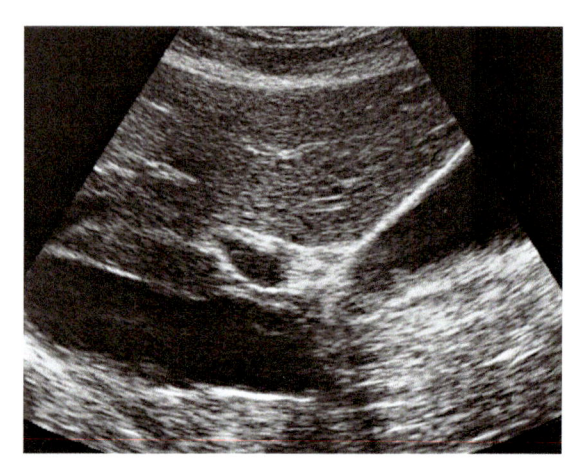

▶ 65   Vesícula biliar, veia porta, veia cava, limite entre os segmentos medial e anterior

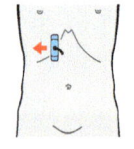

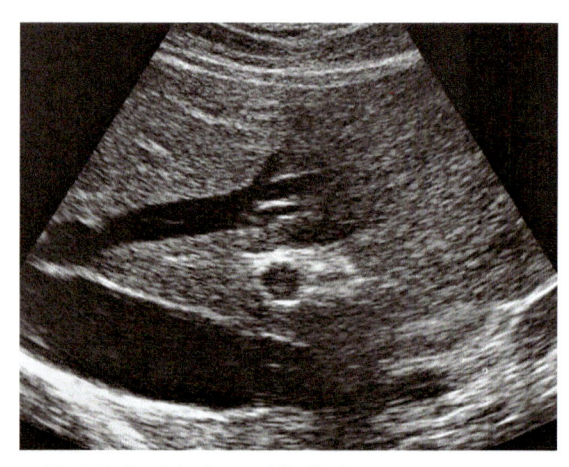

▶ 66   Veia hepática intermédia, limite entre os segmentos medial e anterior

Fígado em Cortes Longitudinais 83

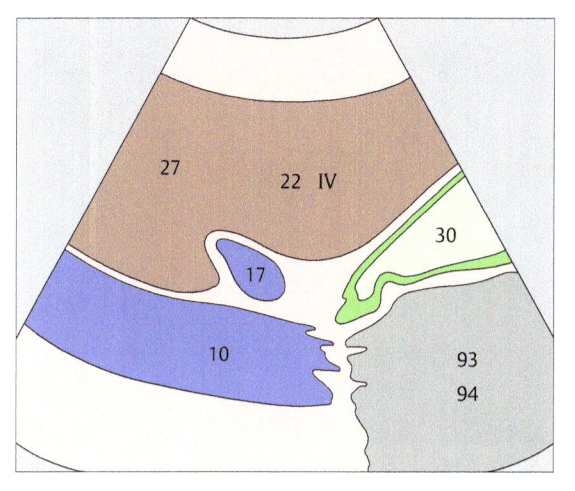

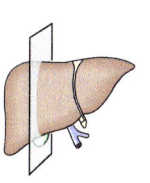

O plano da vesícula biliar e da veia cava forma o plano do limite entre os segmentos medial e anterior do fígado.

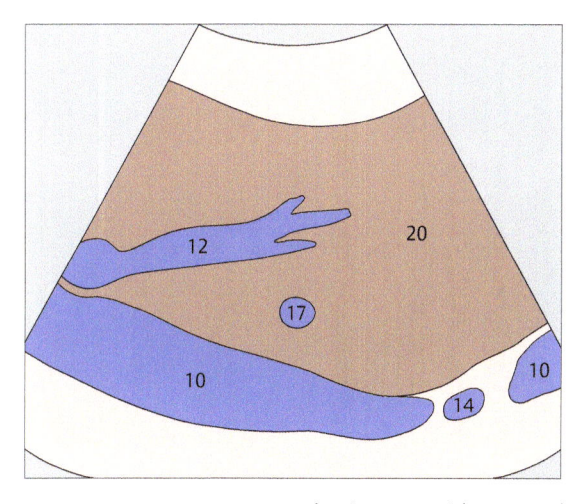

A veia hepática intermédia marca o limite entre os segmentos medial e anterior na parte cranial do fígado.

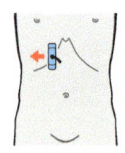

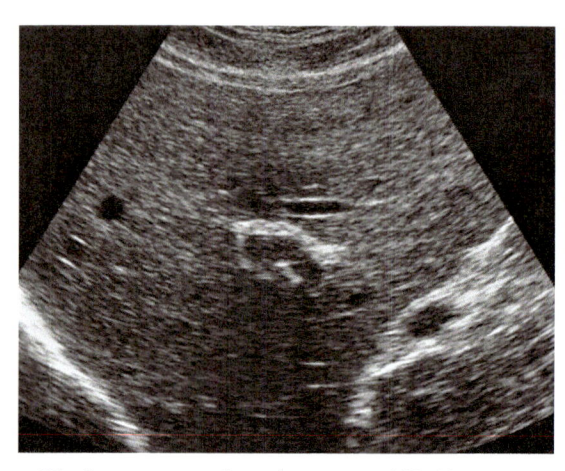

▶ 67 Segmento anterior, subsegmentos VIII e V

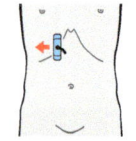

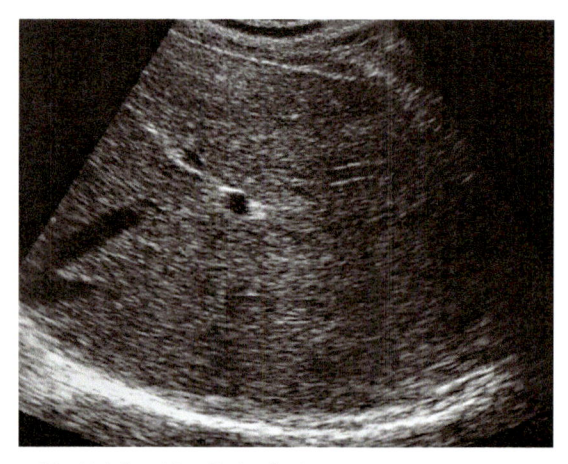

▶ 68 Veia hepática direita, limite entre segmentos anterior e posterior

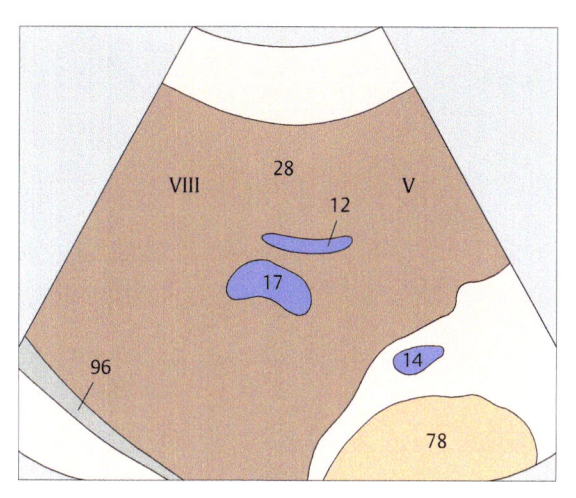

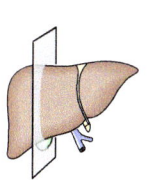

Fígado em Cortes Longitudinais 85

O segmento anterior consiste no subsegmento VIII em sentido cranial e subsegmento V em sentido caudal.

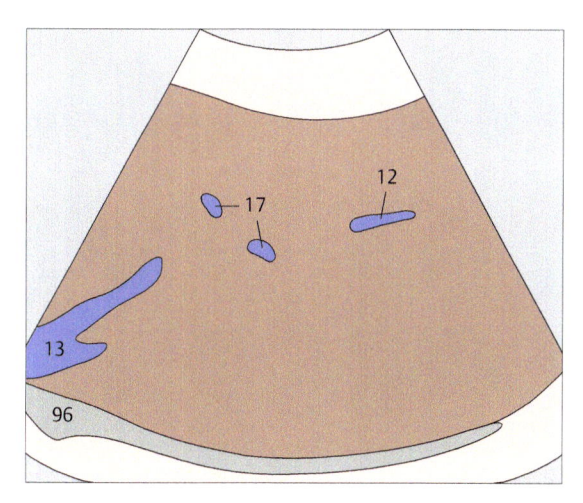

A veia hepática direita e a divisão do ramo direito da veia porta marcam o plano do limite dos segmentos anterior e posterior.

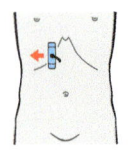

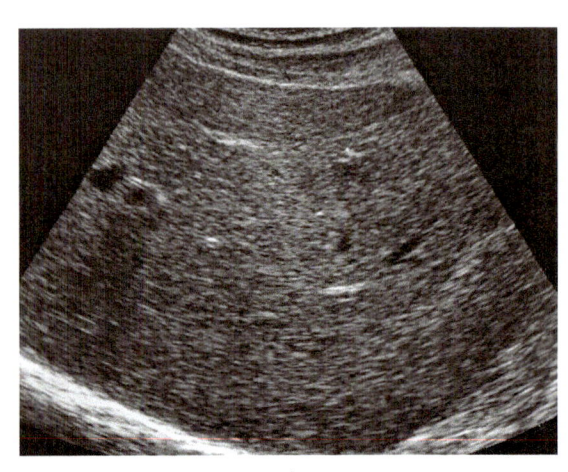

▶ 69 Segmento posterior, subsegmentos VII e VI

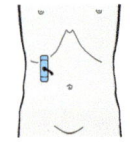

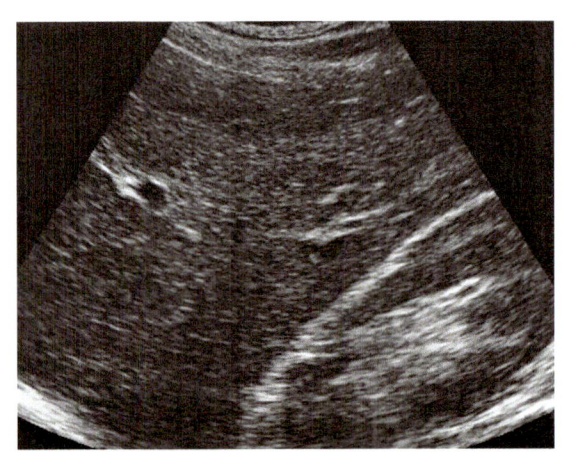

▶ 70 Segmento posterior, porções laterais do fígado, rim

Fígado em Cortes Longitudinais 87

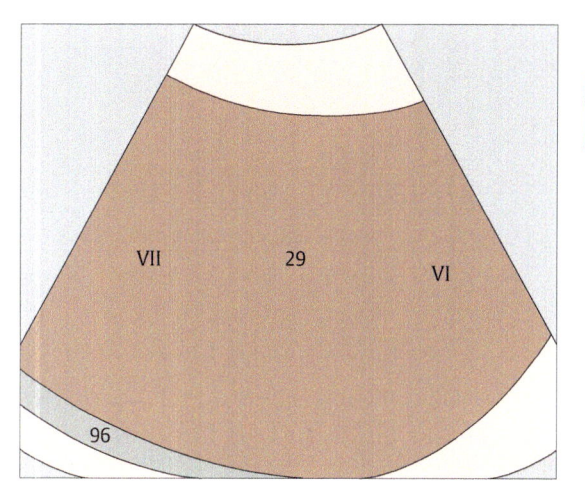

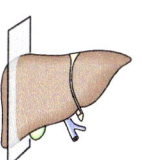

O segmento posterior consiste no subsegmento VII em sentido cranial e subsegmento VI em sentido caudal.

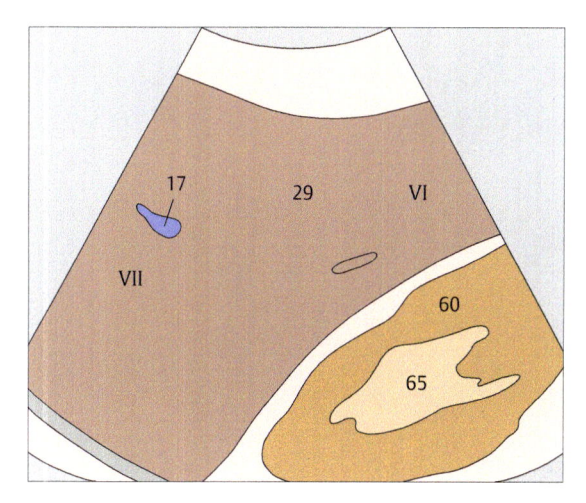

O lobo direito do fígado varia significativamente em sua extensão caudal.

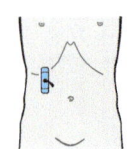

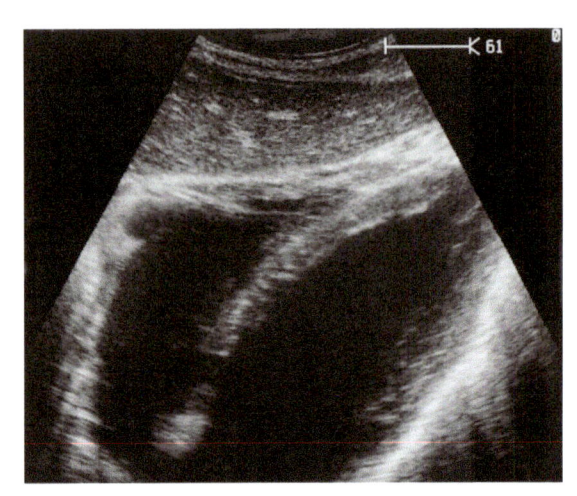

▶ 71 Lobo esquerdo do fígado, segmento lateral, coração

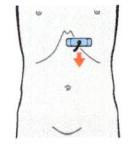

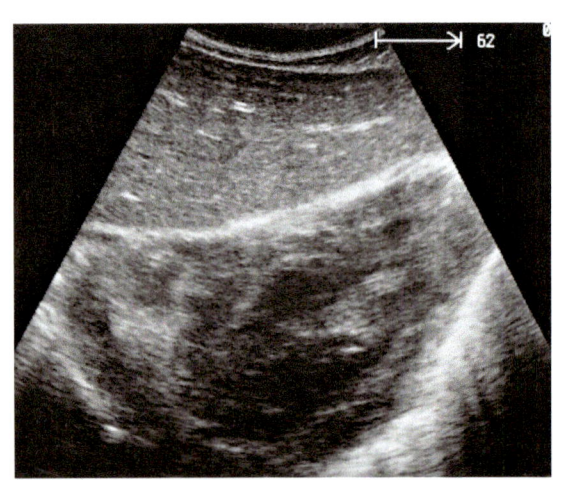

▶ 72 Lobo esquerdo do fígado, segmento lateral, coração

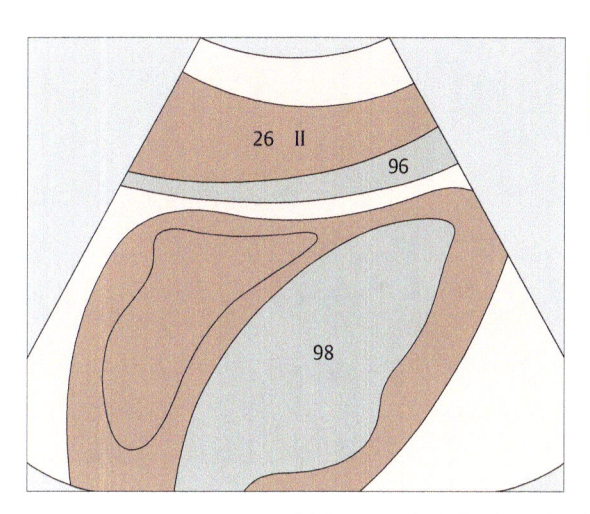

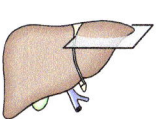

Porções Esquerdas do Fígado em Cortes Transversais 89

O lobo esquerdo do fígado está muito próximo do coração, separado deste apenas pelo diafragma.

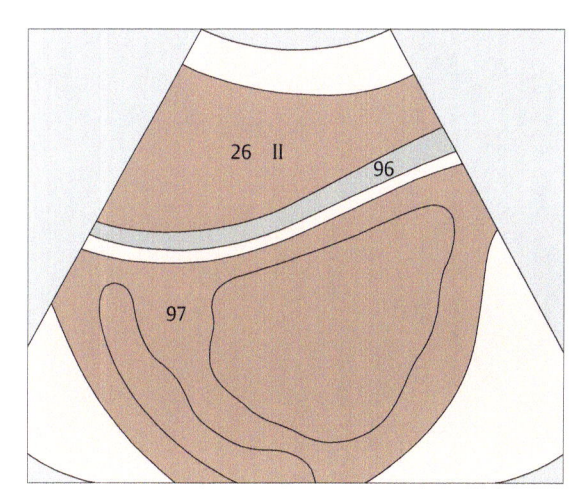

O lobo esquerdo anatômico do fígado corresponde ao segmento hepático lateral.

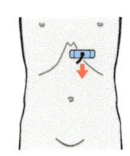

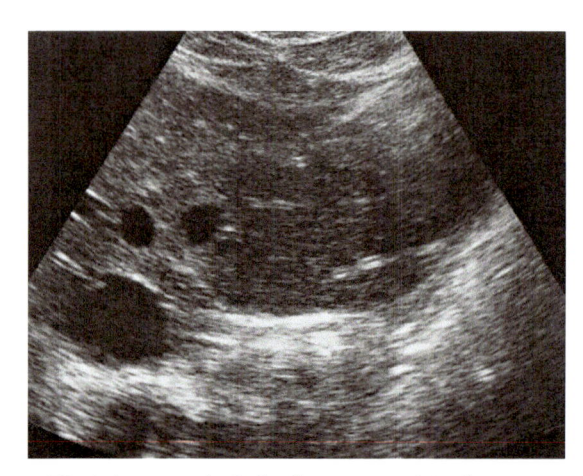

▶ 73 Lobo esquerdo do fígado, segmento lateral, veias hepáticas

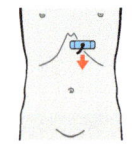

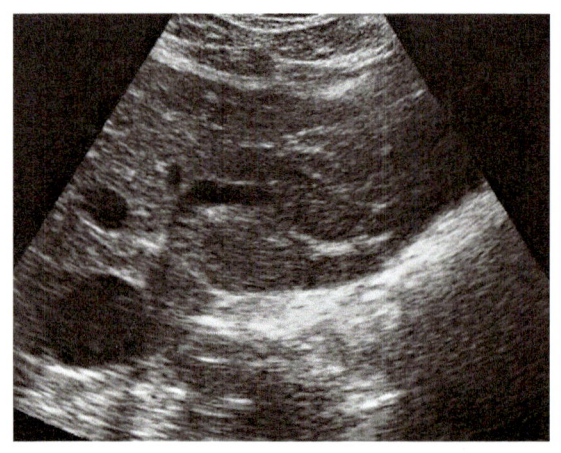

▶ 74 Lobo esquerdo do fígado, segmento lateral, lobo caudado

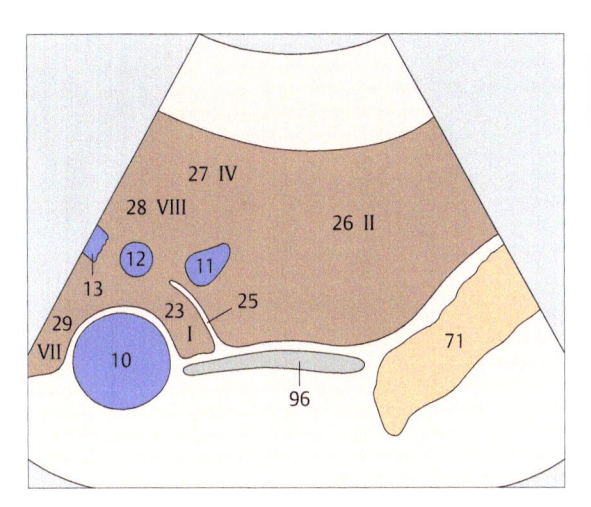

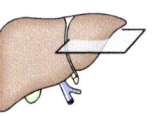

Porções Esquerdas do Fígado em Cortes Transversais

27 IV
28 VIII
26 II
12
13
11
29
23 25
VII
10
I
71
96

A veia hepática esquerda marca o limite entre os segmentos hepáticos lateral e medial.

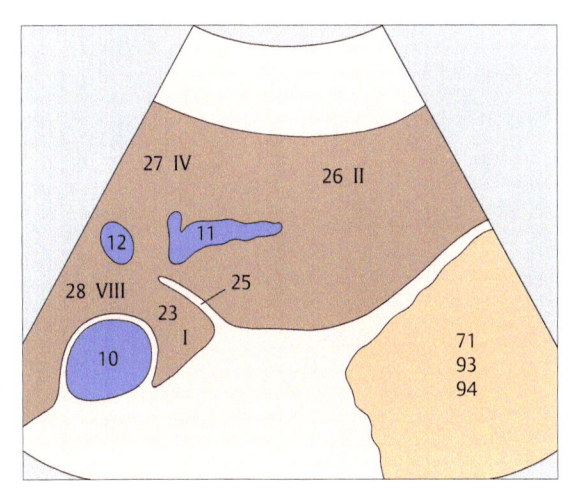

27 IV
26 II
12
11
28 VIII
25
23
10
I
71
93
94

A parte cranial do segmento hepático lateral é designada como subsegmento II.

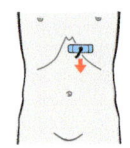

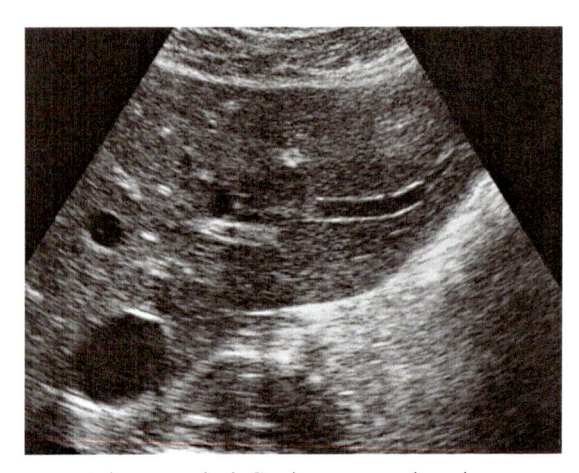

▶ 75 Lobo esquerdo do fígado, segmento lateral, lobo caudado

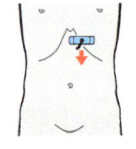

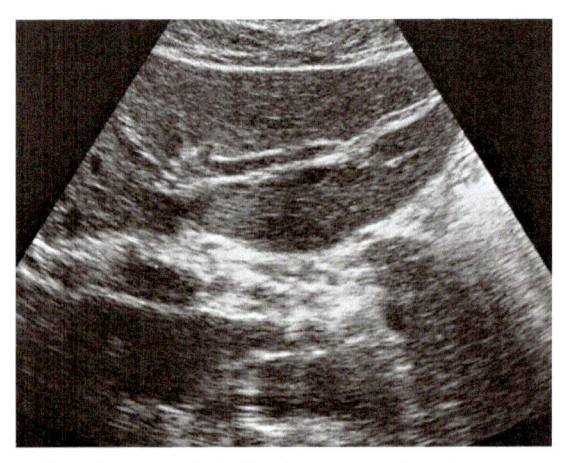

▶ 76 Lobo esquerdo do fígado, segmento lateral, ramo esquerdo da veia porta

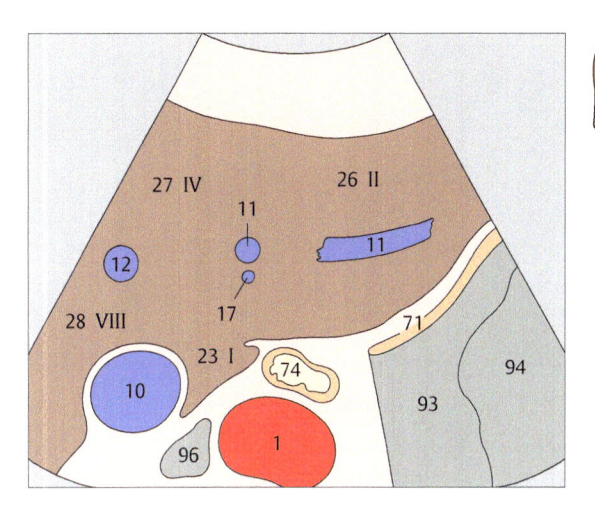

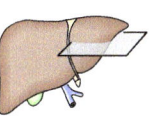

Porções Esquerdas do Fígado em Cortes Transversais 93

O lobo caudado é considerado como uma entidade separada, designado como subsegmento I.

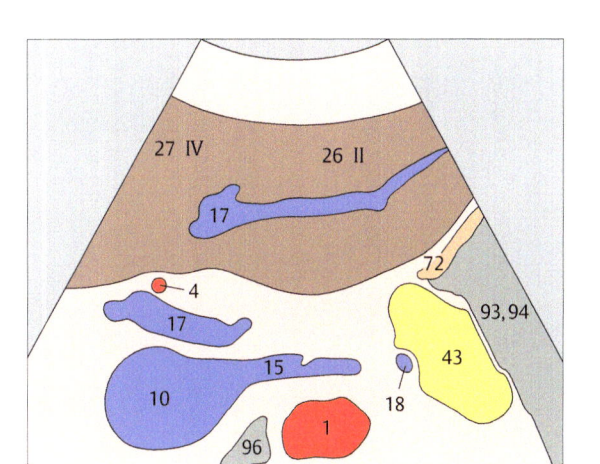

Na varredura descendente pelo lobo esquerdo do fígado, o ramo esquerdo da veia porta marca o limite entre os subsegmentos cranial e caudal do lobo.

2 Fígado

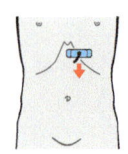

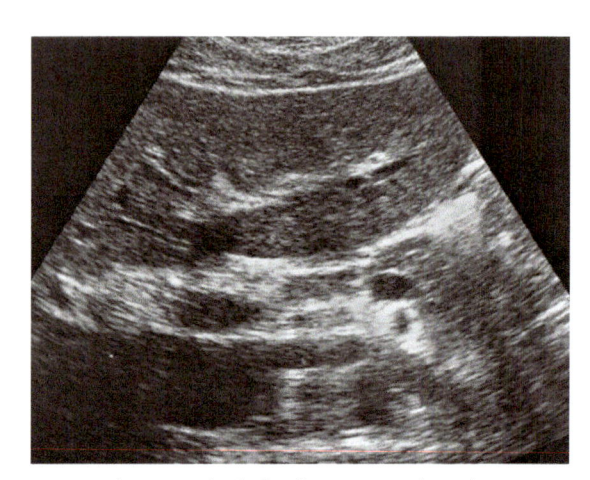

▶ 77 Lobo esquerdo do fígado, segmento lateral, ligamento redondo

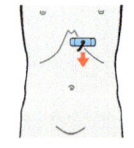

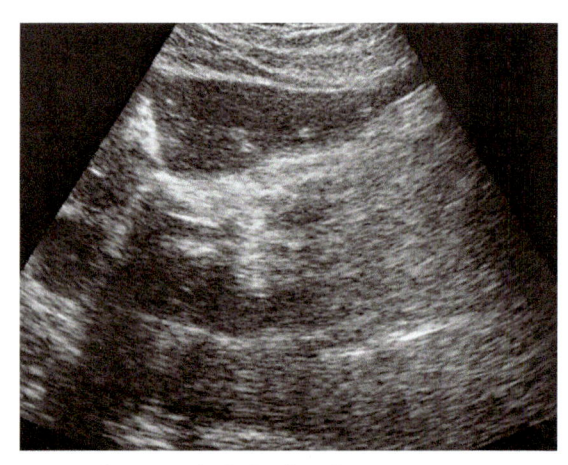

▶ 78 Lobo esquerdo do fígado, subsegmento III, ligamento redondo

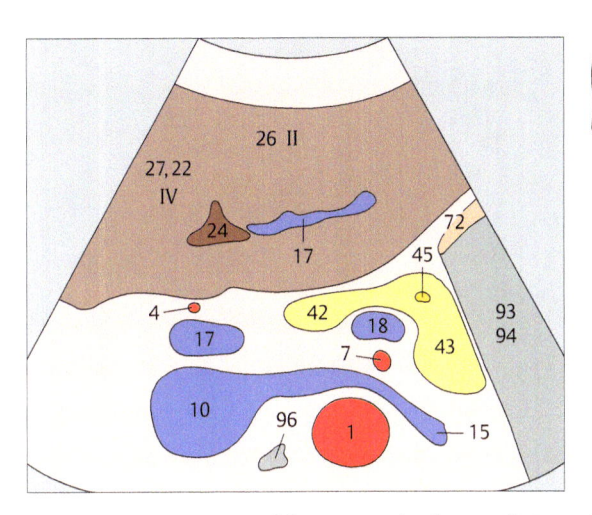

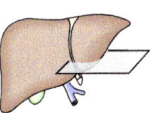

Porções Esquerdas do Fígado em Cortes Transversais 95

O ligamento redondo surge diretamente do ramo esquerdo da veia porta e corre para frente e para baixo.

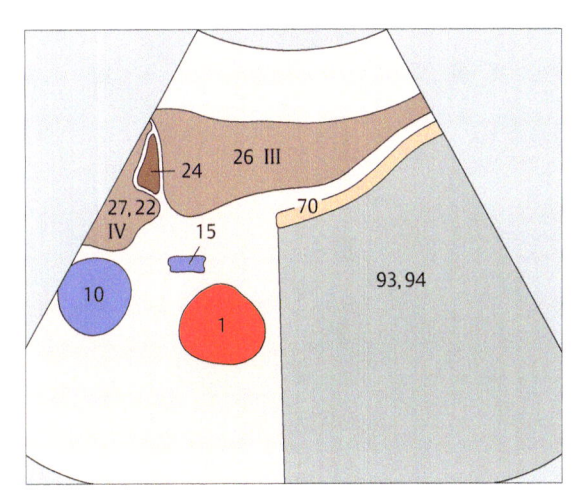

O ligamento redondo apresenta forma triangular ou poligonal no corte cruzado. Ele marca o limite entre o subsegmento III e o lobo quadrado, que é designado como subsegmento IVb.

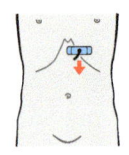

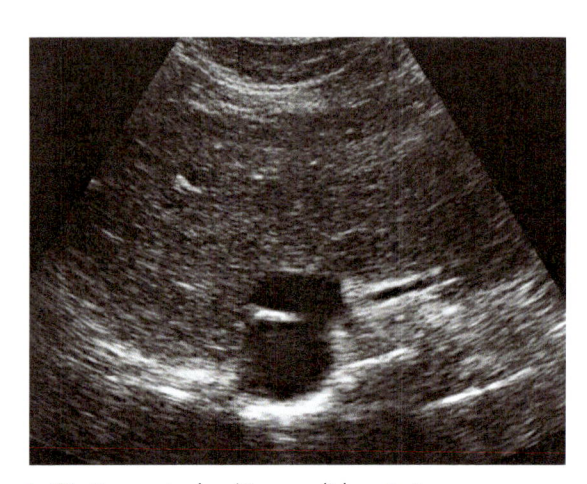

▶ 79 Segmentos hepáticos medial e anterior, abertura de veias hepáticas

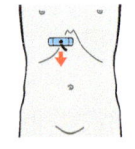

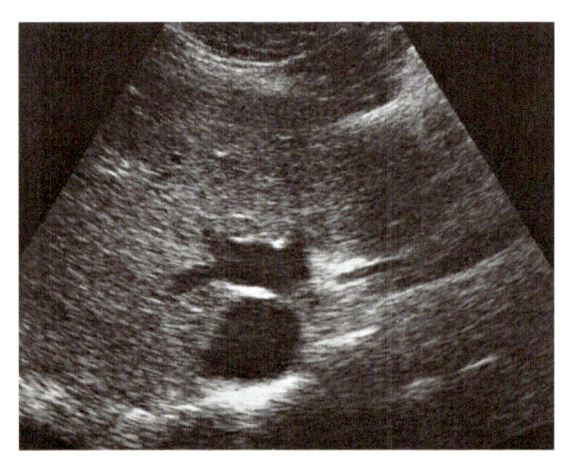

▶ 80 Segmentos hepáticos medial e anterior, abertura de veias hepáticas

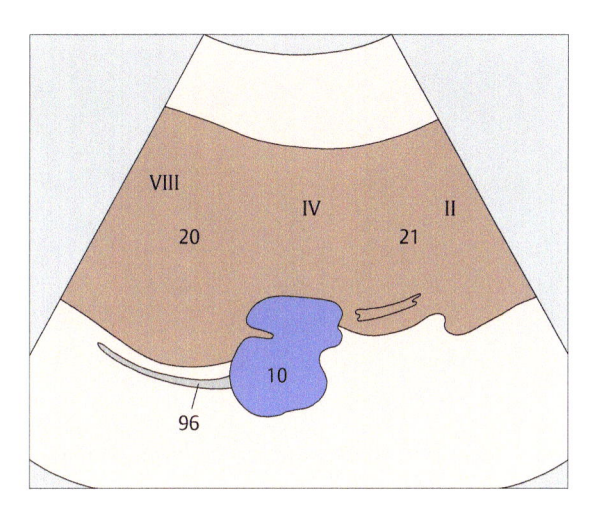

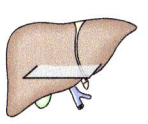

Porções Centrais do Fígado em Cortes Transversais   97

As veias hepáticas convergem e entram na veia cava logo abaixo do diafragma. ◀

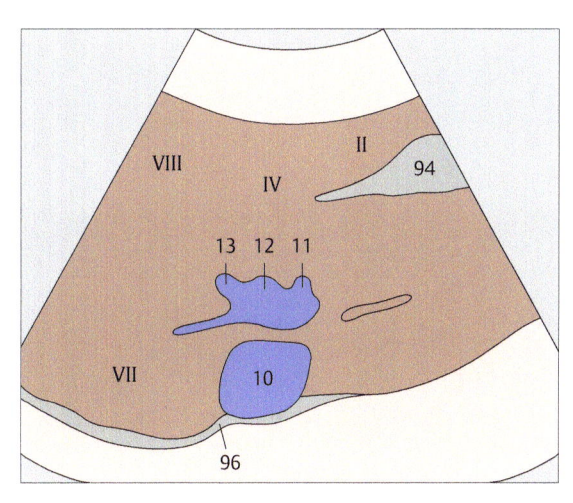

A abertura das veias hepáticas na veia cava forma um padrão tipicamente estrelado no corte transversal. ◀

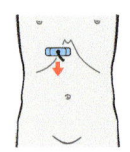

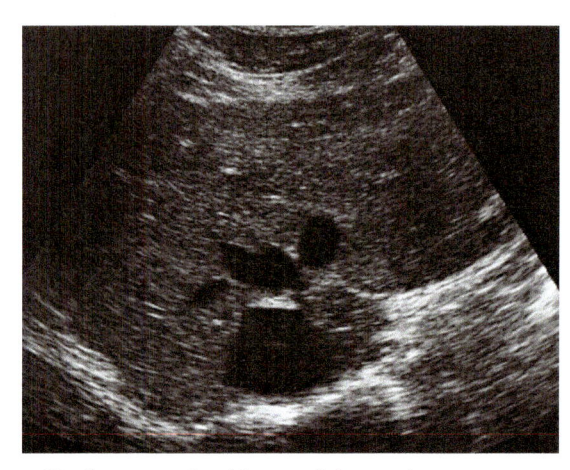

▶ 81 Segmentos hepáticos medial e anterior, veias hepáticas, lobo caudado

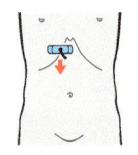

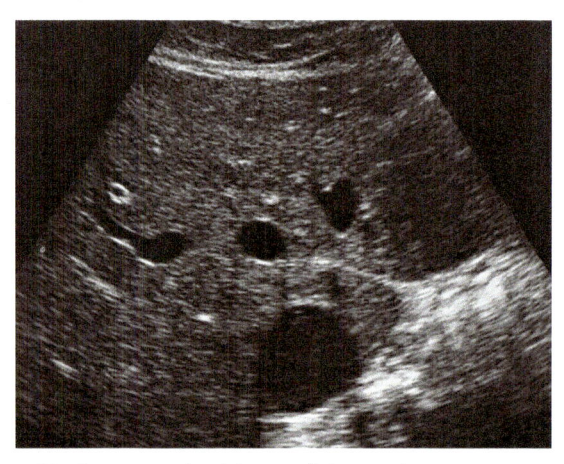

▶ 82 Segmentos hepáticos medial e anterior, veias hepáticas, lobo caudado

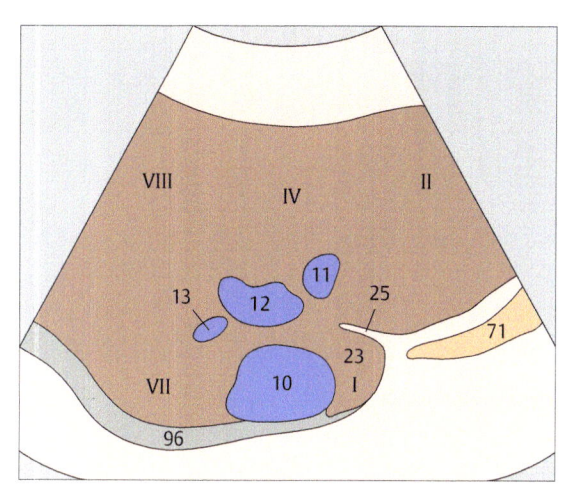

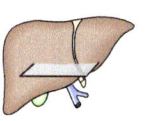

Porções Centrais do Fígado em Cortes Transversais 99

O polo superior do lobo caudado se estende até um ponto lobo inferior à abertura das veias hepáticas na veia cava.

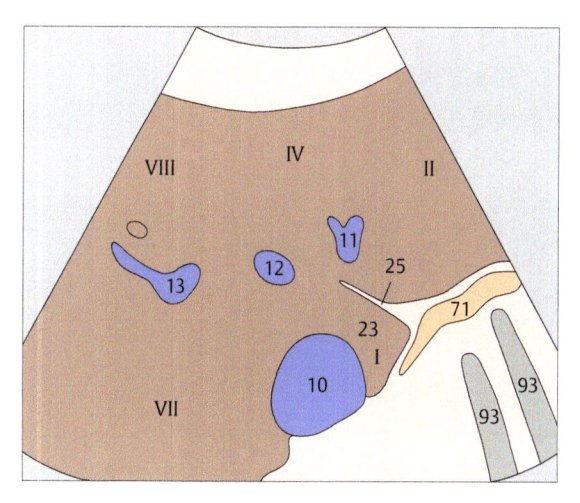

As três veias hepáticas definem os limites entre os segmentos lateral, medial, anterior e posterior do fígado.

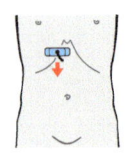

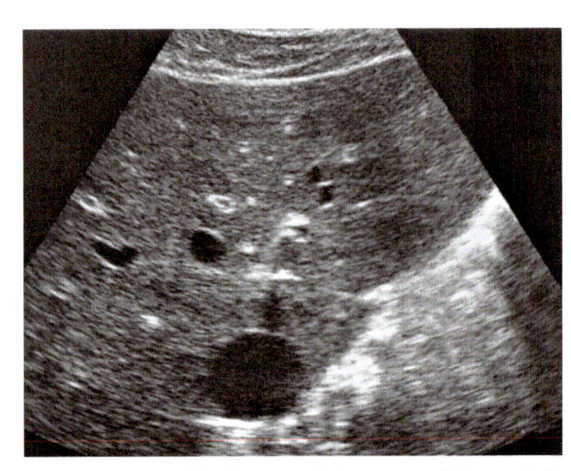

▶ 83   Segmentos hepáticos medial e anterior, lobo caudado

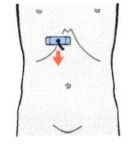

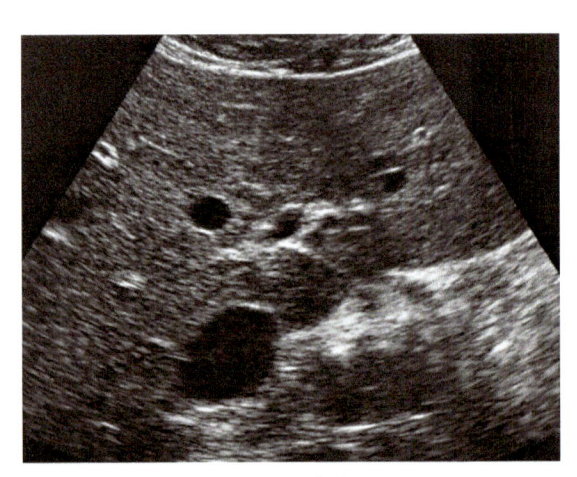

▶ 84   Segmentos hepáticos medial e anterior, ramo esquerdo da veia porta, lobo caudado

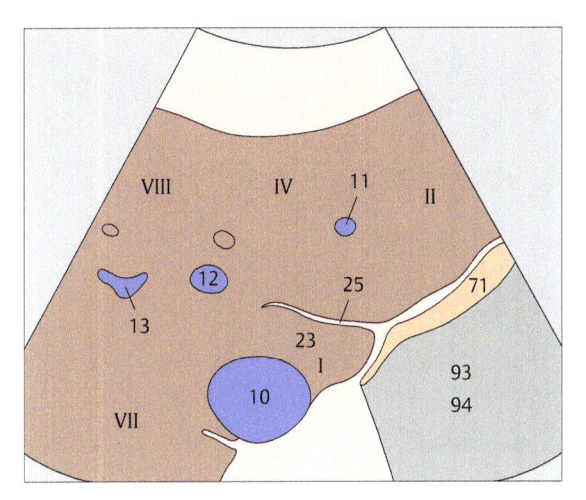

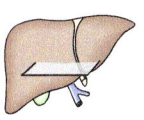

Porções Centrais do Fígado em Cortes Transversais 101

O ligamento venoso separa o lobo caudado do subsegmento II do segmento hepático lateral.

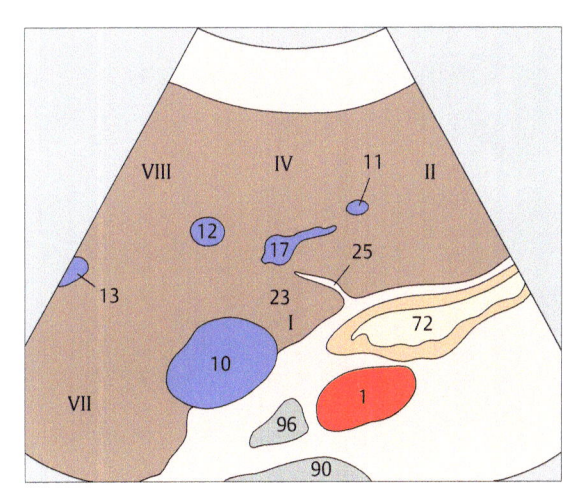

O lobo caudado do fígado é designado como subsegmento I.

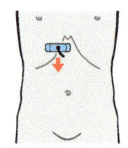

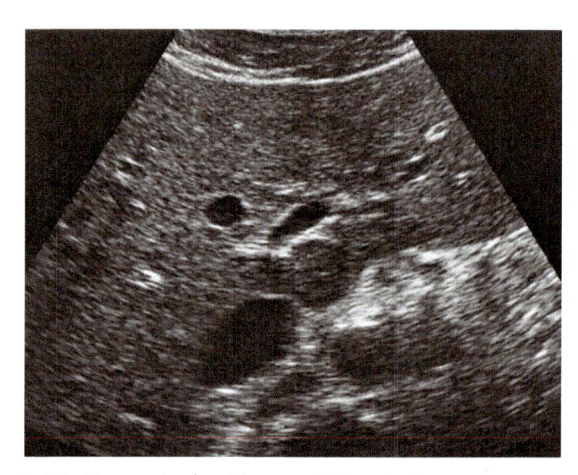

▶ 85 Segmentos hepáticos medial e anterior, ramo esquerdo da veia porta, lobo caudado

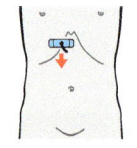

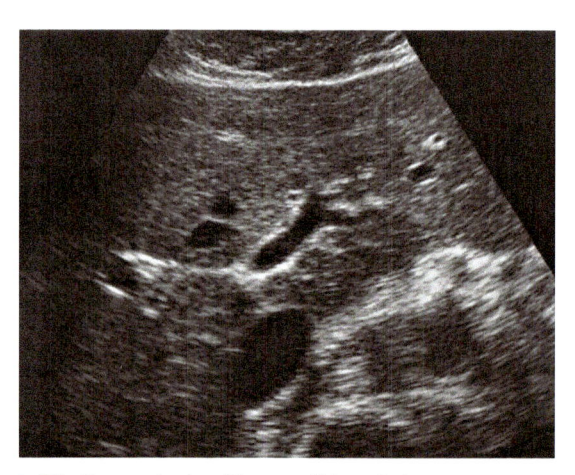

▶ 86 Segmentos hepáticos medial e anterior, ramo esquerdo da veia porta, lobo caudado

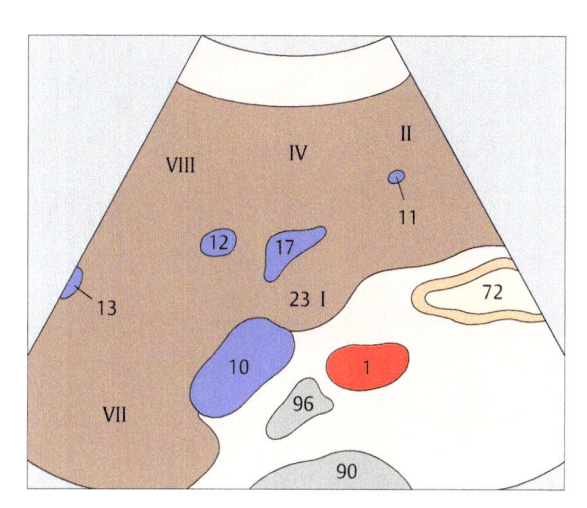

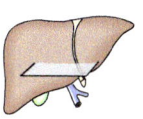

Porções Centrais do Fígado em Cortes Transversais 103

O lobo caudado fica interposto entre a veia cava e o ramo esquerdo da veia porta.

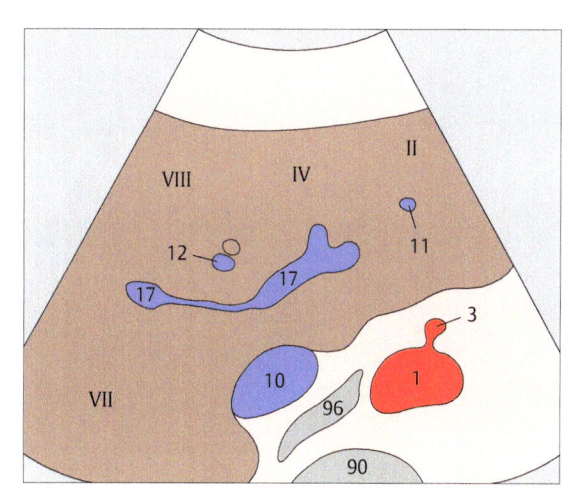

Os subsegmentos superiores dos segmentos hepáticos lateral e medial são designados como subsegmento II e subsegmento IVa, respectivamente.

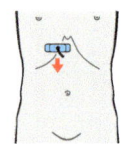

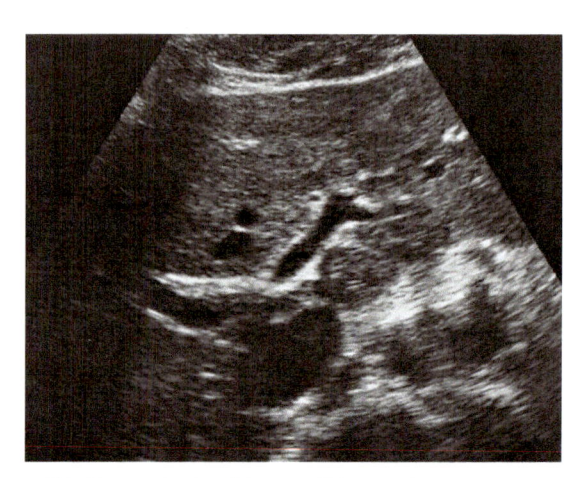

▶ 87 Segmentos hepáticos medial e anterior, bifurcação da veia porta

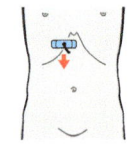

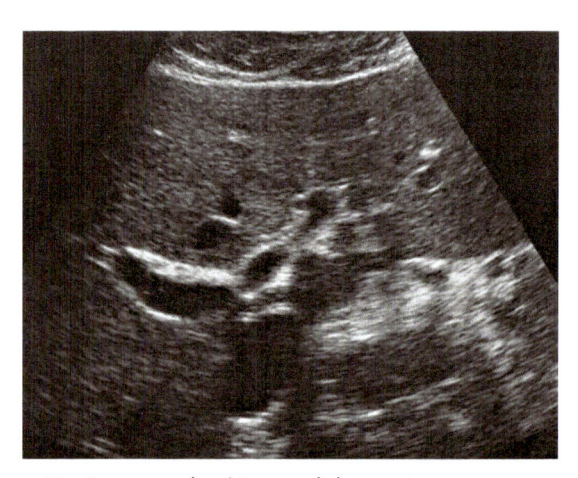

▶ 88 Segmentos hepáticos medial e anterior, bifurcação da veia porta

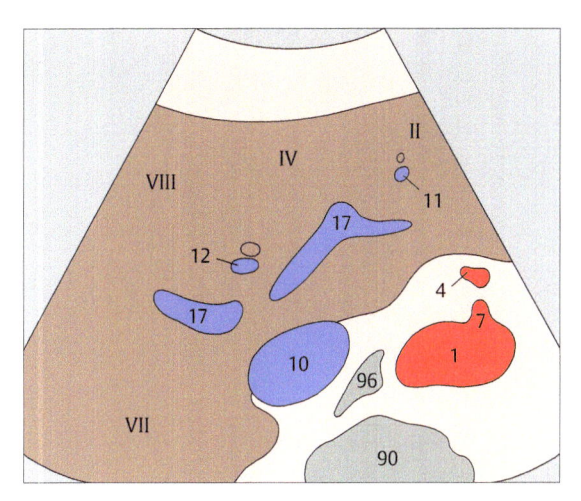

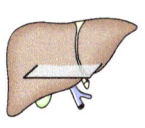

Porções Centrais do Fígado em Cortes Transversais 105

Os subsegmentos superiores dos segmentos hepáticos anterior e posterior são designados como subsegmentos VIII e VII.

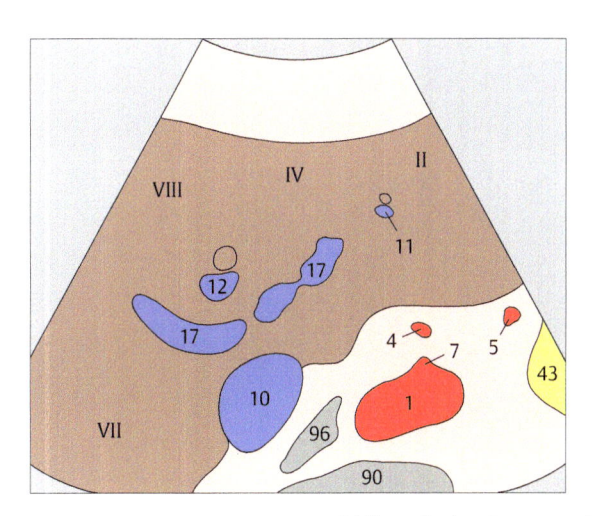

A bifurcação da veia porta está localizada bem anterior à veia cava.

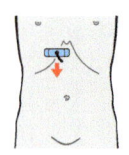

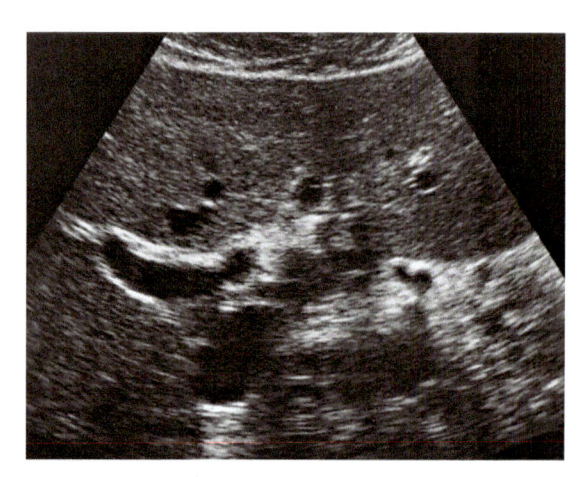

▶ 89 Segmentos hepáticos medial e anterior, ramo direito da veia porta

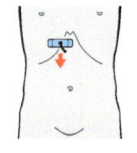

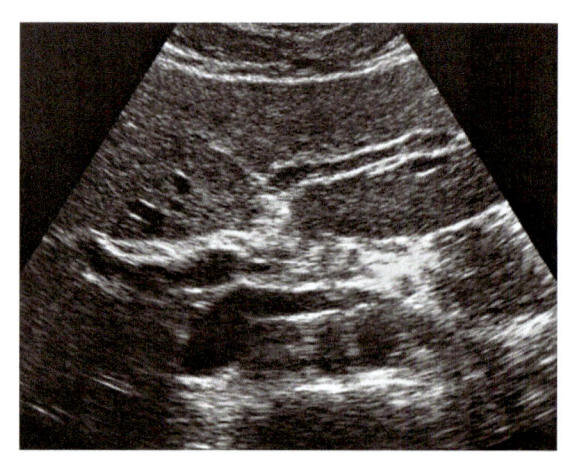

▶ 90 Segmentos hepáticos medial e anterior, ramos direito e esquerdo da veia porta

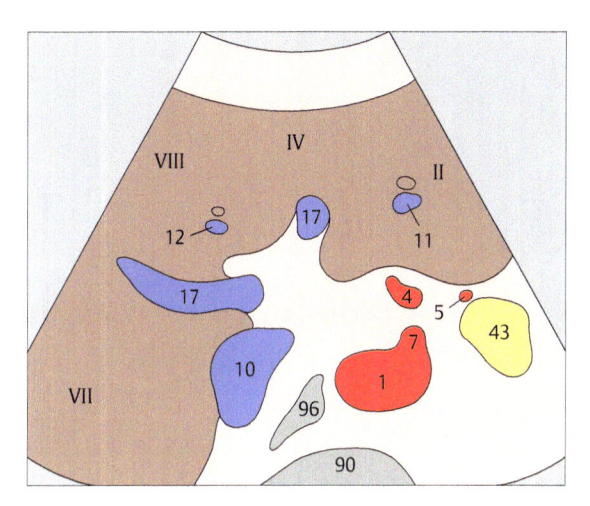

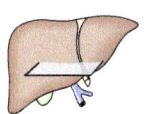

Porções Centrais do Fígado em Cortes Transversais **107**

A divisão da veia porta em ramos direito e esquerdo marca o limite aproximado entre os subsegmentos superior e inferior.

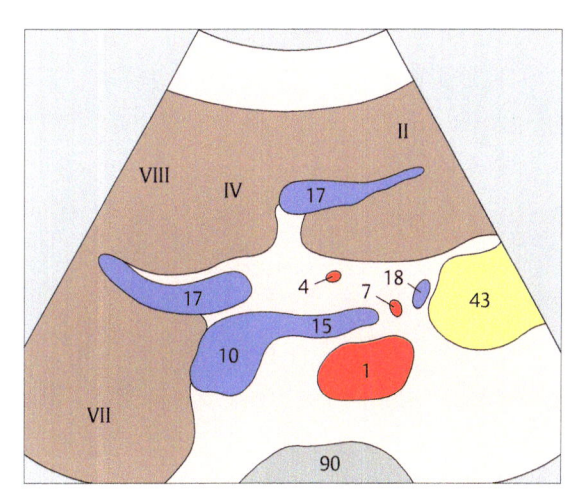

A divisão da veia porta em ramos direito e esquerdo mostra uma configuração semelhante à de cornos de um cervo no ultrassom.

2 Fígado

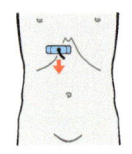

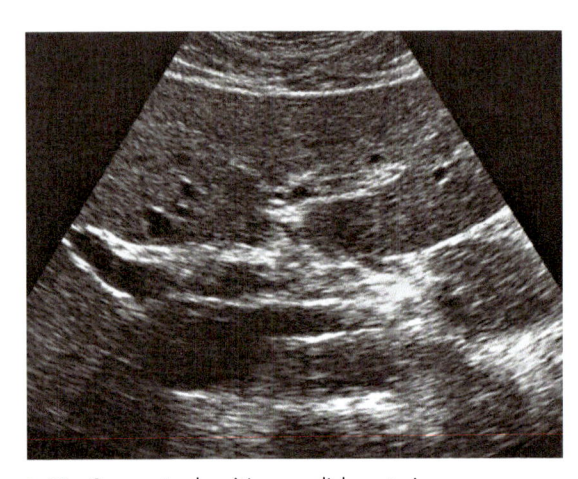

▶ 91　Segmentos hepáticos medial e anterior, ramos direito e esquerdo da veia porta

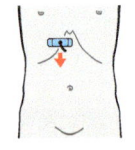

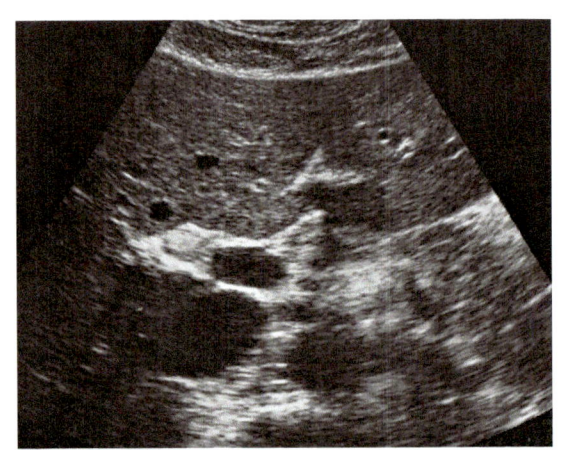

▶ 92　Segmentos hepáticos medial e anterior, lobo quadrado, ligamento redondo, veia porta

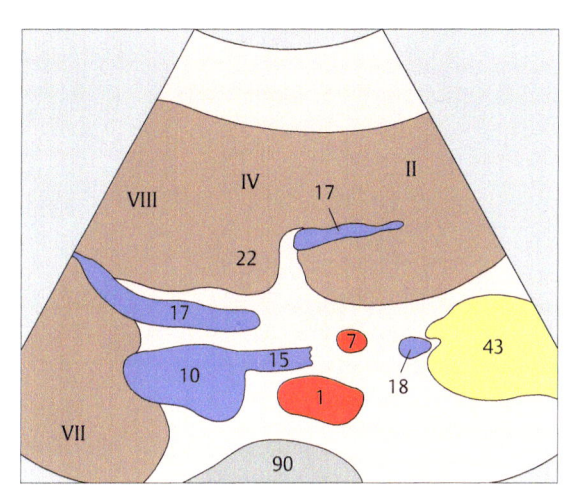

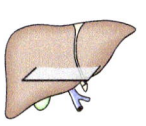

Porções Centrais do Fígado em Cortes Transversais **109**

O ramo direito da veia porta corre, de início, levemente em sentido caudal a partir da bifurcação.

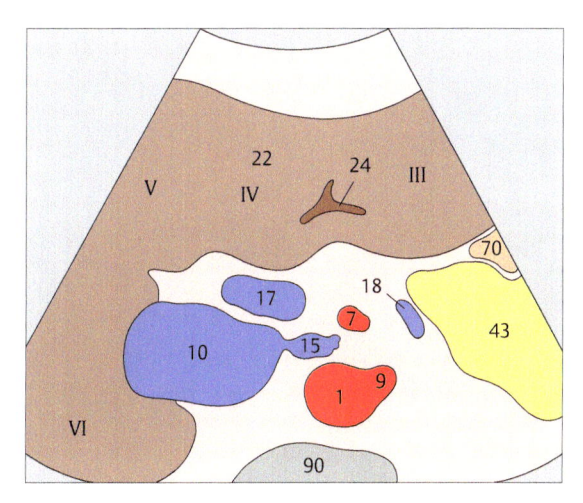

O ligamento redondo marca o plano de limite entre os lobos direito e esquerdo do fígado.

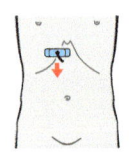

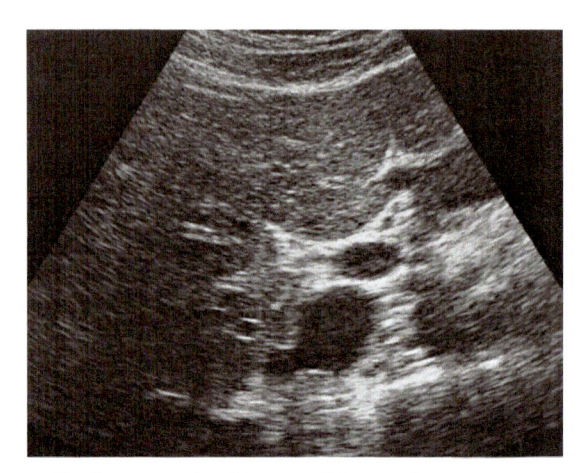

▶ 93 Segmentos hepáticos medial e anterior, lobo quadrado, ligamento redondo, veia porta

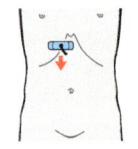

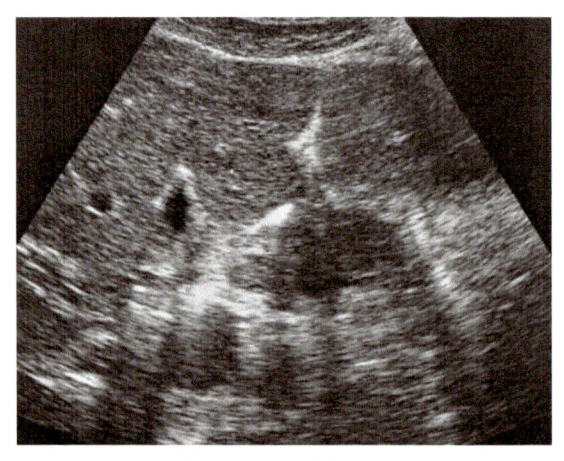

▶ 94 Segmentos hepáticos medial e anterior, lobo quadrado, ligamento redondo, vesícula biliar

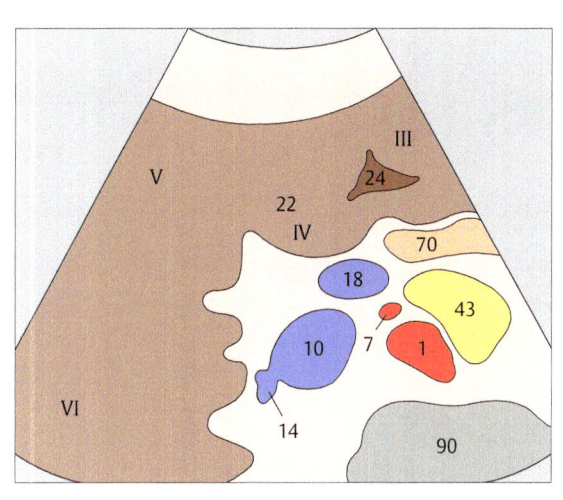

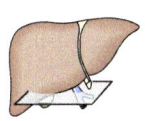

Porções Centrais do Fígado em Cortes Transversais

Os subsegmentos inferiores dos segmentos hepáticos lateral, medial, anterior e posterior são designados, respectivamente, como subsegmentos III, IVb, V e VI.

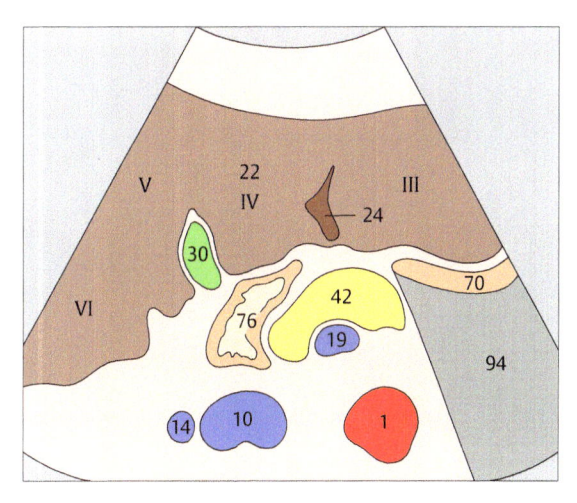

A vesícula biliar e o ligamento redondo formam as estruturas de limite do lobo quadrado em um corte transversal.

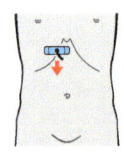

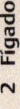

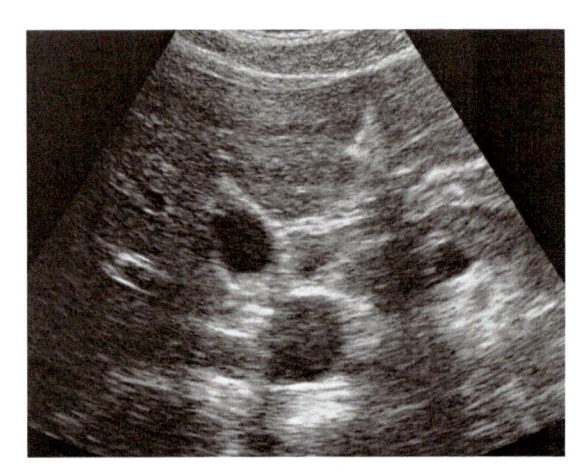

▶ 95 Segmentos hepáticos medial e anterior, lobo quadrado, ligamento redondo, vesícula biliar

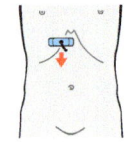

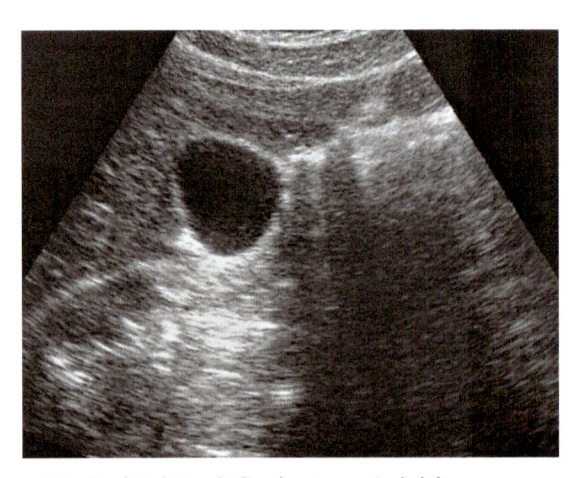

▶ 96 Borda inferior do fígado, rim, vesícula biliar, ligamento redondo

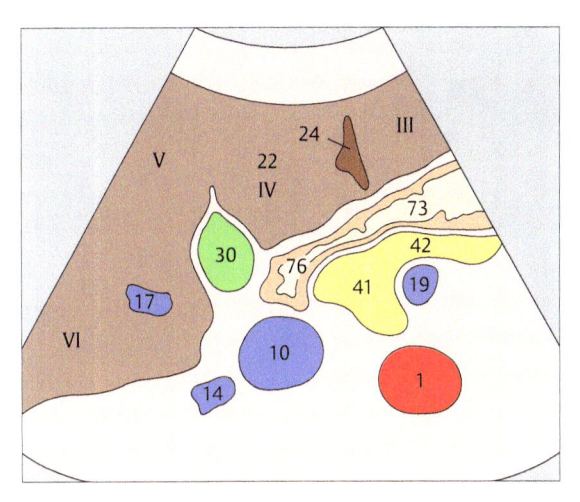

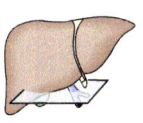

Porções Centrais do Fígado em Cortes Transversais

O plano de veia cava-vesícula biliar marca o limite entre os lobos direito e esquerdo do fígado com base em critérios funcionais.

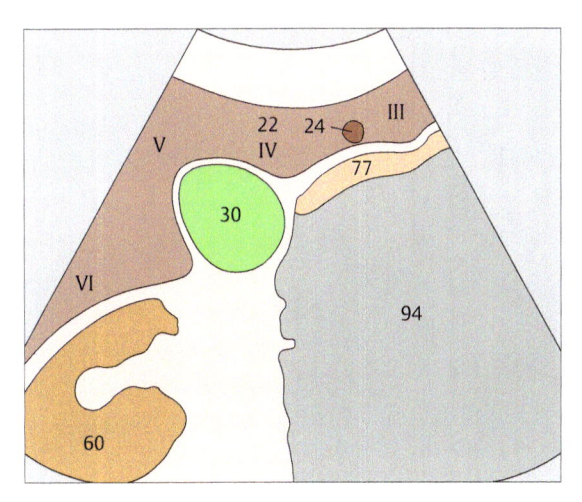

O formato da borda hepática inferior é influenciado pelo rim, a vesícula e o sulco para o ligamento redondo.

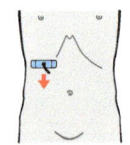

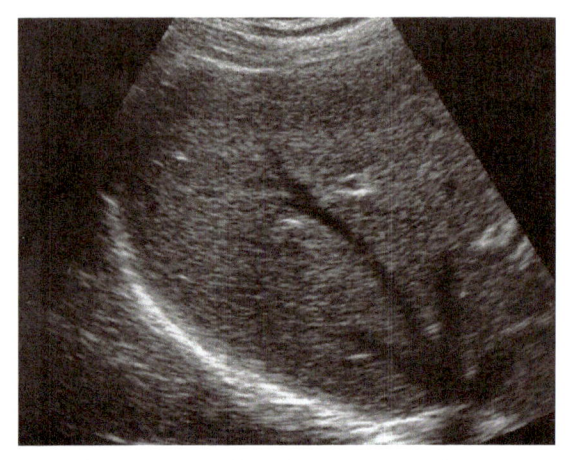

▶ 97 Segmento posterior, subsegmento superior

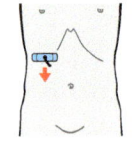

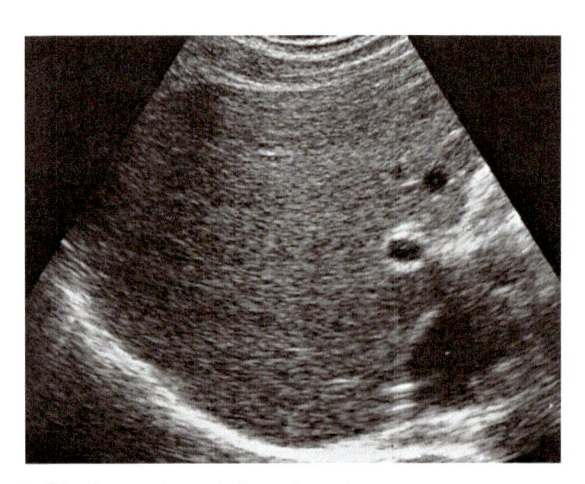

▶ 98 Segmento posterior, veia porta

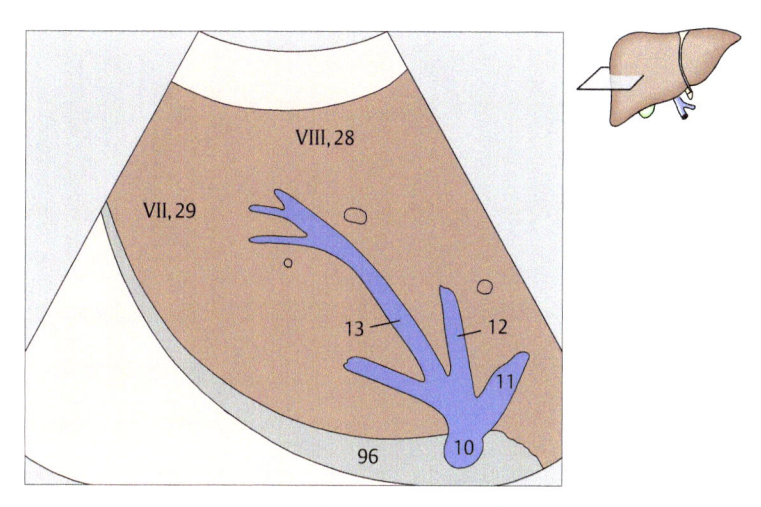

Porções Direitas do Fígado em Cortes Transversais 115

O subsegmento superior do segmento hepático posterior é designado como subsegmento VII.

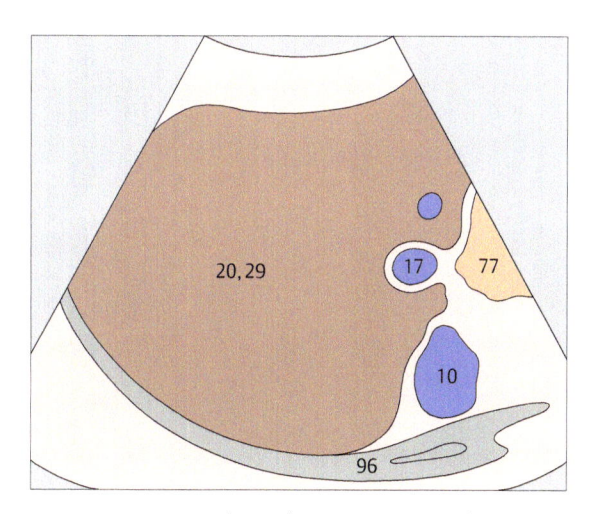

O ramo direito da veia porta marca o limite aproximado entre o subsegmento VII em sentido cranial e o subsegmento V em sentido caudal.

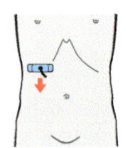

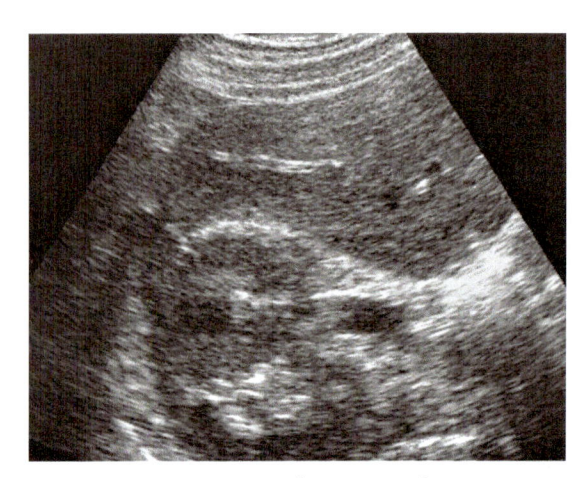

▶ 99 Segmento posterior, subsegmento inferior, rim

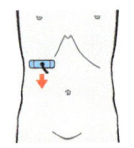

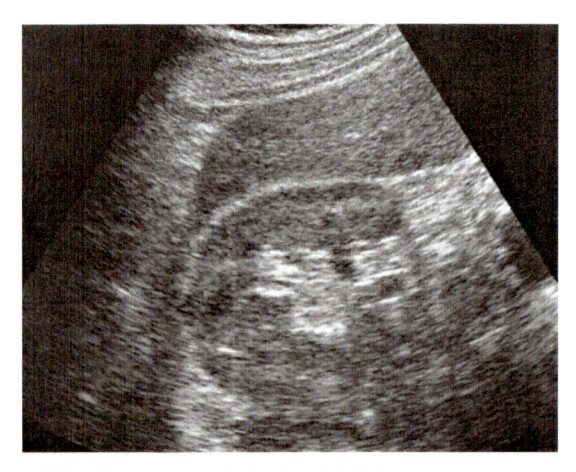

▶ 100 Segmento posterior, borda inferior

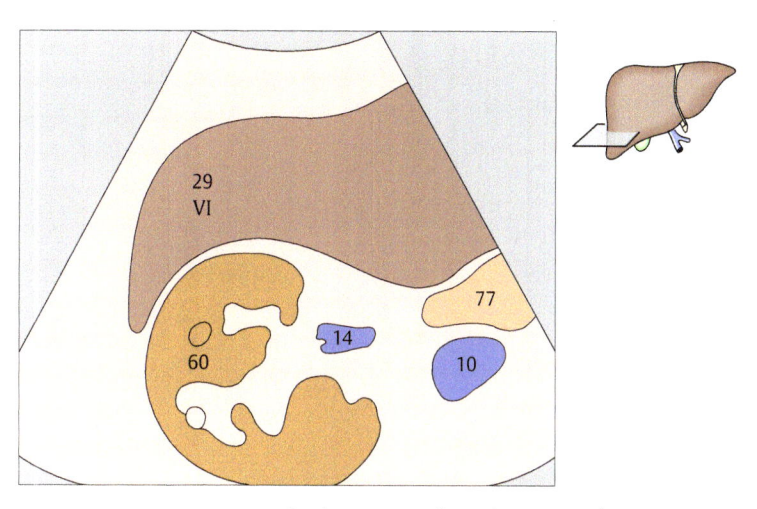

Porções Direitas do Fígado em Cortes Transversais **117**

O subsegmento inferior do segmento hepático posterior é designado como subsegmento VI.

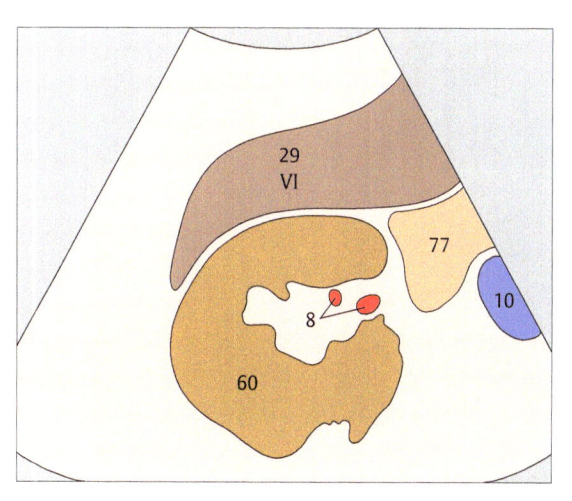

O lobo direito do fígado varia significativamente em sua extensão inferior.

3 Vesícula Biliar

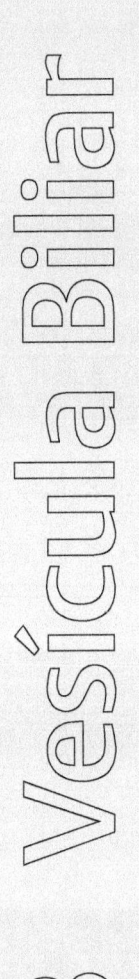

Vesícula Biliar em Varreduras Transversais do Abdome Superior de Cima para Baixo ... p. 120

- 101 Ramo direito da veia porta, ligamento venoso
- 102 Veia porta, ligamento venoso
- 103 Colo da vesícula biliar
- 104 Junção do colo e corpo da vesícula biliar
- 105 Corpo da vesícula biliar
- 106 Fundo da vesícula biliar

Vesícula Biliar em Varreduras Longitudinais do Abdome Superior, da Esquerda para a Direita ... p. 126

- 107 Bifurcação da veia porta
- 108 Corpo da vesícula biliar, veia cava
- 109 Vesícula biliar, veia porta, veia cava
- 110 Vesícula biliar, veia cava, duodeno
- 111 Vesícula biliar, veia cava, duodeno
- 112 Vesícula biliar, veia cava, duodeno
- 113 Vesícula biliar, duodeno, veia renal
- 114 Vesícula biliar, rim direito

Vesícula Biliar em Varreduras Transversais do Flanco, de Cima para Baixo ... p. 134

- 115 Colo da vesícula biliar, duodeno, rim direito
- 116 Colo da vesícula biliar, intestino delgado, rim direito
- 117 Corpo da vesícula biliar, intestino delgado, rim direito
- 118 Fundo da vesícula biliar, intestino delgado

Vesícula biliar em Varreduras Longitudinais do Flanco, de Trás para Frente ... p. 138

- 119 Rim direito, fígado
- 120 Vesícula biliar, fígado
- 121 Vesícula biliar, fígado
- 122 Vesícula biliar, fígado

Detalhes da Vesícula ... p. 142
123 Regiões da vesícula biliar, válvulas de Heister
124 Estrutura em camadas da parede da vesícula biliar

Ductos Biliares em Varreduras Transversais do Abdome Superior de Cima para Baixo ... p. 144
125 Ducto comum, artéria hepática, veia esplênica
126 Ducto comum, artéria hepática, veia esplênica
127 Ducto comum, artéria hepática
128 Ducto comum, artéria hepática
129 Ducto comum, artéria hepática
130 Ducto comum, cabeça do pâncreas

Ductos Biliares em Varreduras Longitudinais do Abdome Superior da Direita para a Esquerda ... p. 150
131 Ducto comum, veia porta, artéria hepática
132 Ducto comum, artéria hepática, veia porta
133 Ducto comum, artéria hepática, veia porta
134 Ducto comum, cabeça do pâncreas

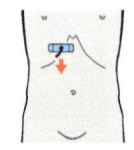

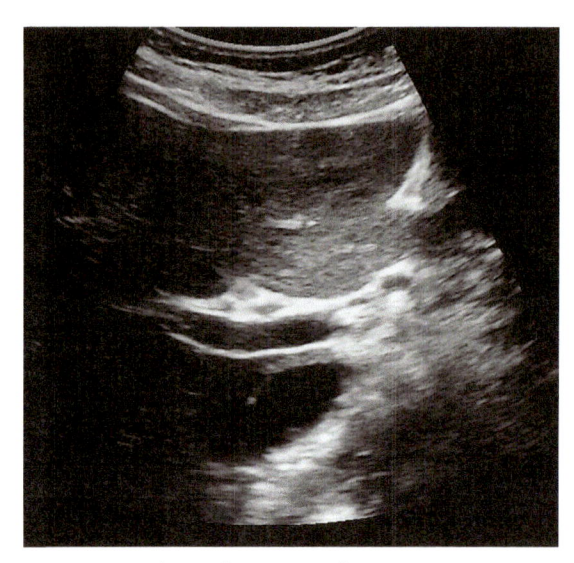

▶ 101 Ramo direito da veia porta, ligamento venoso

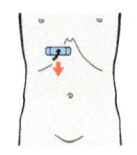

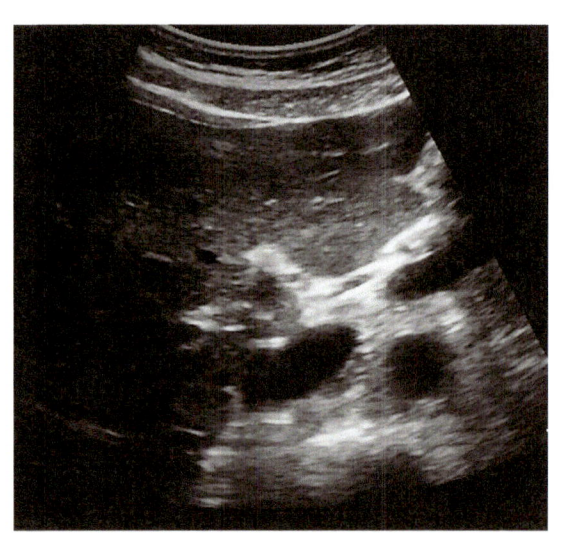

▶ 102 Veia porta, ligamento venoso

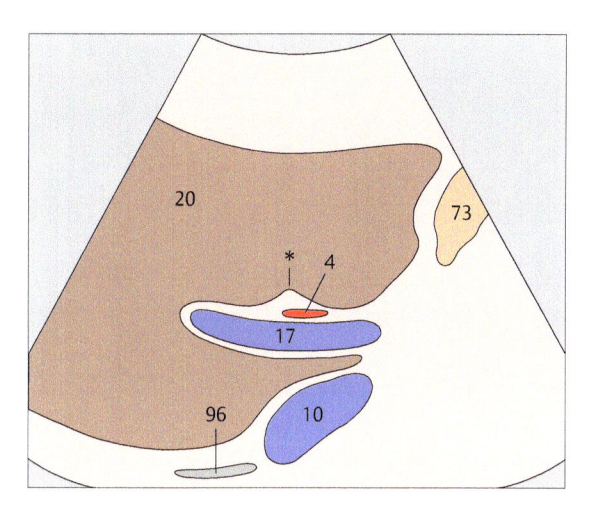

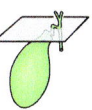

Vesícula Biliar em Varreduras Transversais do Abdome Superior de Cima para Baixo

A fissura interlobar (*) anterior ao ramo direito da veia porta é o marco chave para localização da vesícula biliar.

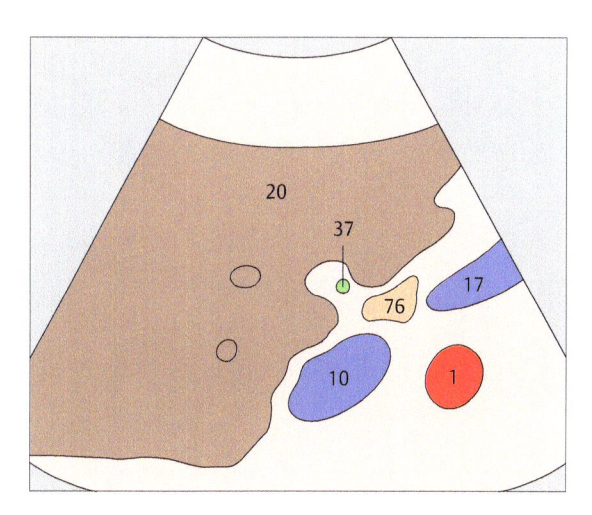

O colo da vesícula biliar está localizado bem caudal ao ramo direito da veia porta e a fissura interlobar.

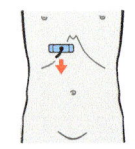

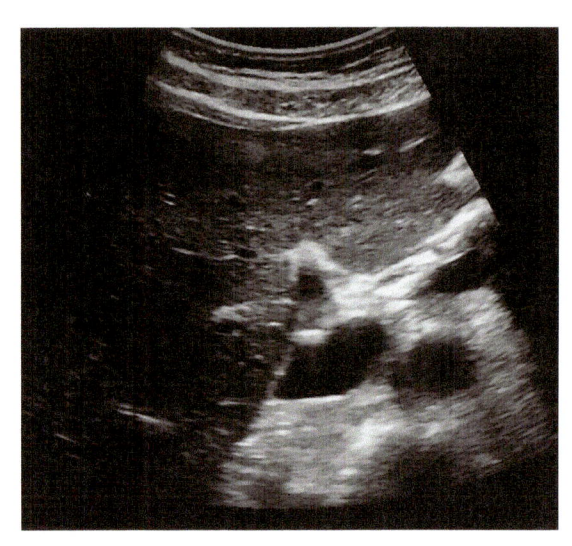

▶ 103   Colo da vesícula biliar

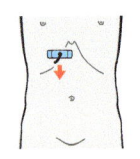

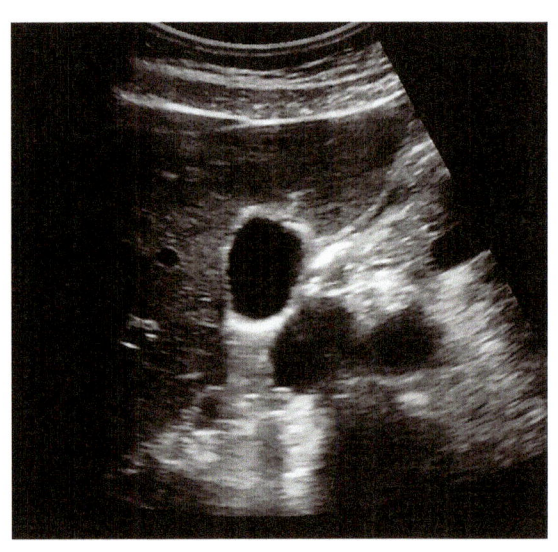

▶ 104   Junção do colo e corpo da vesícula biliar

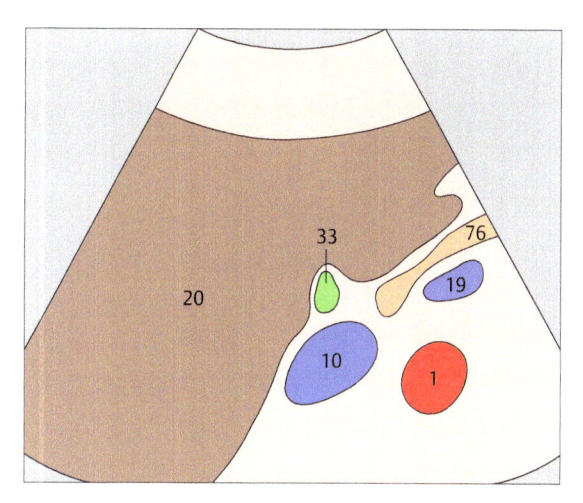

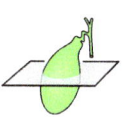

Vesícula Biliar em Varreduras Transversais do Abdome Superior de Cima para Baixo   **123**

O duodeno está localizado medial ao colo da vesícula biliar

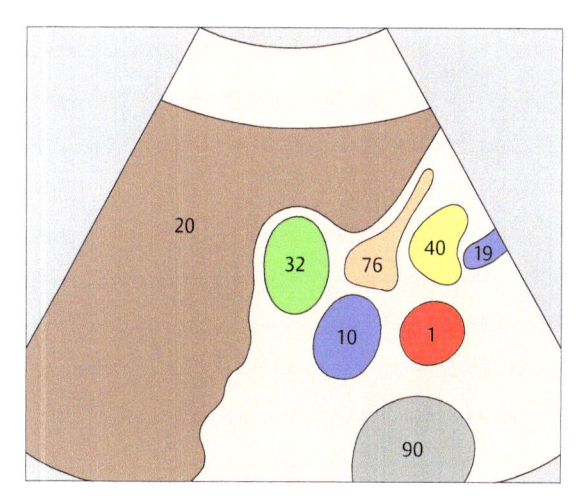

O bulbo duodenal pode ser identificado com coerência no lado peritoneal livre do corpo ou do colo da vesícula biliar.

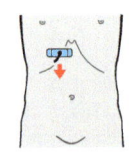

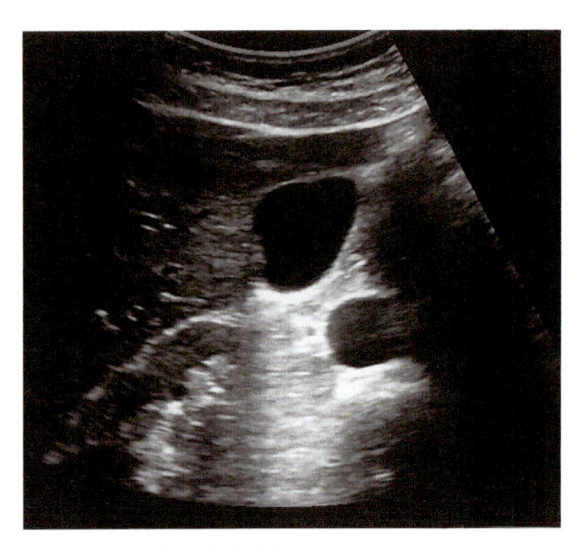

▶ 105　Corpo da vesícula biliar

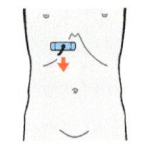

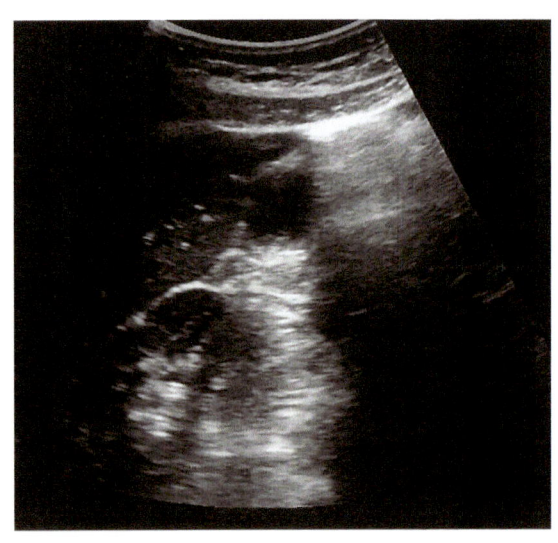

▶ 106　Fundo da vesícula biliar

Vesícula Biliar em Varreduras Transversais do Abdome Superior de Cima para Baixo

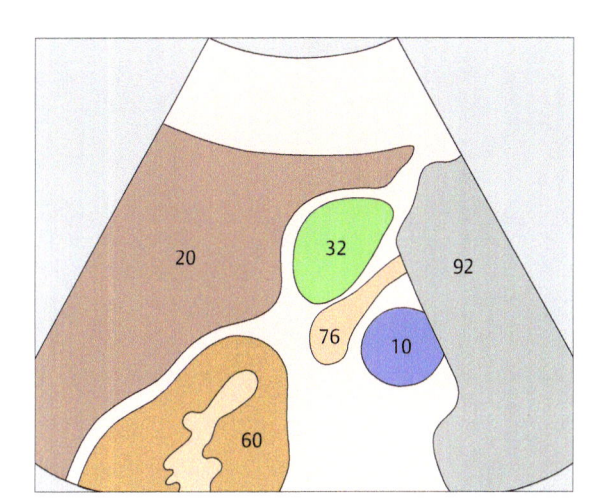

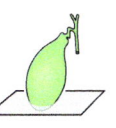

O duodeno passa entre o corpo da vesícula biliar e a veia cava.

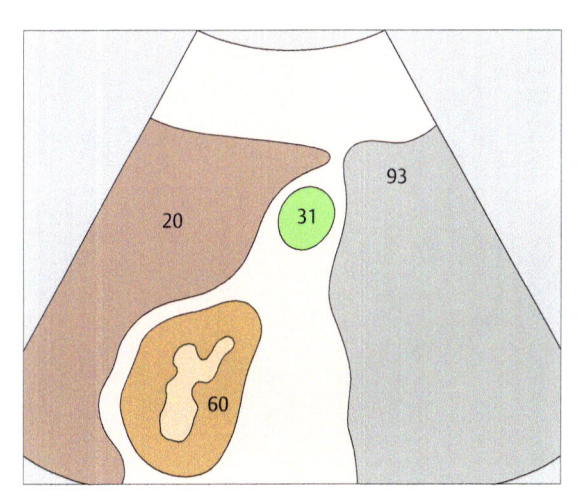

O fundo da vesícula biliar pode se estender quase até a parede anterior do tronco, ou pode estar situado muito profundo atrás do fígado.

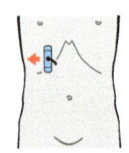

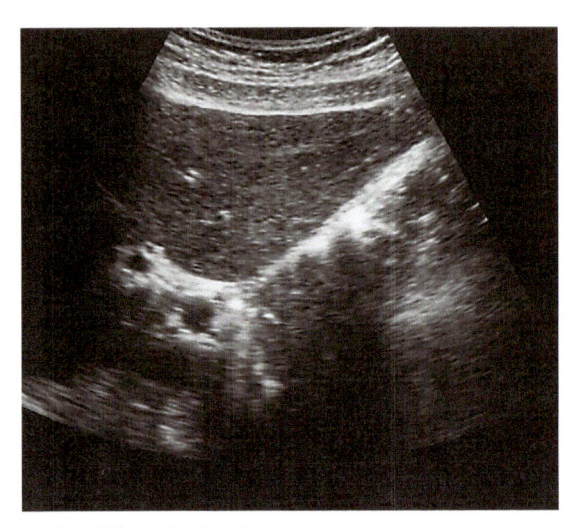

▶ 107 Bifurcação da veia porta

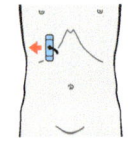

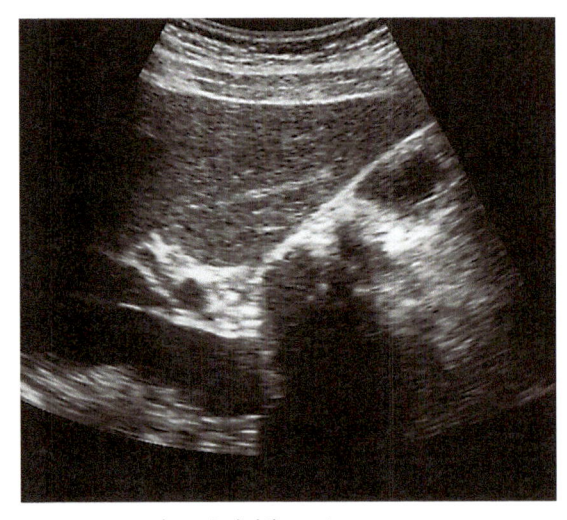

▶ 108 Corpo da vesícula biliar, veia cava

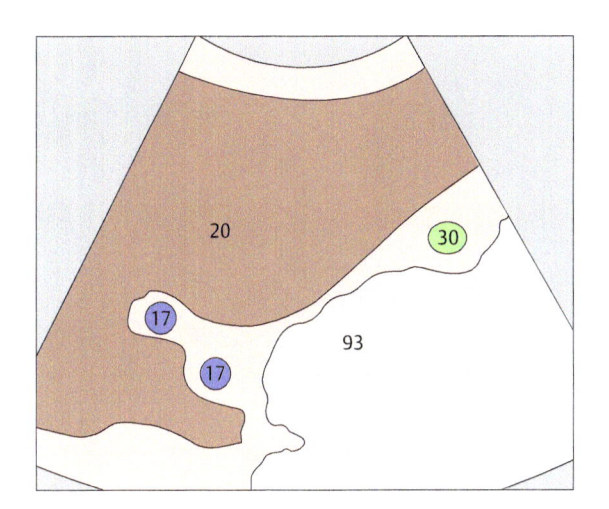

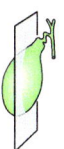

Vesícula Biliar em Varreduras Longitudinais do Abdome Superior, da Esquerda ...

O gás intestinal é regularmente identificado medial à vesícula biliar.

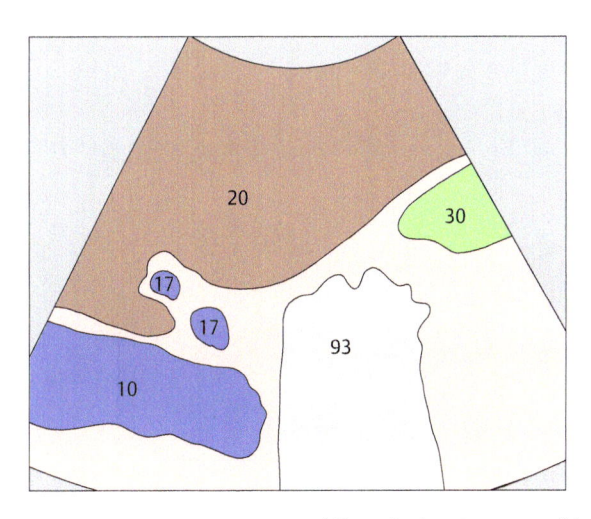

A veia cava, a bifurcação da veia porta e a faixa ecogênica da fissura interlobar são os principais marcos para localização da vesícula biliar em varreduras longitudinais.

3 Vesícula Biliar

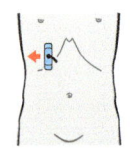

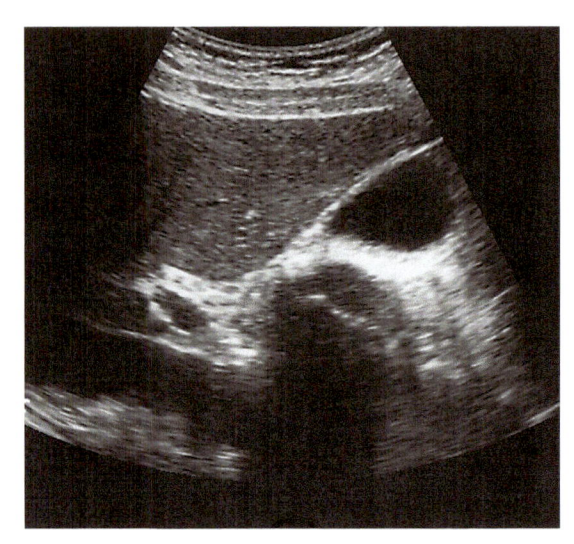

▶ 109 Vesícula biliar, veia porta, veia cava

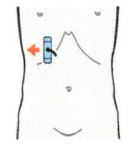

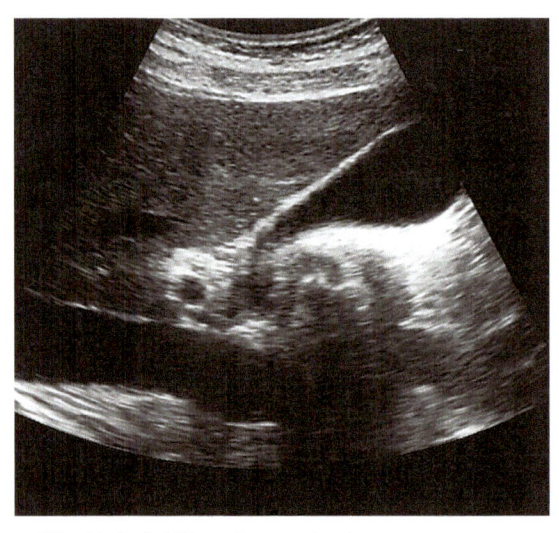

▶ 110 Vesícula biliar, veia cava, duodeno

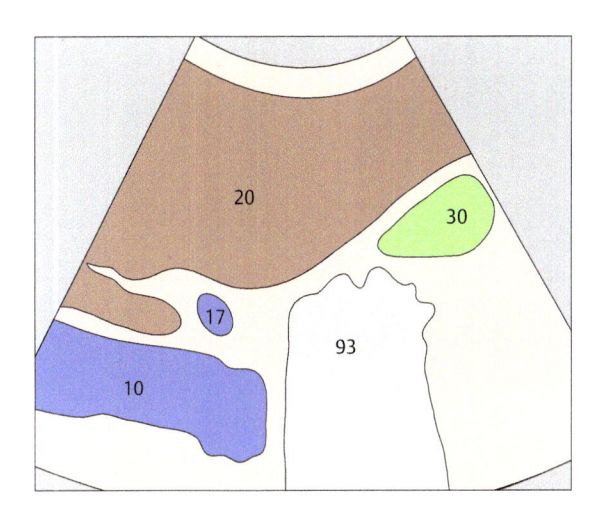

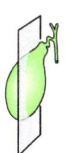

Vesícula Biliar em Varreduras Longitudinais do Abdome Superior, da Esquerda ... **129**

O duodeno está localizado posterior à vesícula biliar e caudal à flexura cólica direita.

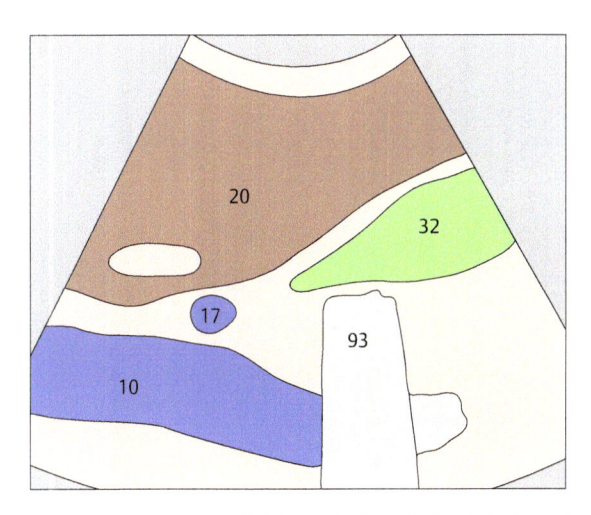

A vesícula biliar sadia é um órgão cheio de fluido, geralmente em formato de uma pera e que não contém ecos internos.

3 Vesícula Biliar

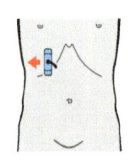

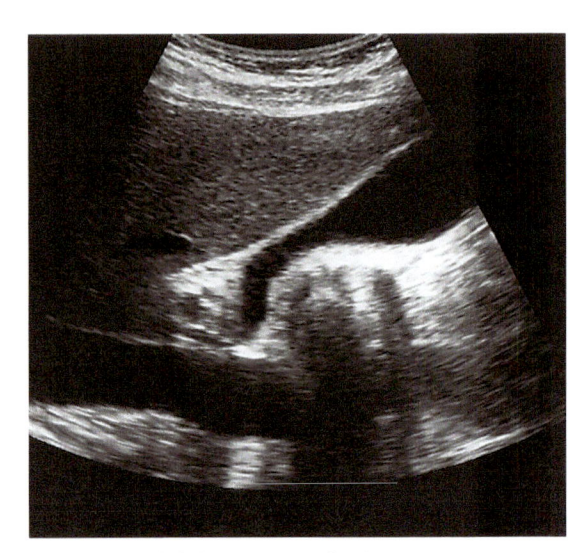

▶ 111 Vesícula biliar, veia cava, duodeno

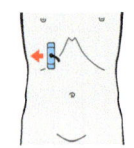

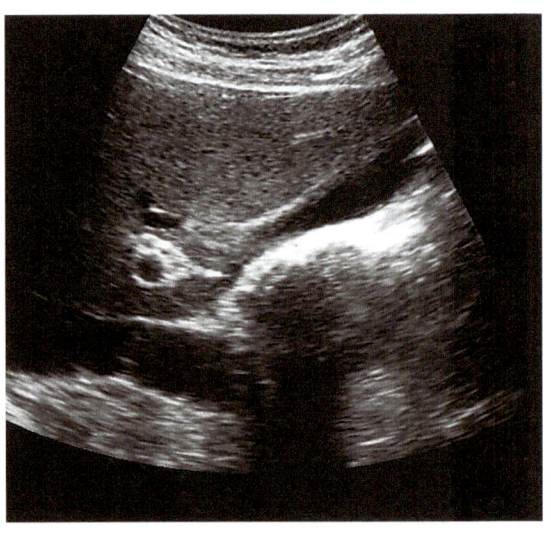

▶ 112 Vesícula biliar, veia cava, duodeno

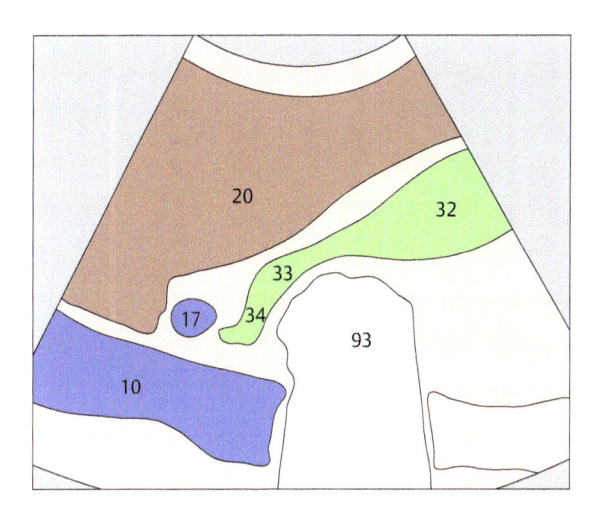

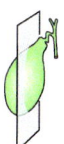

Vesícula Biliar em Varreduras Longitudinais do Abdome Superior, da Esquerda ... **131**

As regiões da vesícula biliar são: fundo, corpo, infundíbulo e colo. ◀

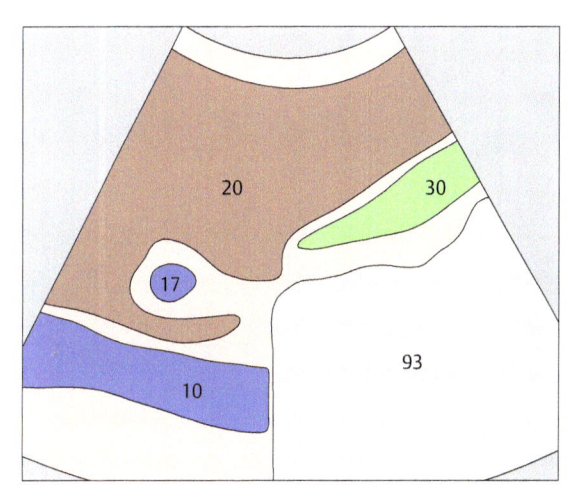

O formato e a localização da vesícula biliar variam significativamente, mas o colo do órgão está sempre localizado na porta hepática, caudal ao ramo direito da veia porta. ◀

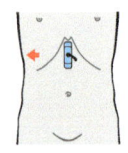

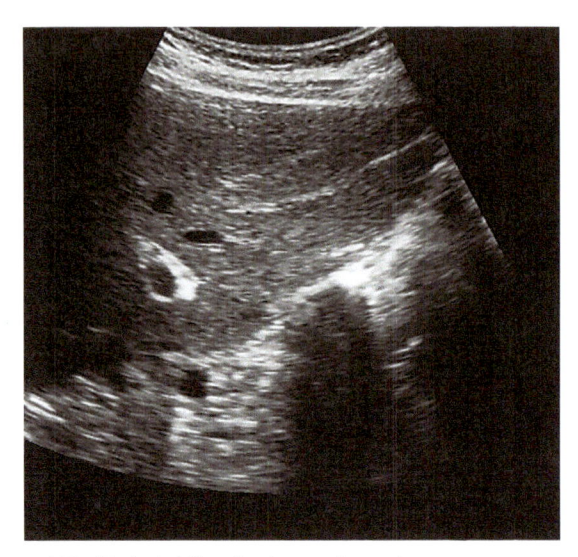

▶ 113 Vesícula biliar, duodeno, veia renal

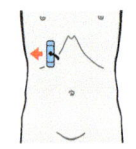

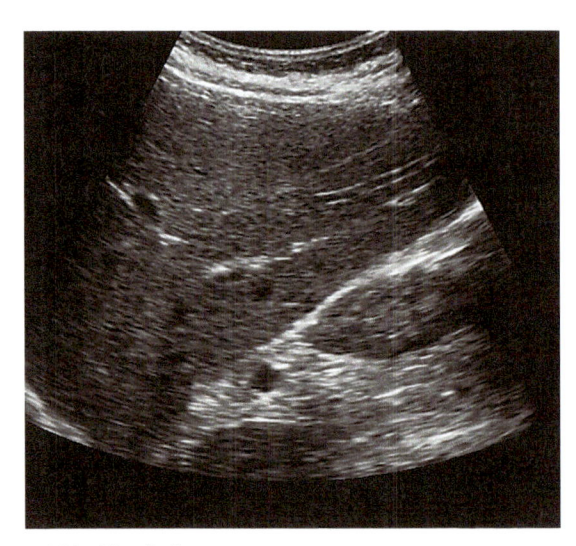

▶ 114 Rim direito

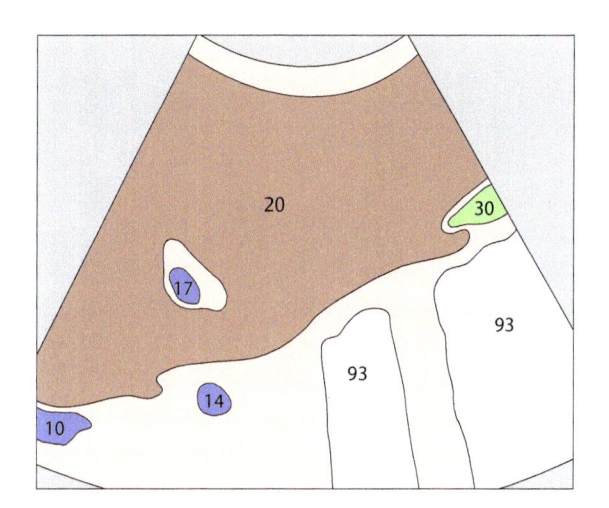

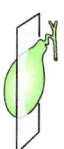

Vesícula Biliar em Varreduras Longitudinais do Abdome Superior, da Esquerda ... **133**

Um pedaço de fígado de tamanho variável é interposto entre a vesícula biliar e o rim.

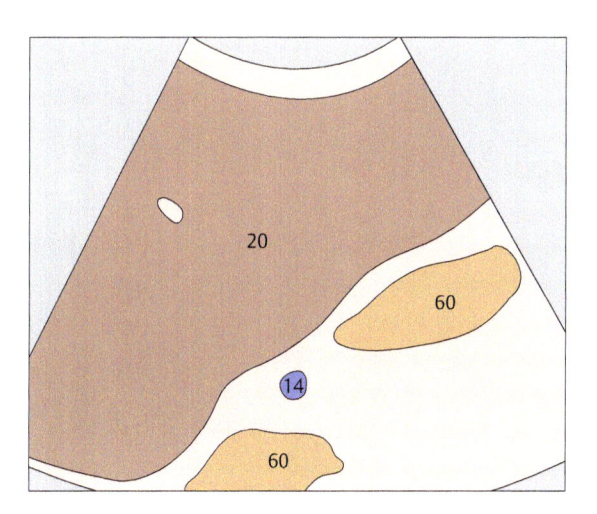

A vesícula biliar sempre se limita diretamente com o rim direito, mas pode aparecer separada do rim quando a varredura for feita por sua porção lateral.

3 Vesícula Biliar

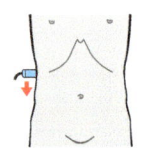

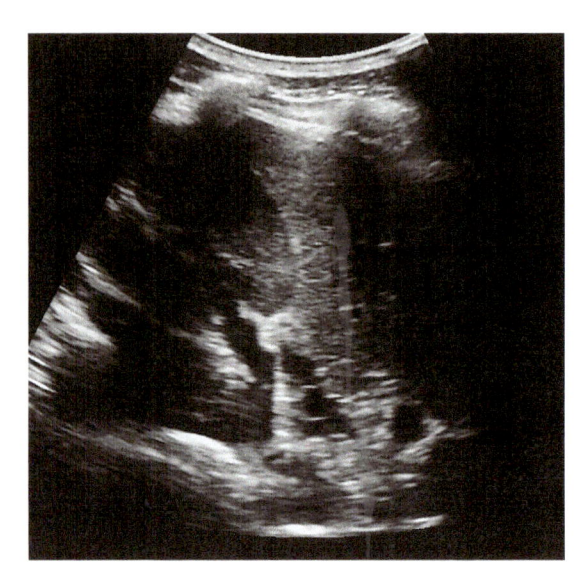

▶ **115** Colo da vesícula biliar, duodeno, rim direito

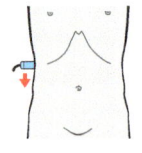

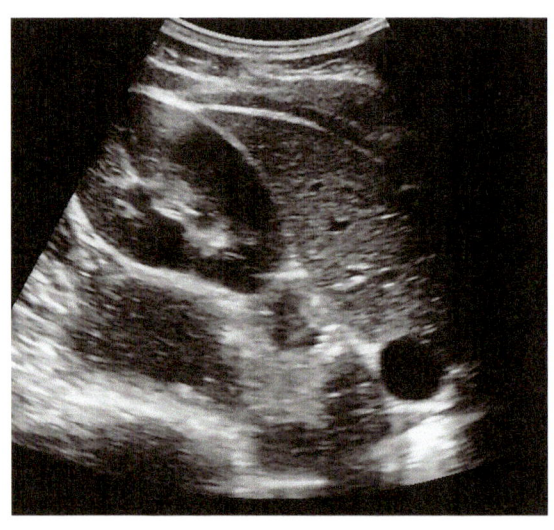

▶ **116** Colo da vesícula biliar, intestino delgado, rim direito

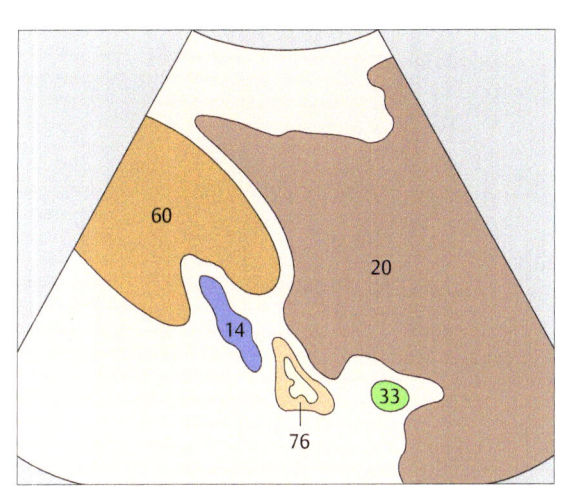

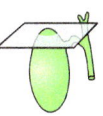

Vesícula Biliar em Varreduras Transversais do Flanco, de Cima para Baixo 135

O colo da vesícula biliar é identificado ao nível do rim em uma varredura transversal lateral alta.

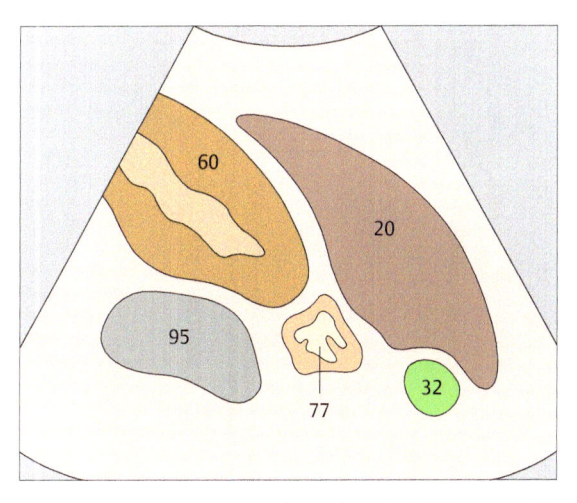

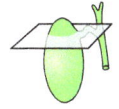

Uma varredura pela vesícula biliar no sentido lateral exibe, tipicamente, a tríade de vesícula biliar, rim e fígado.

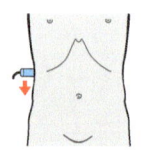

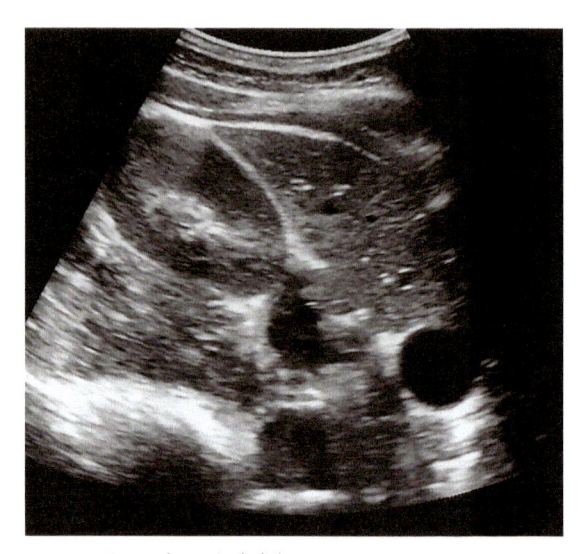

▶ 117 Corpo da vesícula biliar, intestino delgado, rim direito

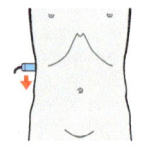

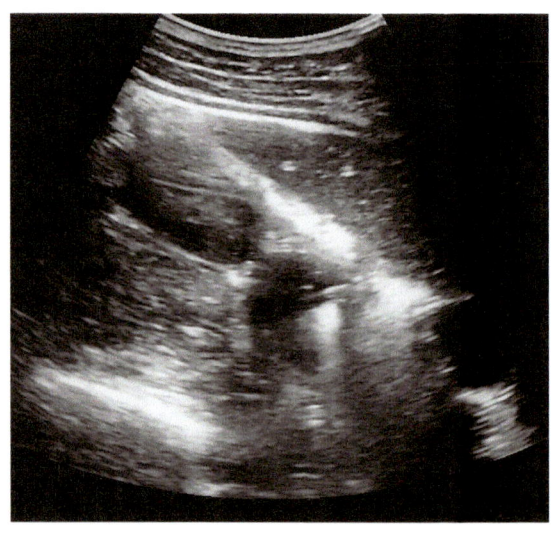

▶ 118 Fundo da vesícula biliar, intestino delgado

Vesícula Biliar em Varreduras Transversais do Flanco, de Cima para Baixo

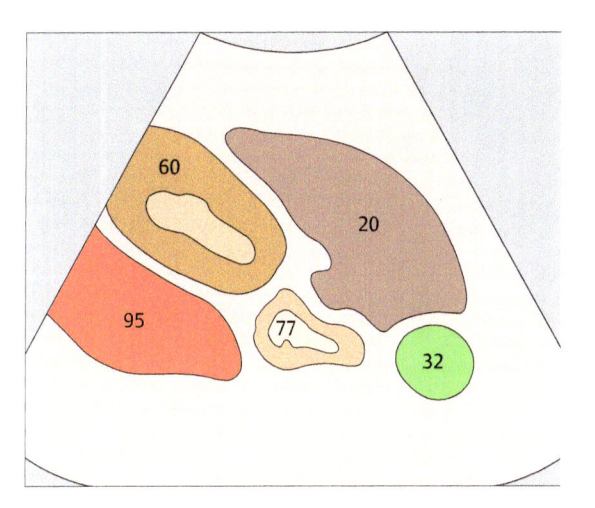

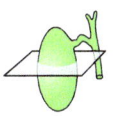

A vesícula biliar fica, com frequência, obscurecida por gás intestinal quando no sentido lateral.

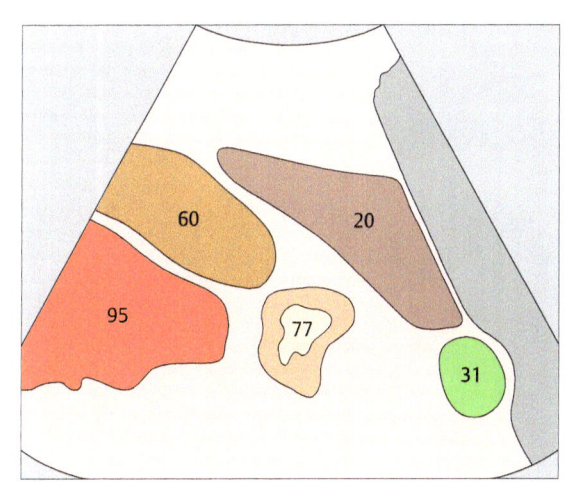

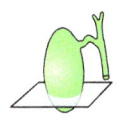

O fundo da vesícula biliar pode se estender para baixo por alguma distância.

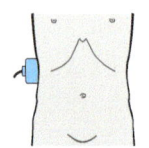

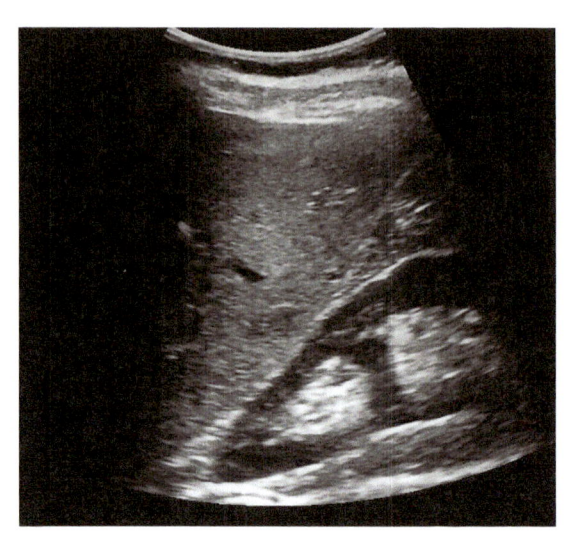

▶ 119   Rim direito, fígado

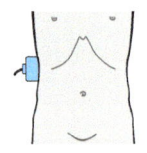

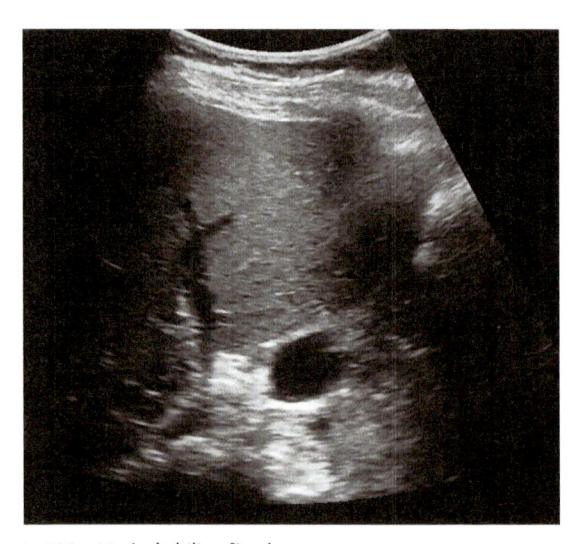

▶ 120   Vesícula biliar, fígado

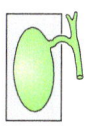

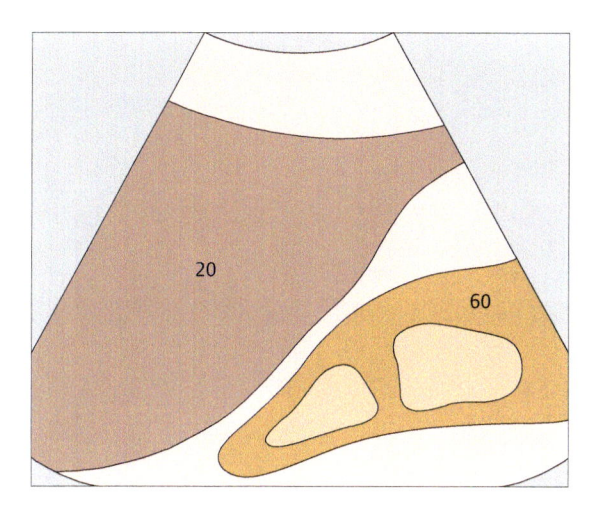

Vesícula biliar em Varreduras Longitudinais do Flanco, de Trás para Frente

O rim é o marco chave para localização da vesícula biliar na varredura longitudinal lateral.

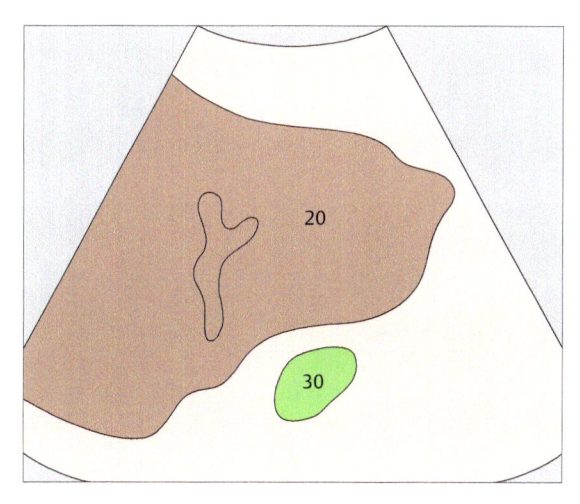

A vesícula biliar é bem demonstrada anteriormente ao rim direito.

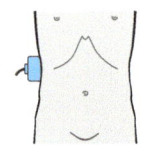

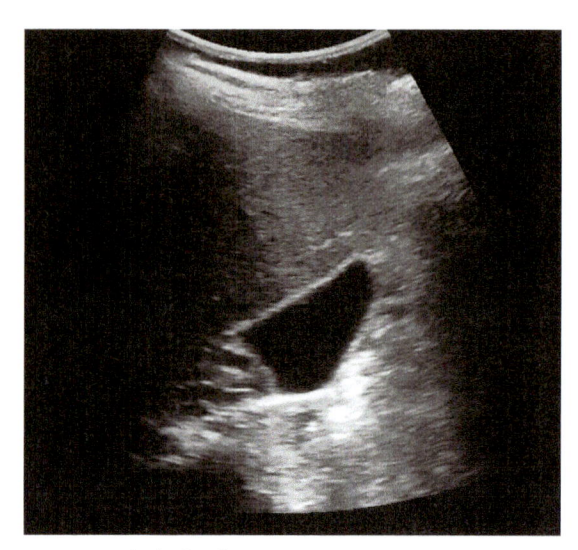

▶ 121 Vesícula, fígado

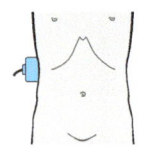

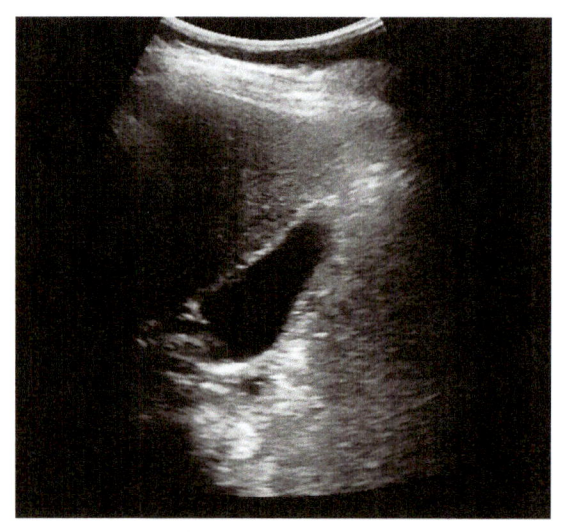

▶ 122 Vesícula biliar, fígado

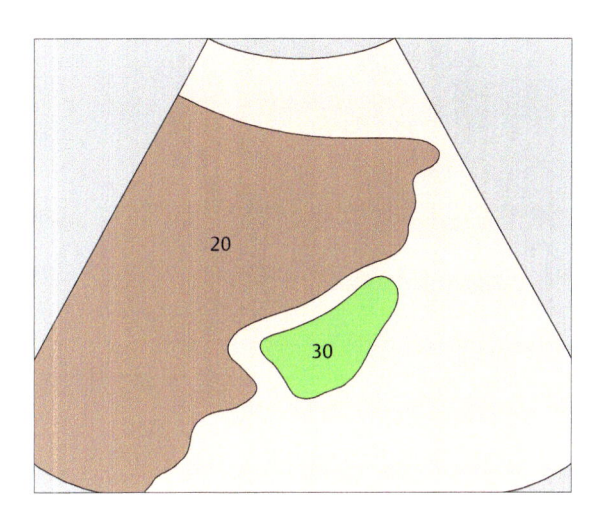

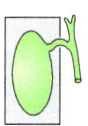

Vesícula biliar em Varreduras Longitudinais do Flanco, de Trás para Frente   **141**

A vesícula biliar encosta diretamente no fígado no aspecto posterior.

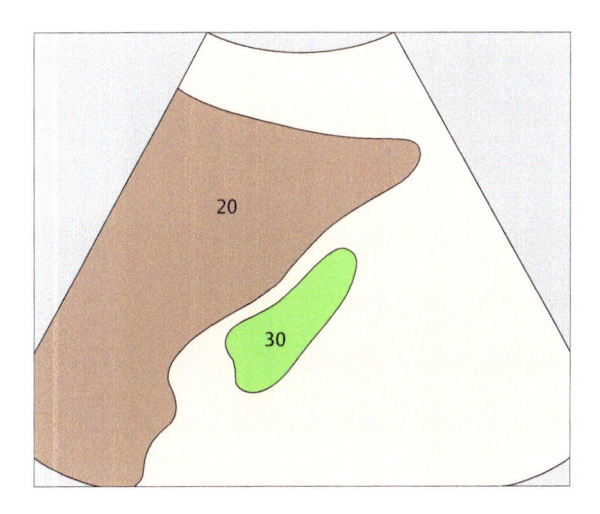

Na maioria dos casos, a vesícula biliar pode ser completamente pesquisada em uma série de varreduras longitudinais laterais.

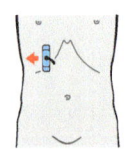

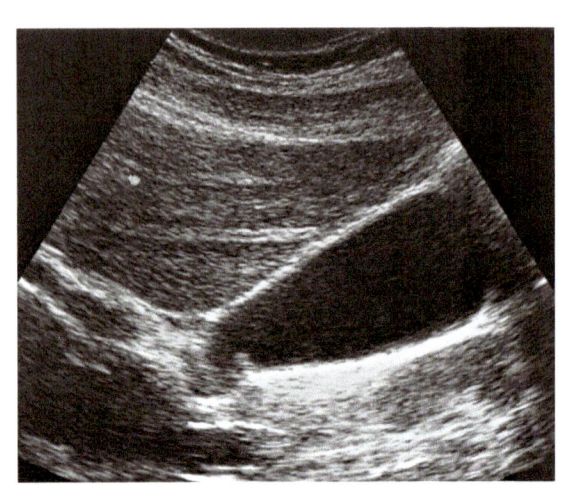

▶ 123 Regiões da vesícula, válvulas de Heister

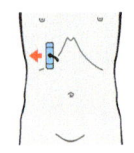

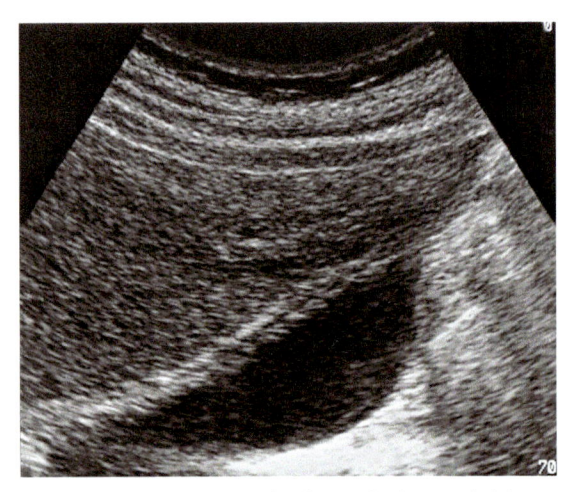

▶ 124 Estrutura em camadas da parede da vesícula biliar

Detalhes da Vesícula 143

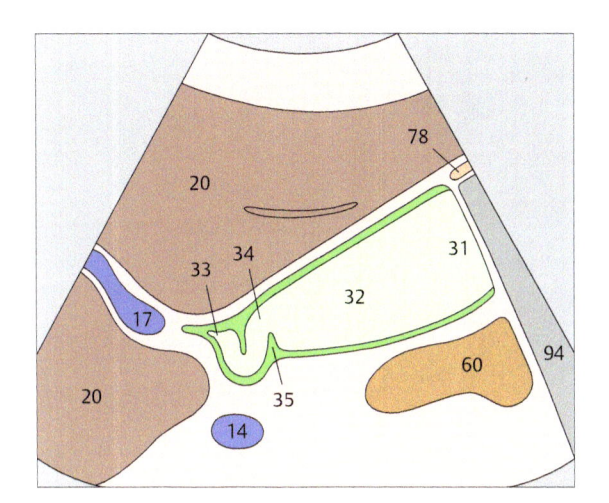

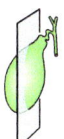

As válvulas de Heister e o colo da vesícula biliar podem, com frequência, ser claramente identificados em uma varredura longitudinal sobre a vesícula biliar.

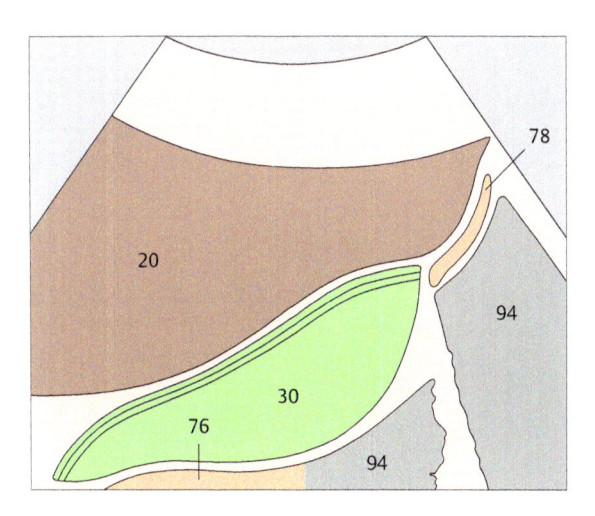

A parede anterior da vesícula biliar mostra três camadas distintas. Geralmente, sua parede posterior é mal delineada a partir do duodeno.

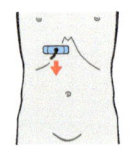

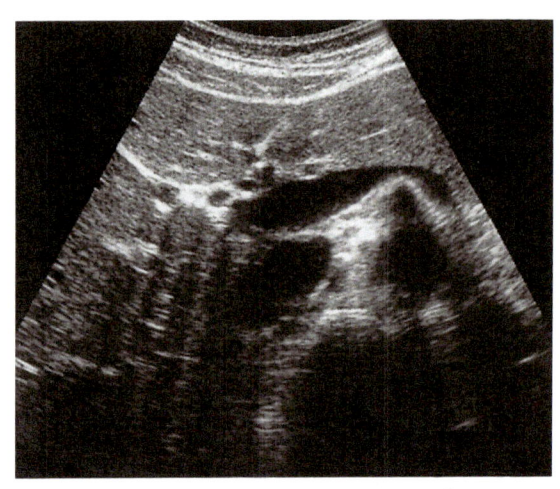

▶ 125 Ducto comum, artéria hepática, veia esplênica

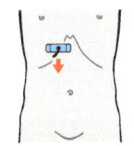

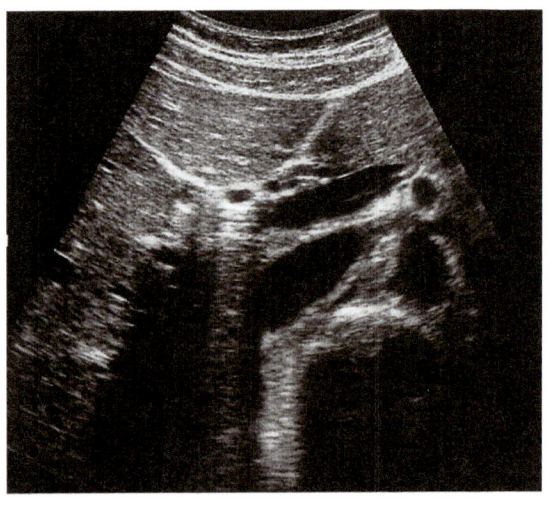

▶ 126 Ducto comum, artéria hepática, veia esplênica

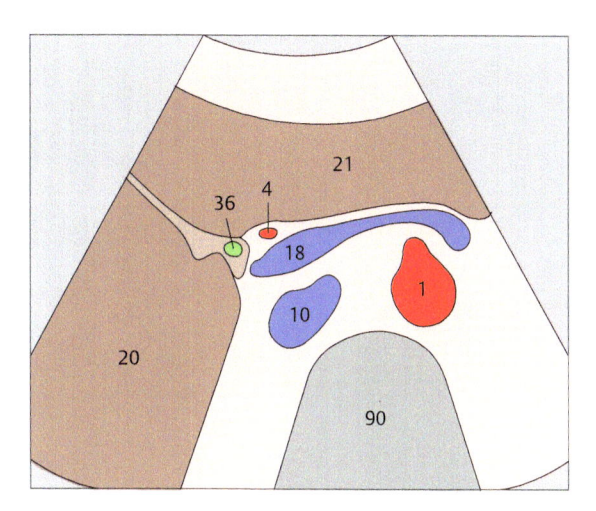

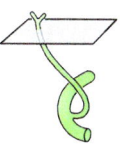

Ductos Biliares em Varreduras Transversais do Abdome Superior de Cima para Baixo

O ducto comum está localizado logo anterior à veia porta.

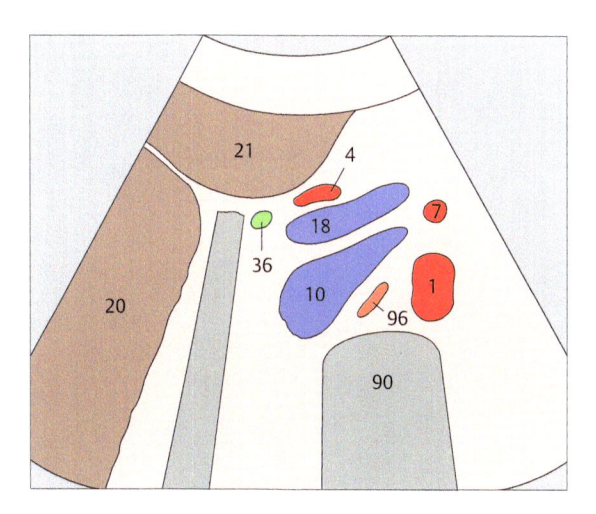

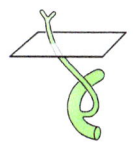

Uma varredura longitudinal do abdome superior sobre a porta hepática mostra um corte longitudinal do ducto comum e um corte cruzado da artéria hepática.

3 Vesícula Biliar

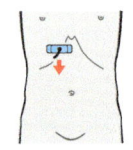

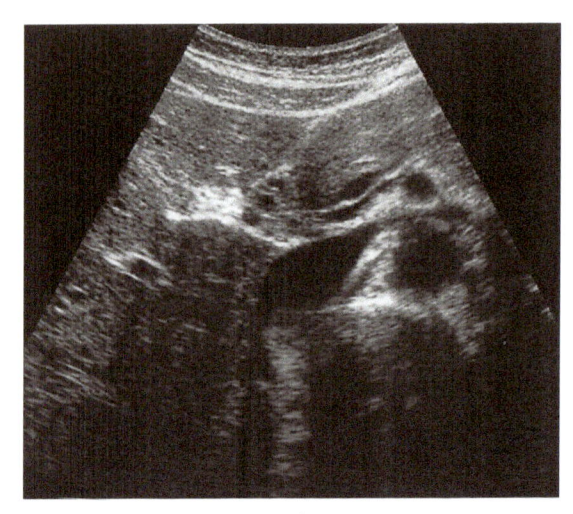

▶ **127** Ducto comum, artéria hepática

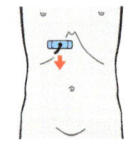

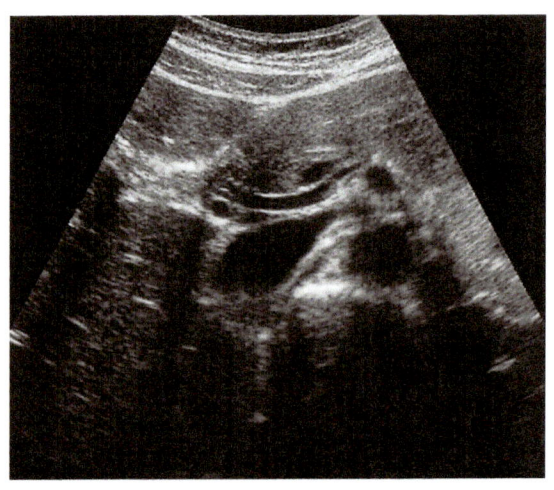

▶ **128** Ducto comum, artéria hepática

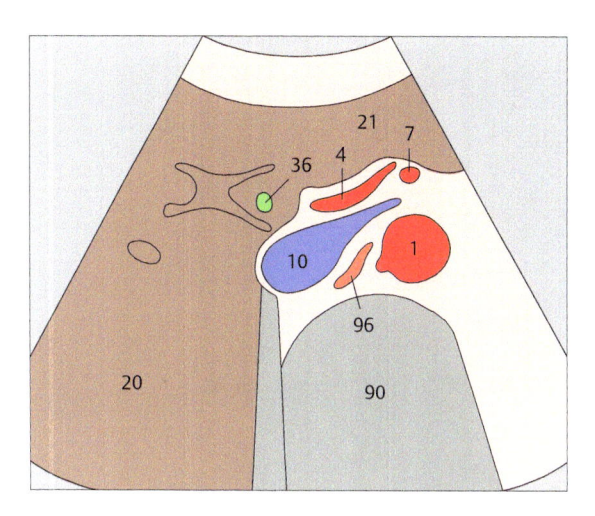

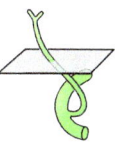

Ductos Biliares em Varreduras Transversais do Abdome Superior de Cima para Baixo **147**

Uma porção do ducto comum corre paralela e anterior à veia cava. ◀

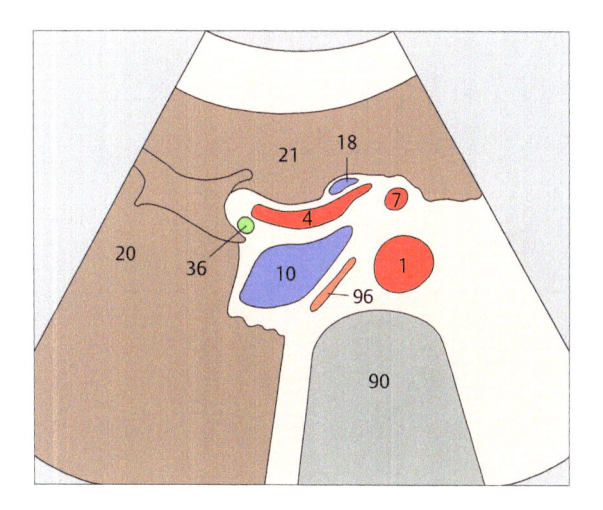

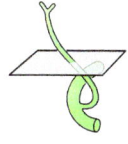

Na maioria dos casos, o ducto comum pode ser claramente traçado na cabeça do pâncreas. ◀

3 Vesícula Biliar

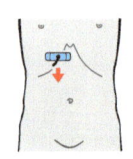

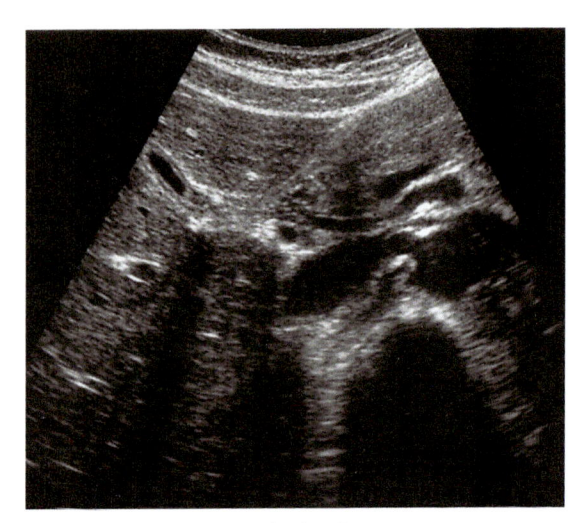

▶ **129** Ducto comum, artéria hepática

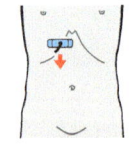

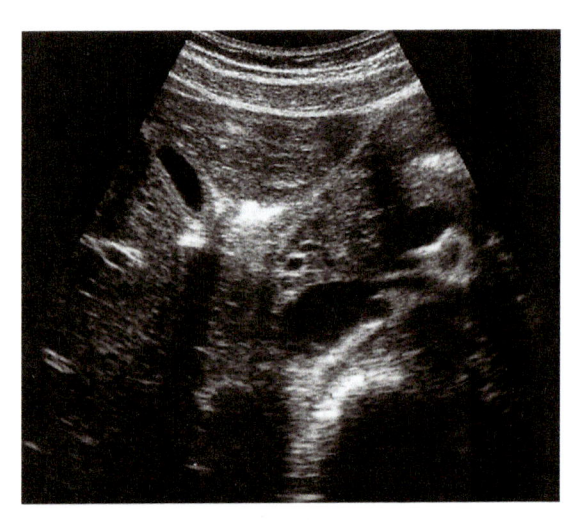

▶ **130** Ducto comum, cabeça do pâncreas

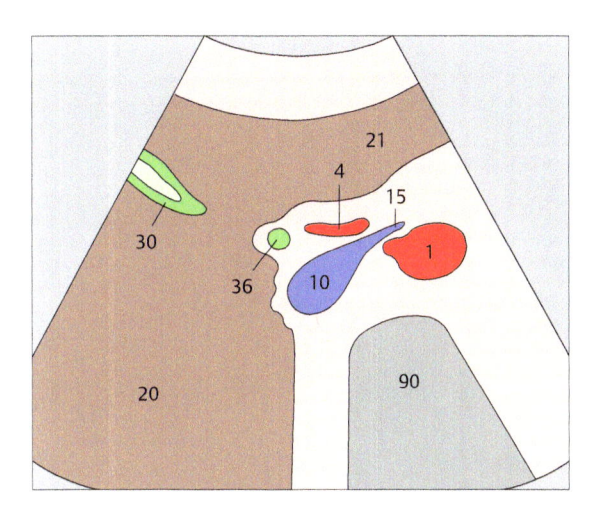

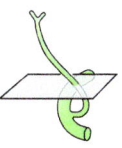

Ductos Biliares em Varreduras Transversais do Abdome Superior de Cima para Baixo

O ducto comum e a artéria hepática são inicialmente paralelos um ao outro na porta hepática. O ducto comum é lateral, a artéria medial.

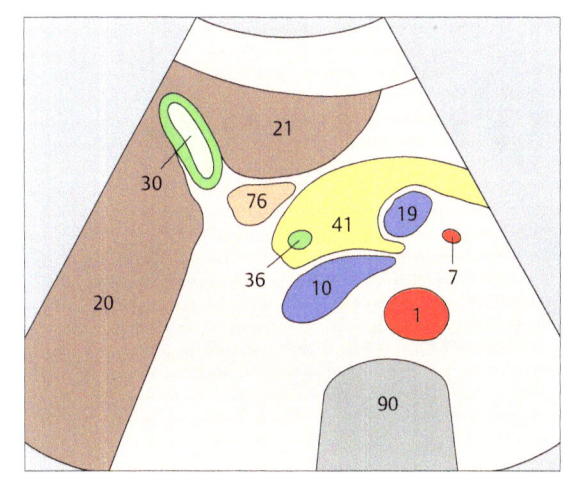

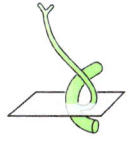

Inferior à porta hepática, o ducto comum corre para baixo, enquanto a artéria hepática se curva para o campo a partir do lado medial.

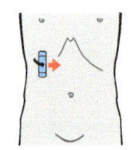

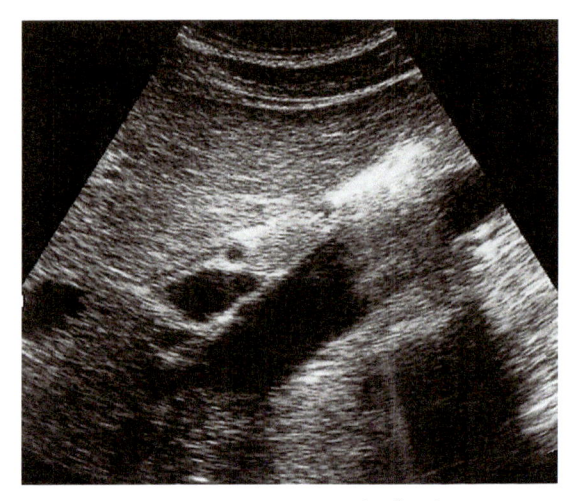

▶ 131 Ducto comum, veia porta, artéria hepática

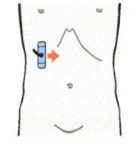

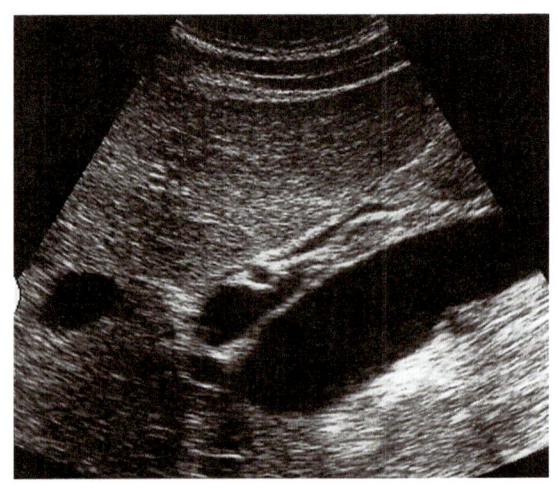

▶ 132 Ducto comum, artéria hepática, veia porta

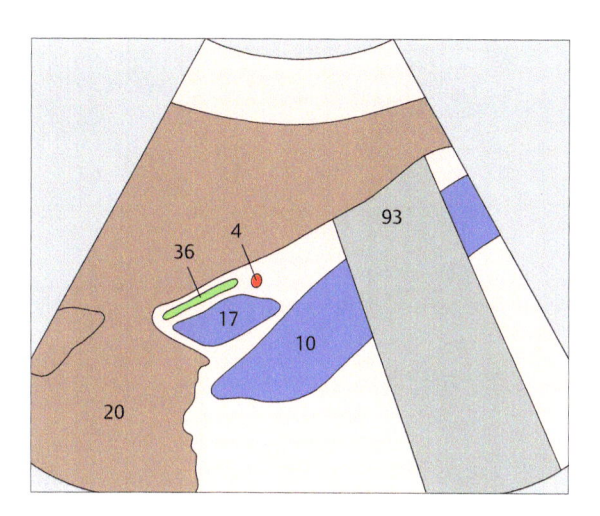

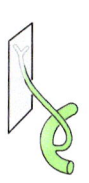

Ductos Biliares em Varreduras Longitudinais do Abdome Superior da Direita ... **151**

O ducto comum aparece anterior e levemente lateral à veia cava. ◀

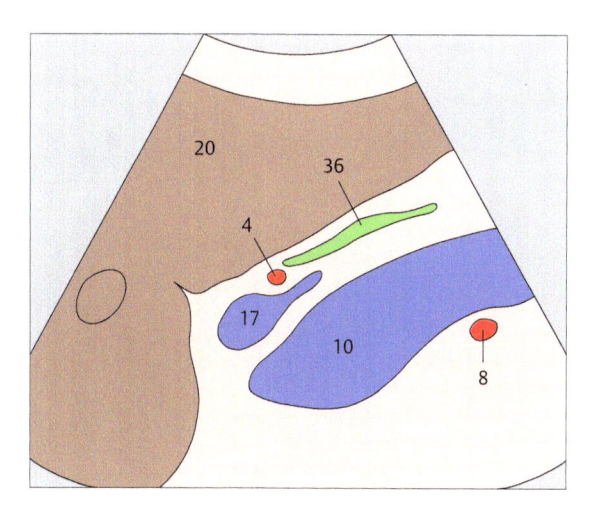

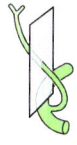

O ducto comum forma um ângulo levemente no sentido lateral à medida que desce. ◀

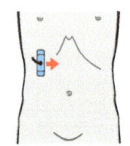

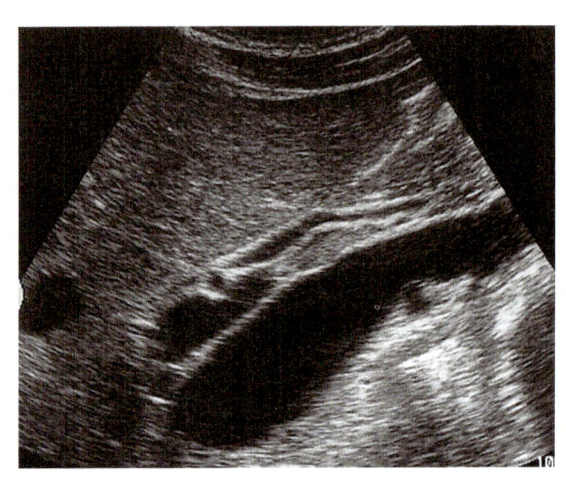

▶ 133 Ducto comum, artéria hepática, veia porta

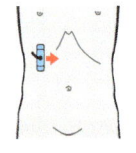

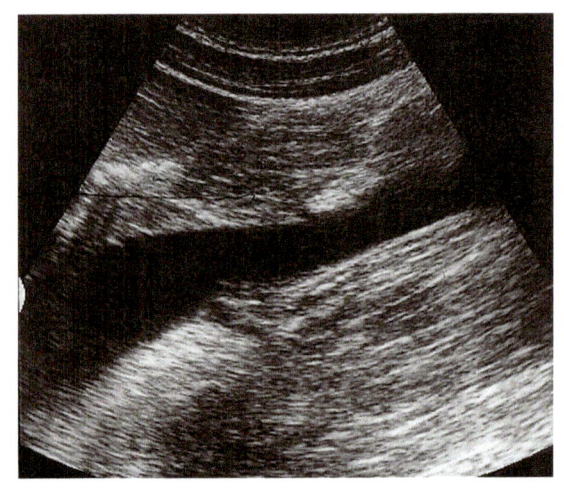

▶ 134 Ducto comum, cabeça do pâncreas

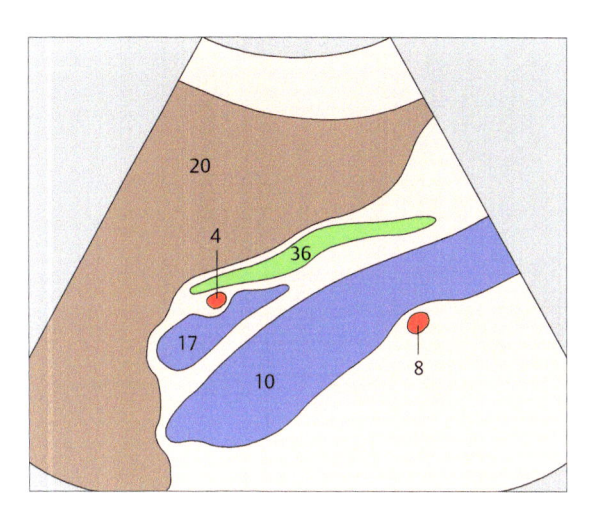

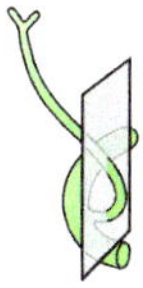

Ductos Biliares em Varreduras Longitudinais do Abdome Superior da Direita ...

Na maioria dos casos, o corte cruzado redondo do ducto comum pode ser claramente identificado acima da cabeça pancreática.

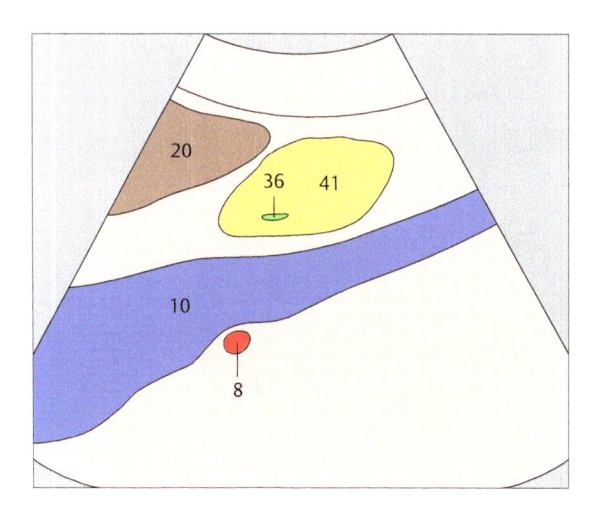

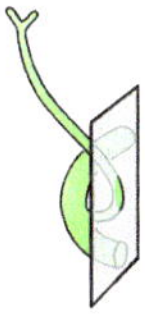

O ducto comum é claramente visível anterior à veia cava ao nível da cabeça do pâncreas.

4 Pâncreas

Pâncreas em Cortes Longitudinais ... p. 156
- 135 Duodeno lateral à cabeça do pâncreas
- 136 Cabeça do pâncreas, ducto biliar
- 137 Cabeça do pâncreas, ducto biliar
- 138 Cabeça do pâncreas, vasos hilares, veia cava
- 139 Cabeça do pâncreas, veia mesentérica superior, processo uncinado
- 140 Cabeça do pâncreas, veia mesentérica superior, processo uncinado
- 141 Corpo do pâncreas, veia esplênica
- 142 Corpo do pâncreas, veia esplênica, artéria mesentérica superior, aorta
- 143 Corpo do pâncreas, veia esplênica
- 144 Cauda do pâncreas, artéria e veia esplênicas, artéria e veia renais
- 145 Cauda do pâncreas, artéria e veia esplênicas, artéria e veia renais
- 146 Cauda do pâncreas

Cabeça do Pâncreas em Cortes Transversais ... p. 168
- 147 Corte cranial para a cabeça do pâncreas, veia cava, veia esplênica
- 148 Cabeça do pâncreas, veia cava, veia mesentérica superior
- 149 Cabeça do pâncreas, veia cava, veia mesentérica superior, processo uncinado, ducto biliar comum
- 150 Cabeça do pâncreas, veia cava, veia mesentérica superior, processo uncinado, vesícula biliar

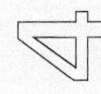

Corpo do Pâncreas em Cortes Transversais ... p. 172
- 151 Varredura cranial ao corpo do pâncreas, tronco celíaco
- 152 Corpo do pâncreas, veia esplênica
- 153 Corpo do pâncreas, veia esplênica, artéria mesentérica superior, aorta
- 154 Artéria e veia renais esquerdas, artéria e veia mesentéricas superiores, aorta

Cauda do Pâncreas em Cortes Transversais ... p. 176
- **155** Cauda do Pâncreas, artéria esplênica
- **156** Cauda do Pâncreas, veia esplênica
- **157** Cauda do Pâncreas, gás no estômago
- **158** Cauda do Pâncreas

Visualização Transesplênica da Cauda do Pâncreas em Cortes Longitudinais ... p. 180
- **159** Varredura posterior à cauda do pâncreas, baço, rim
- **160** Baço, cauda do pâncreas, rim
- **161** Baço, cauda do pâncreas, rim
- **162** Varredura anterior à cauda do pâncreas, baço, estômago

Visualização Transesplênica da Cauda do Pâncreas em Cortes Transversais ... p. 184
- **163** Baço, cauda do pâncreas, rim
- **164** Baço, cauda do pâncreas, rim

Detalhes do Pâncreas ... p. 186
- **165** Varredura transversal do ducto pancreático
- **166** Varredura longitudinal do ducto pancreático

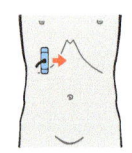

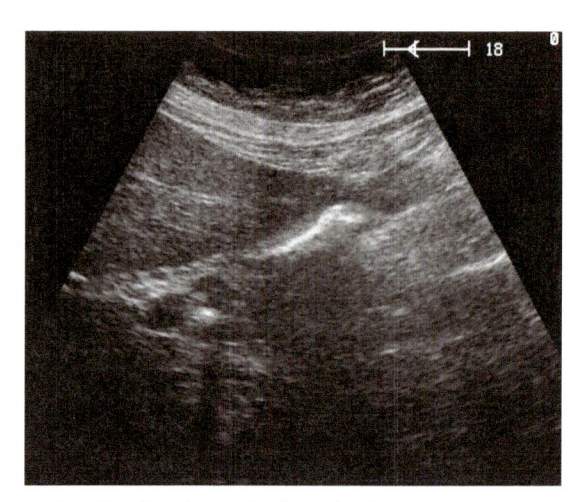

▶ 135 Duodeno lateral à cabeça do pâncreas

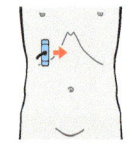

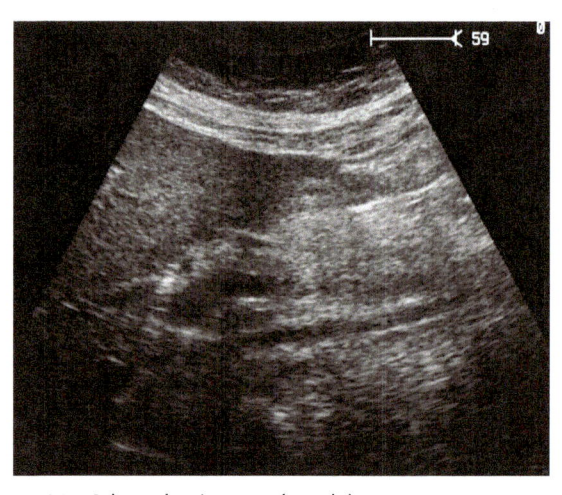

▶ 136 Cabeça do pâncreas, ducto biliar

Pâncreas em Cortes Longitudinais 157

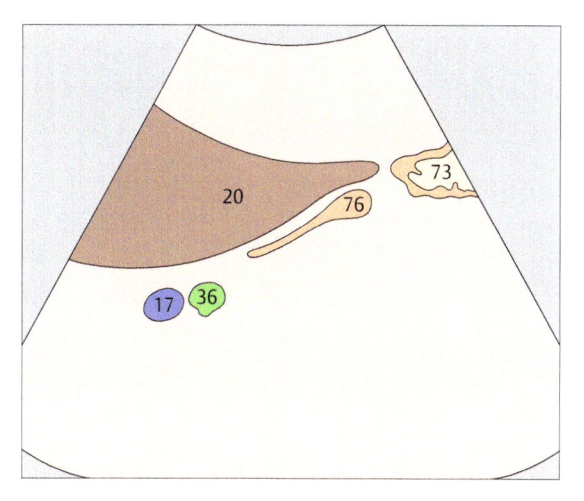

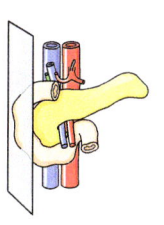

A cabeça do pâncreas fica na alça duodenal do duodeno e está lateralmente ligada pelo duodeno.

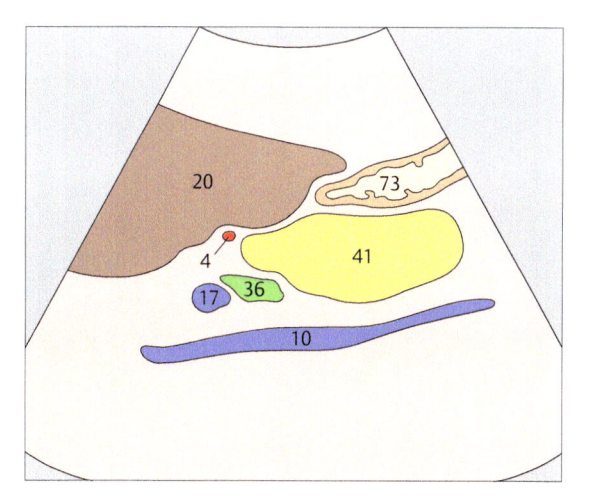

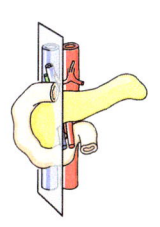

O ducto biliar, a artéria hepática e a veia porta estão localizadas em sentido cranial à cabeça do pâncreas.

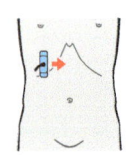

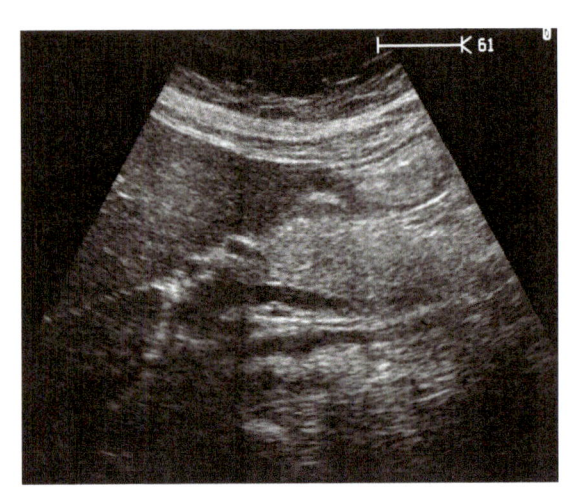

▶ 137 Cabeça do pâncreas, ducto biliar

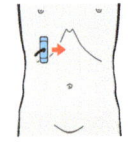

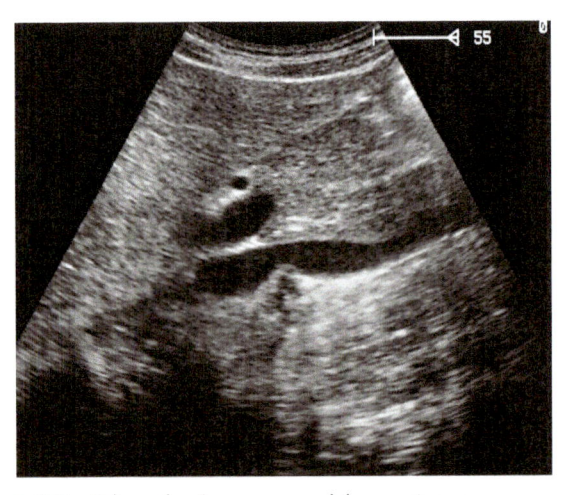

▶ 138 Cabeça do pâncreas, vasos hilares, veia cava

Pâncreas em Cortes Longitudinais

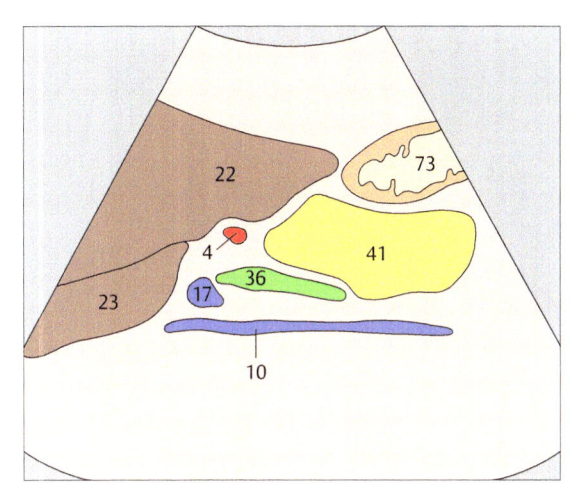

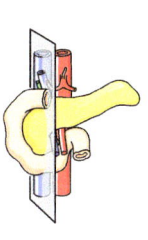

O ducto biliar corre posteriormente na cabeça do pâncreas para a papila, que em geral não pode ser visualizada com ultrassom..

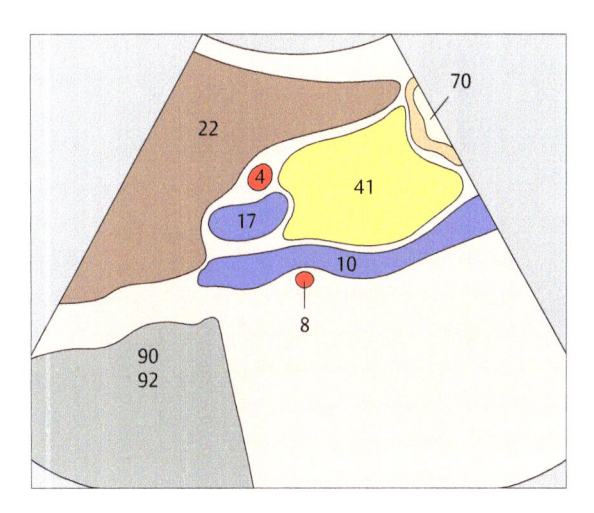

A cabeça do pâncreas fica contra a superfície anterior da veia cava e é margeada, em sentido cranial, pelo tronco principal da veia porta..

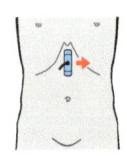

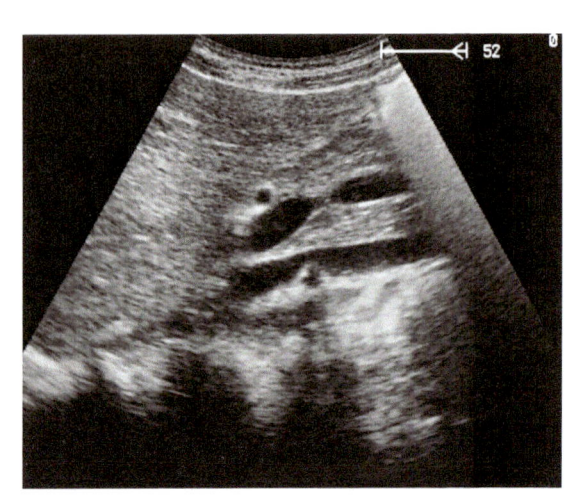

▶ 139 Cabeça do pâncreas, veia mesentérica superior, processo uncinado

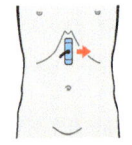

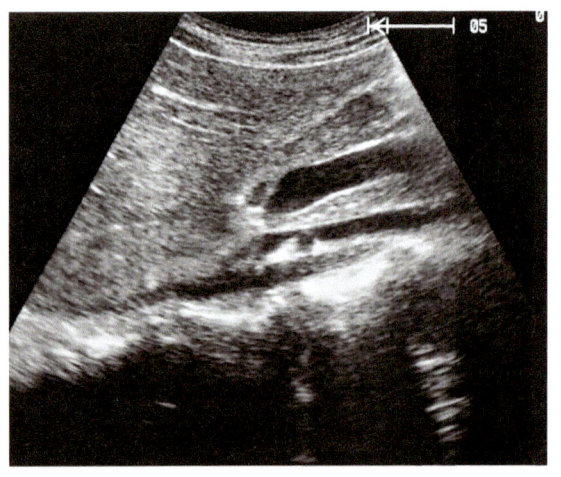

▶ 140 Cabeça do pâncreas, veia mesentérica superior, processo uncinado

Pâncreas em Cortes Longitudinais

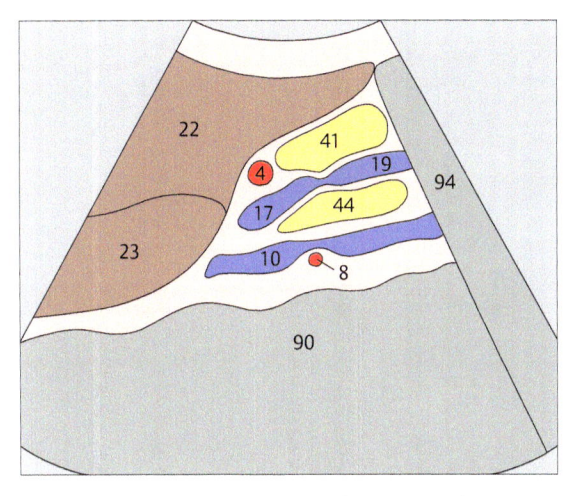

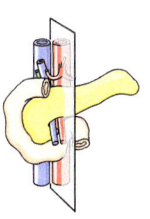

O processo uncinado corre posteriormente ao redor da veia mesentérica, vindo entre esse vaso e a veia cava..

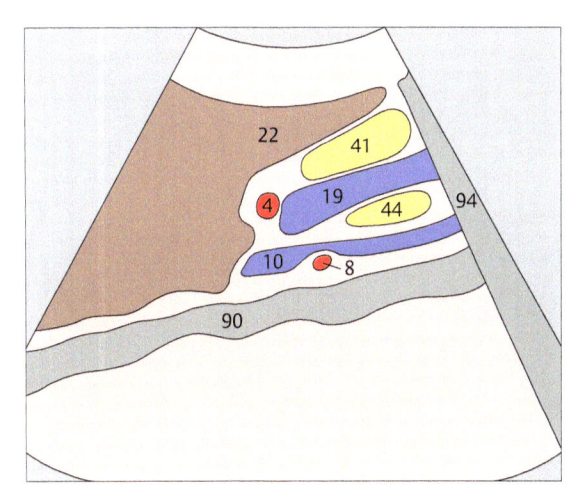

A veia mesentérica superior marca o limite entre a cabeça e o corpo do pâncreas..

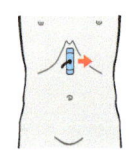

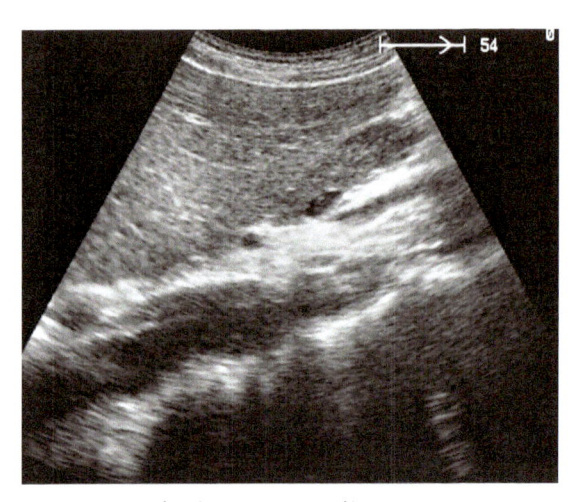

▶ 141 Corpo do pâncreas, veia esplênica

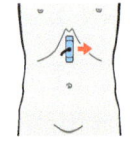

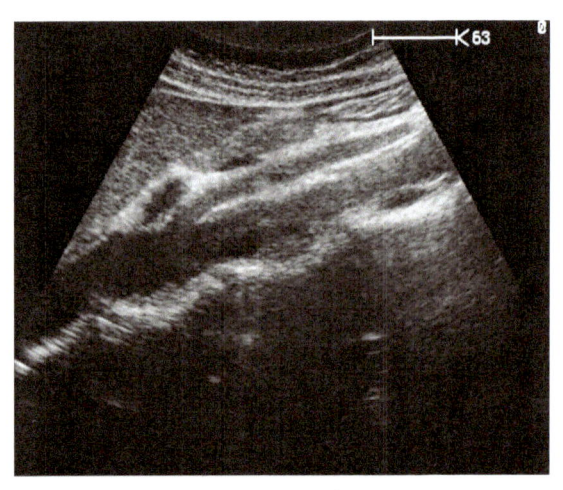

▶ 142 Corpo do pâncreas, veia esplênica, artéria mesentérica superior, aorta

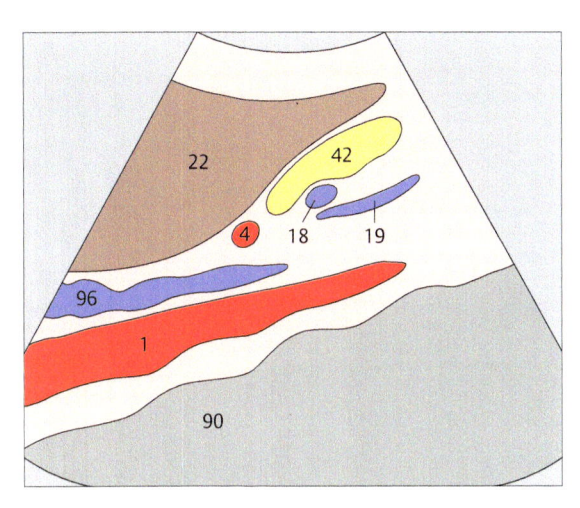

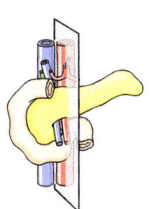

Pâncreas em Cortes Longitudinais **163**

O corpo do pâncreas é a parte mais estreita do órgão em sua dimensão ventrodorsal..

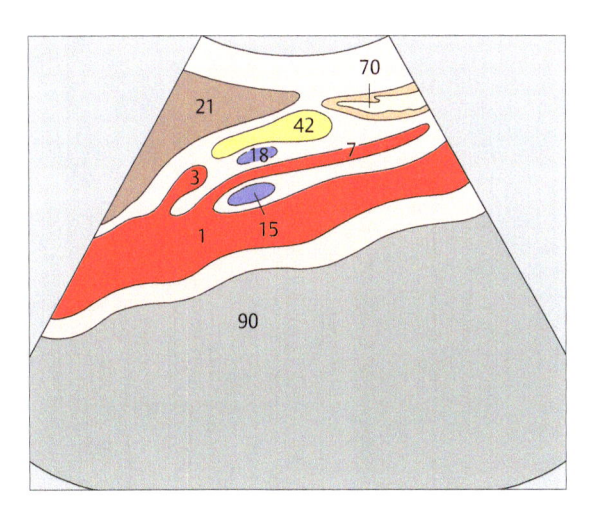

O tronco celíaco está, em sentido cranial, adjacente ao corpo do pâncreas. A veia esplênica e o corpo do pâncreas cruzam sobre a artéria mesentérica superior..

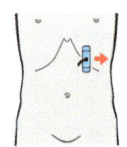

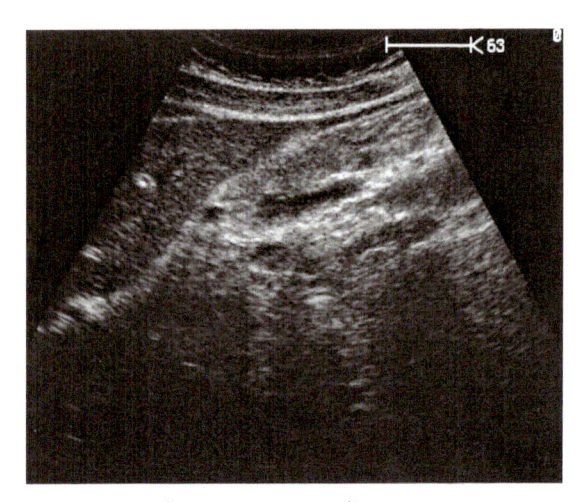

▶ **143** Corpo do pâncreas, veia esplênica

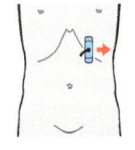

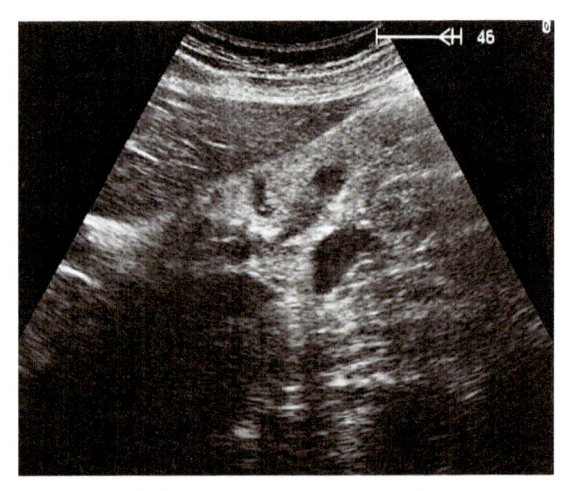

▶ **144** Cauda do pâncreas, artéria e veia esplênicas, artéria e veia renais

Pâncreas em Cortes Longitudinais 165

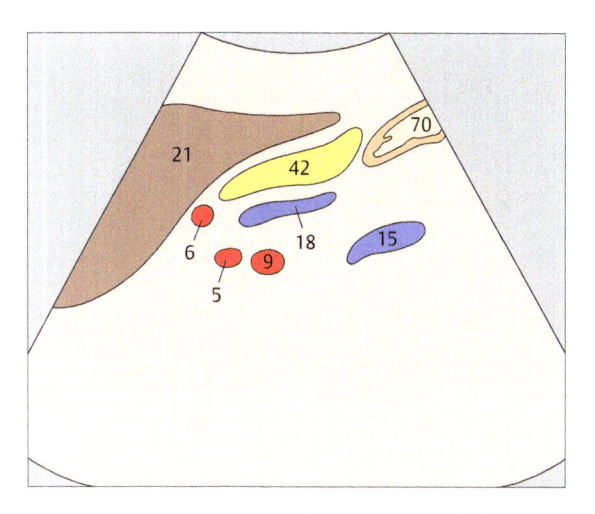

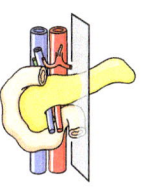

A margem esquerda da aorta marca a junção entre o corpo e a cauda do pâncreas..

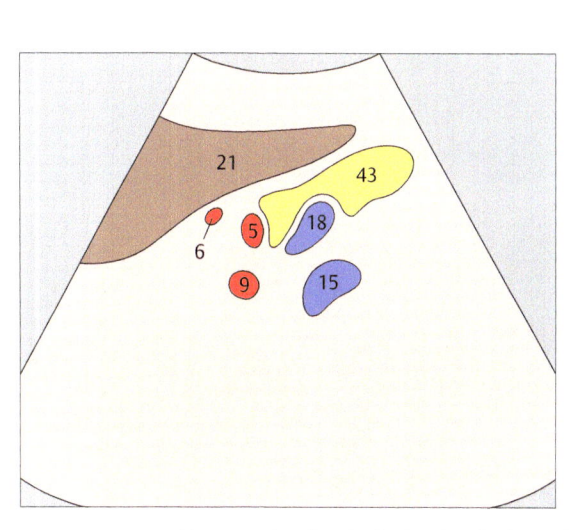

Uma varredura longitudinal na junção da cauda e do corpo do pâncreas mostra quatro vasos em corte cruzado: artéria esplênica, veia esplênica, artéria renal e veia renal..

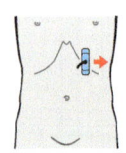

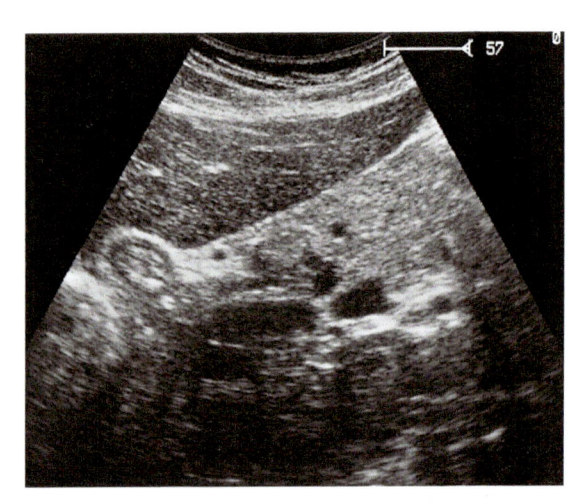

▶ 145 Cauda do pâncreas, artéria e veia esplênicas, artéria e veia renais

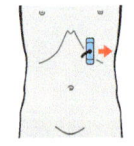

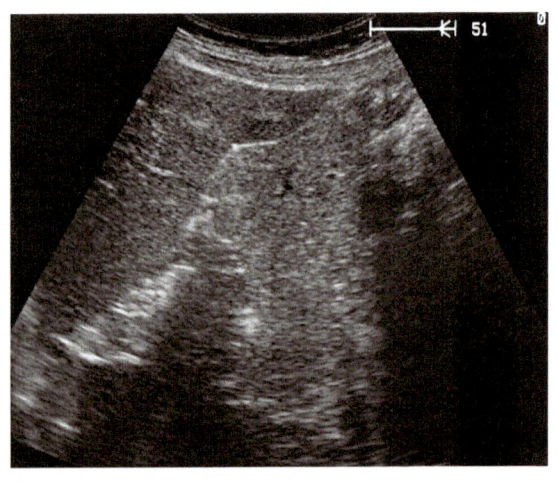

▶ 146 Cauda do pâncreas

Pâncreas em Cortes Longitudinais **167**

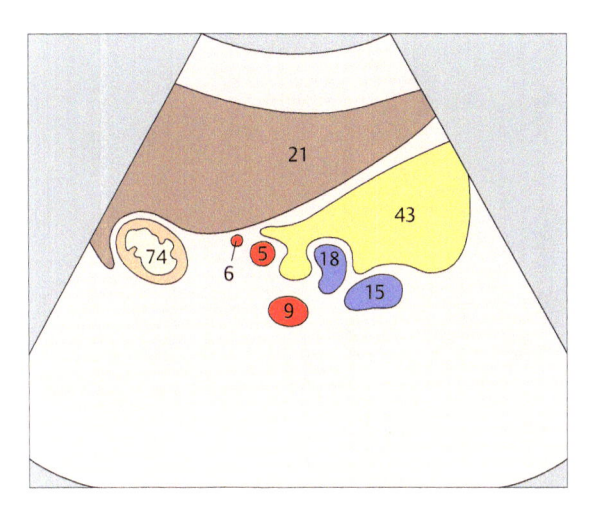

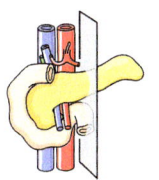

A cauda do pâncreas tem, com frequência, uma aparência gorda no corte cruzado..

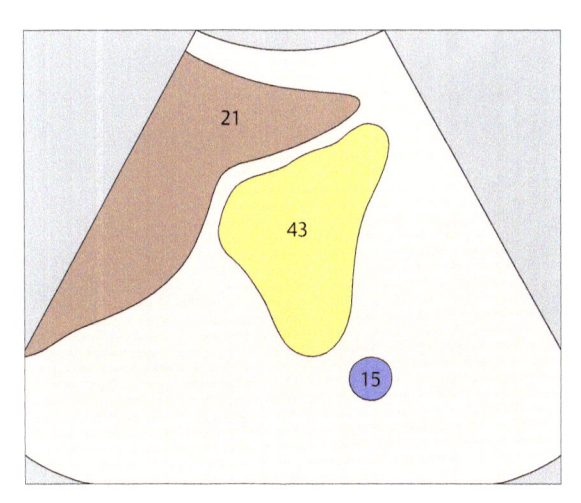

A cauda do pâncreas pode ser completamente visualizada em uma varredura anterior somente se as condições acústicas forem satisfatórias..

4 Pâncreas

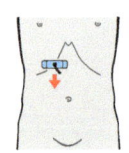

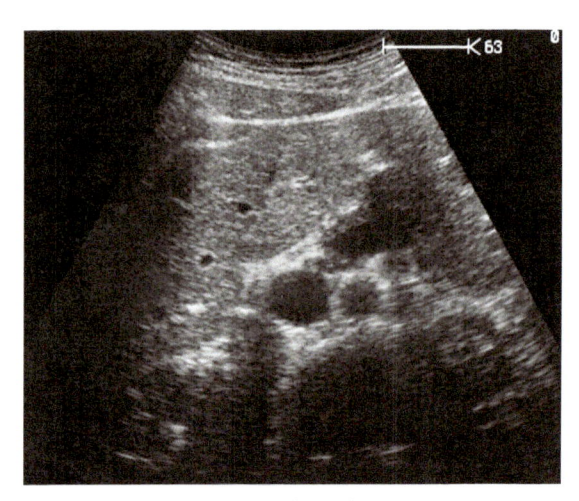

▶ 147 Corte cranial para a cabeça do pâncreas, veia cava, veia esplênica

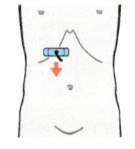

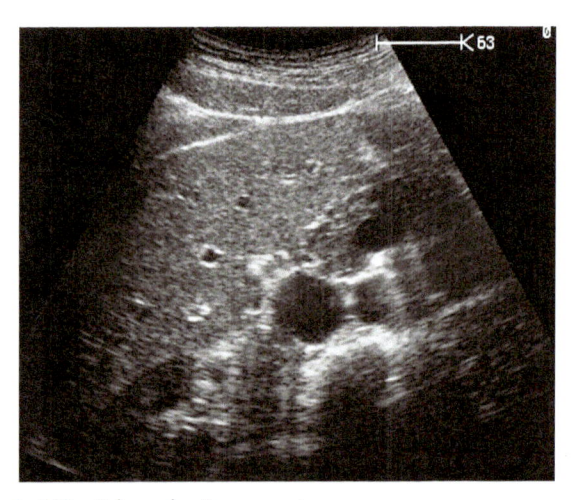

▶ 148 Cabeça do pâncreas, veia cava, veia mesentérica superior

Cabeça do Pâncreas em Cortes Transversais

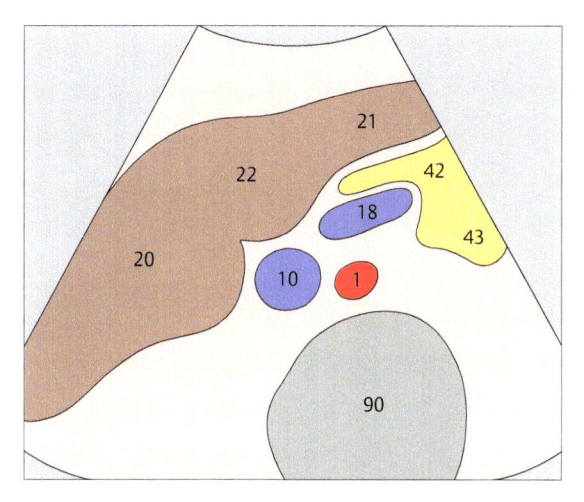

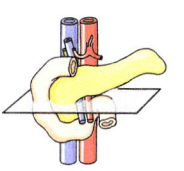

O corpo do pâncreas cobre a veia mesentérica superior. Todas as partes da glândula que ficam à direita dessa veia são designadas como a cabeça do pâncreas..

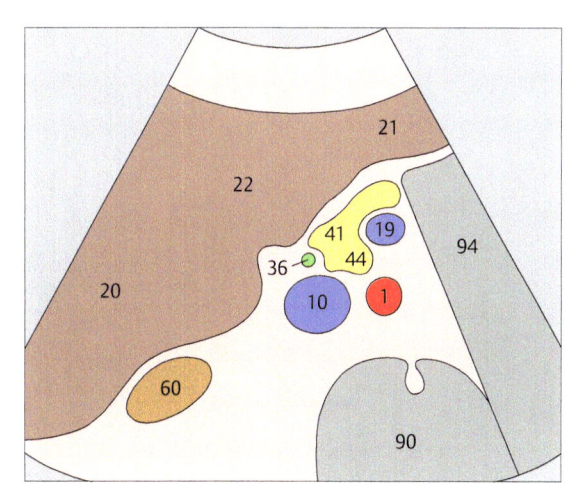

O processo uncinado se estende entre a veia cava e a veia mesentérica superior..

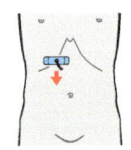

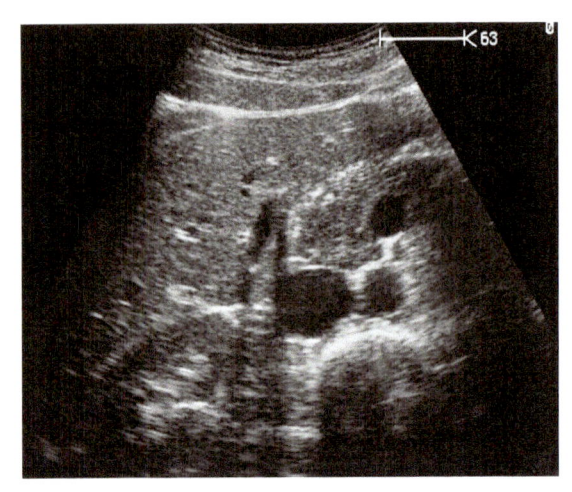

▶ 149 Cabeça do pâncreas, veia cava, veia mesentérica superior, processo uncinado, ducto biliar comum

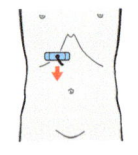

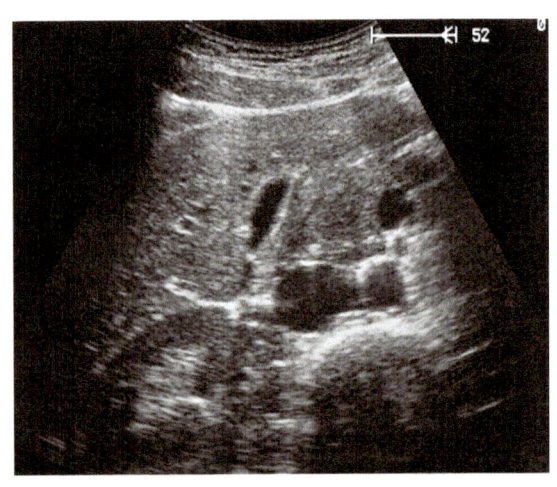

▶ 150 Cabeça do pâncreas, veia cava, veia mesentérica superior, processo uncinado, vesícula biliar

Cabeça do Pâncreas em Cortes Transversais

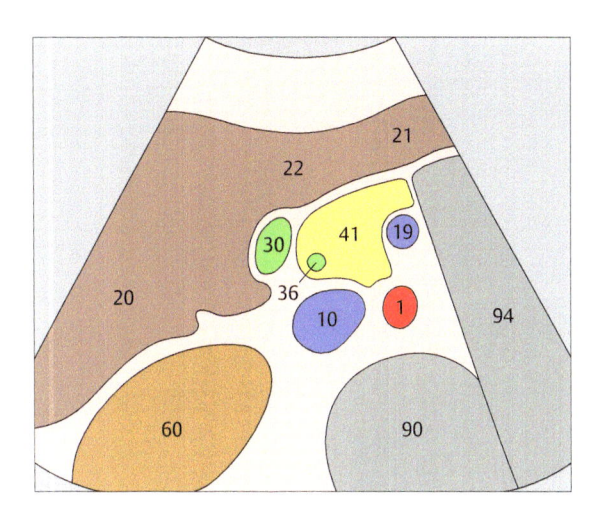

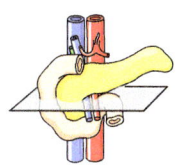

O ducto biliar comum é visível na borda direita da cabeça pancreática em um corte transversal..

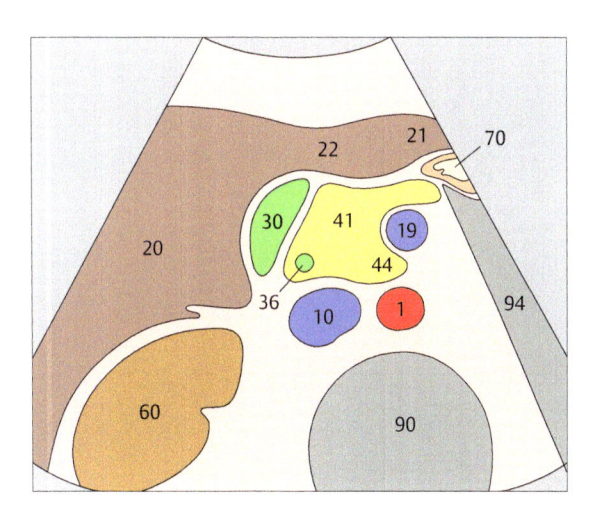

A cabeça do pâncreas fica entre o fígado, a vesícula biliar, a veia cava e a veia mesentérica superior..

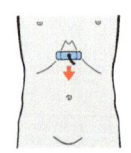

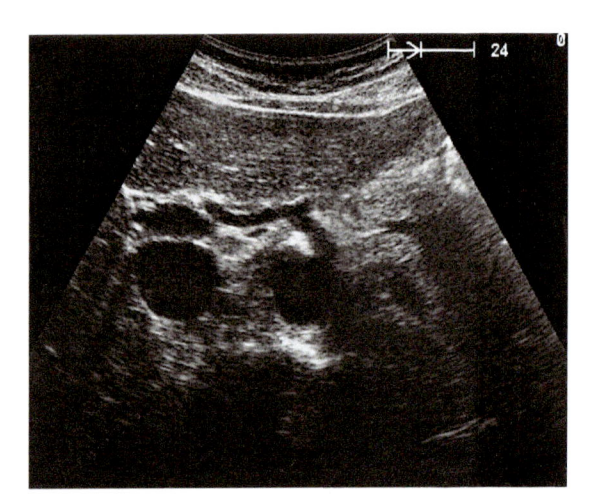

▶ 151 Varredura cranial para o corpo do pâncreas, tronco celíaco

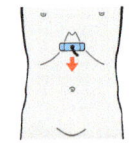

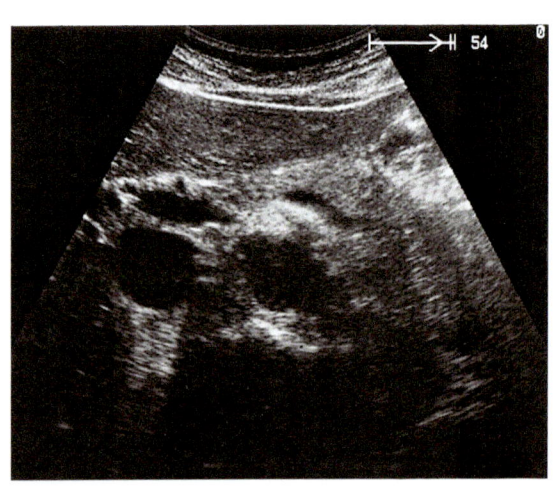

▶ 152 Corpo do pâncreas, veia esplênica

Corpo do Pâncreas em Cortes Transversais 173

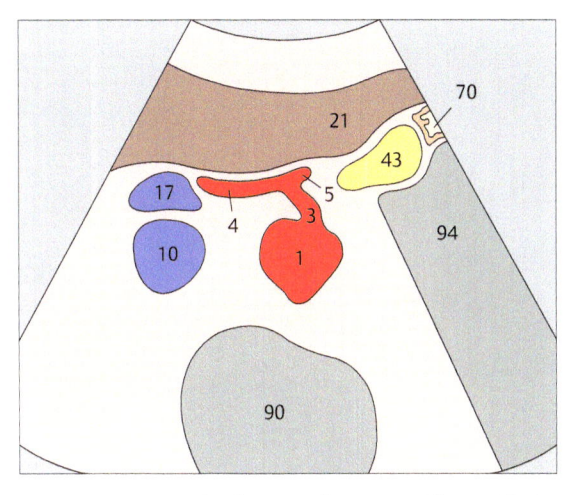

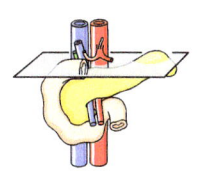

O corpo do pâncreas se liga em sentido cranial pelo tronco celíaco e seus dois ramos, a artéria hepática e a artéria esplênica..

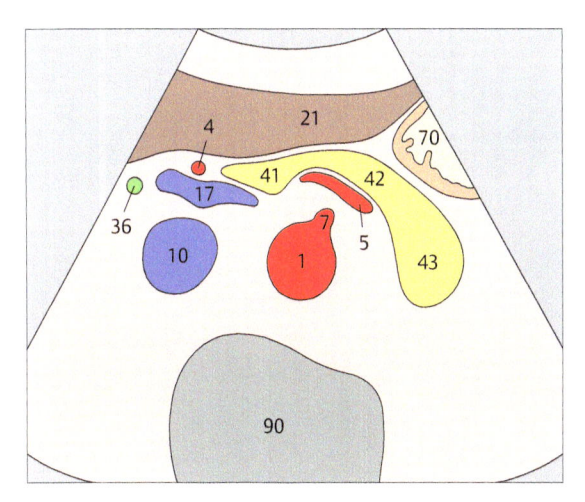

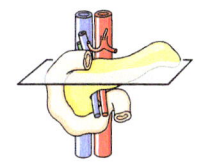

As bordas do pâncreas sadio formam um delineamento contínuo da cabeça ao corpo e à cauda..

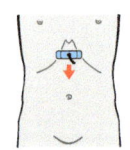

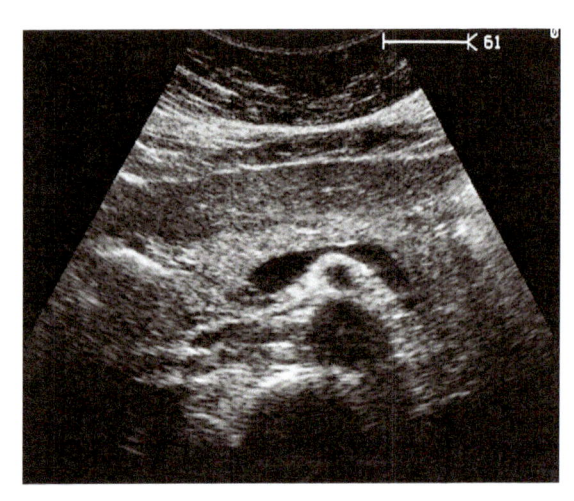

▶ 153 Corpo do pâncreas, veia esplênica, artéria mesentérica superior, aorta

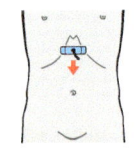

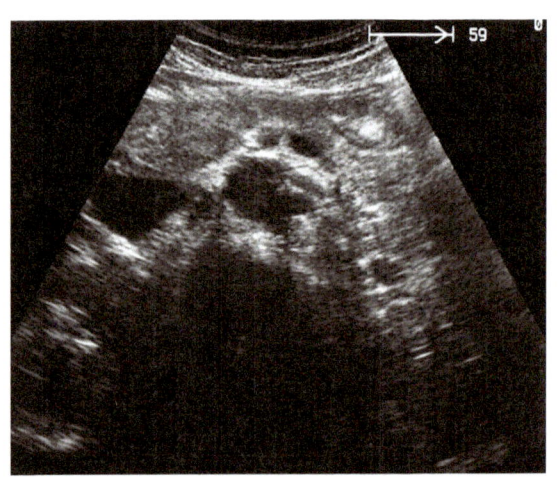

▶ 154 Artéria e veia renais esquerdas, artéria e veia mesentéricas superiores, aorta

Corpo do Pâncreas em Cortes Transversais

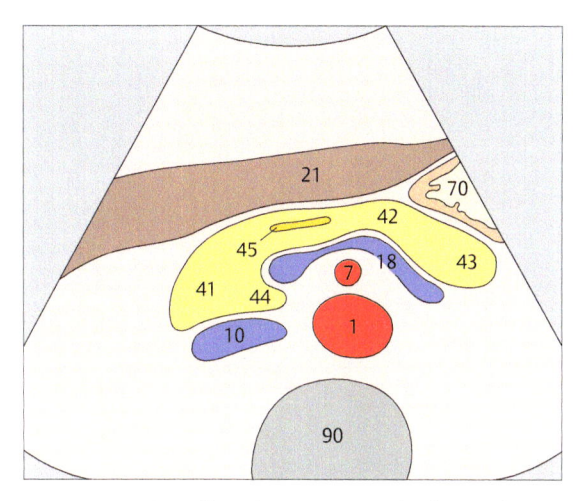

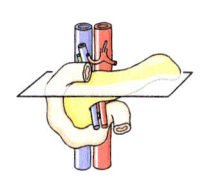

A veia esplênica é o marco para a localização do pâncreas. A artéria mesentérica superior fica entre a veia esplênica e a aorta, aparecendo como uma mancha sem eco cercada por ecos brilhantes..

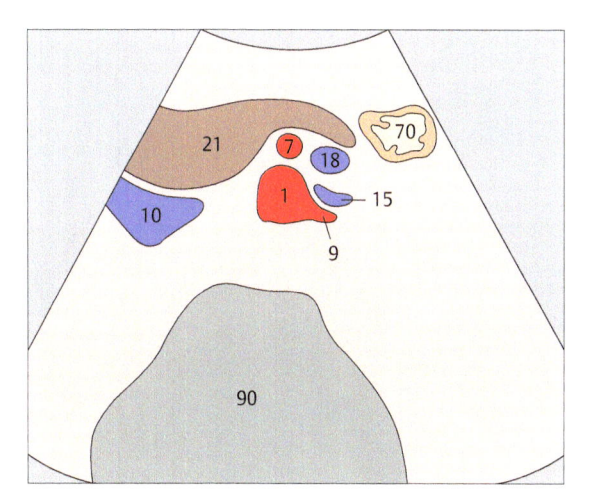

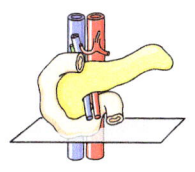

Quando os vasos renais são exibidos em uma varredura transversal, geralmente o pâncreas não é mais visualizado..

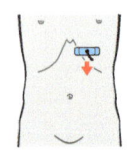

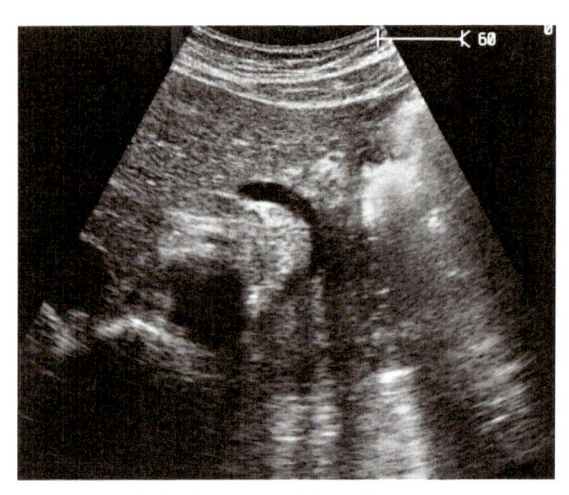

▶ 155 Cauda do pâncreas, artéria esplênica

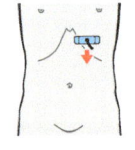

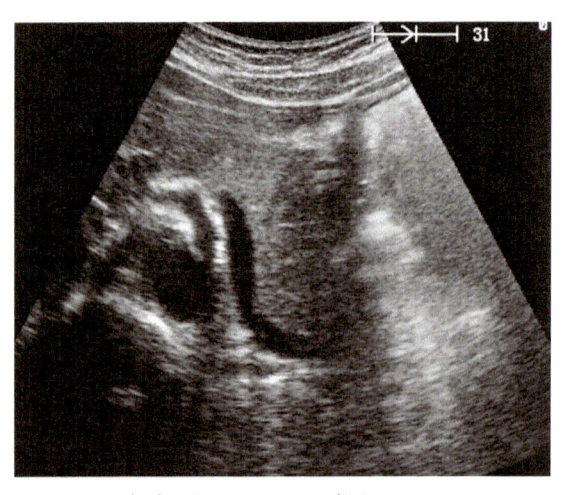

▶ 156 Cauda do pâncreas, veia esplênica

Cauda do Pâncreas em Cortes Transversais 177

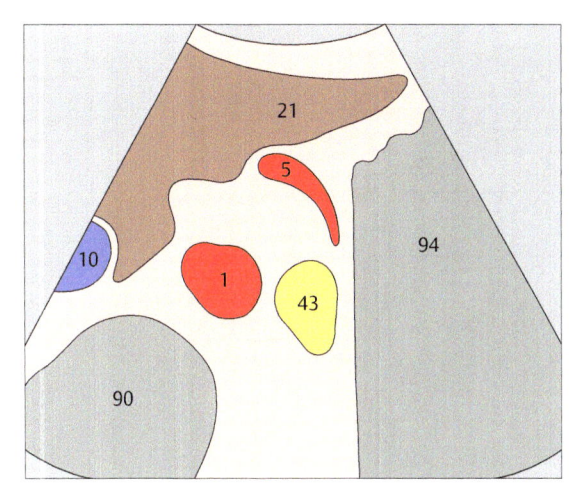

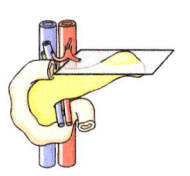

A cauda do pâncreas está localizada bem posteriormente, no lado esquerdo da aorta..

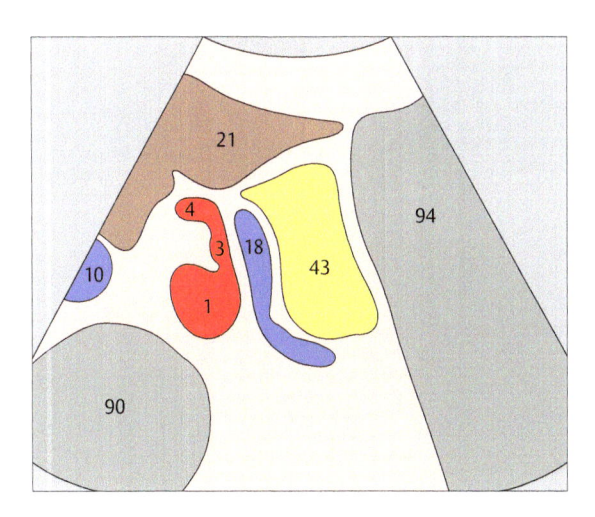

A cauda do pâncreas forma um ângulo agudo posterior a partir do corpo e se estende a uma distância variável entre o estômago e o polo renal superior, em direção ao hilo esplênico..

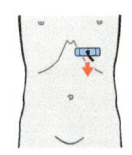

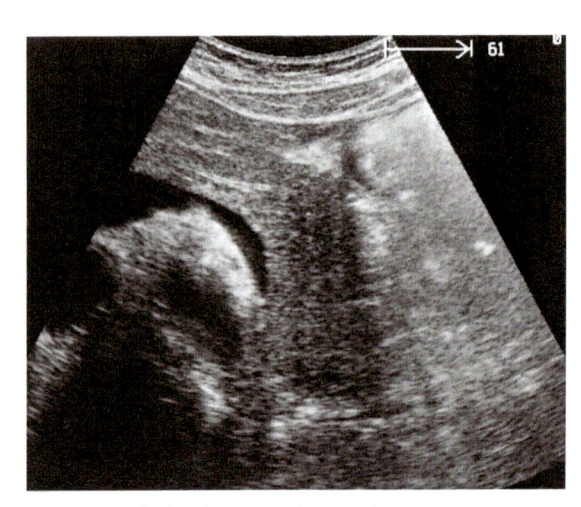

▶ 157 Cauda do pâncreas, gás no estômago

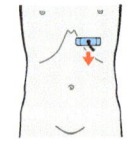

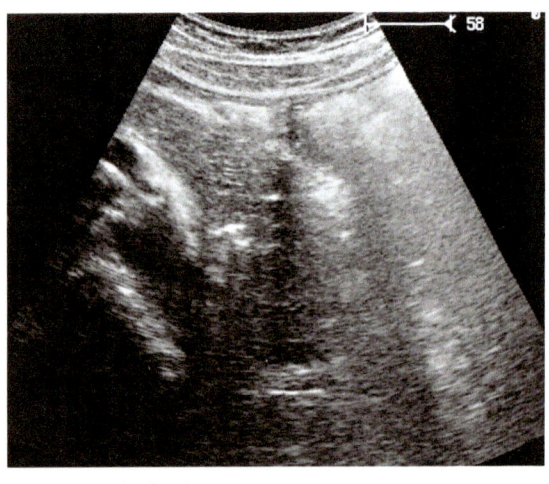

▶ 158 Cauda do pâncreas

Cauda do Pâncreas em Cortes Transversais 179

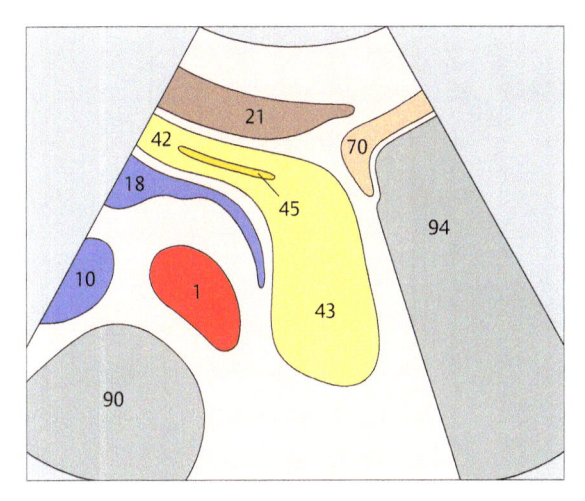

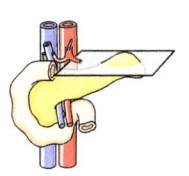

A junção entre o corpo e a cauda do pâncreas está localizada ao nível da margem aórtica esquerda..

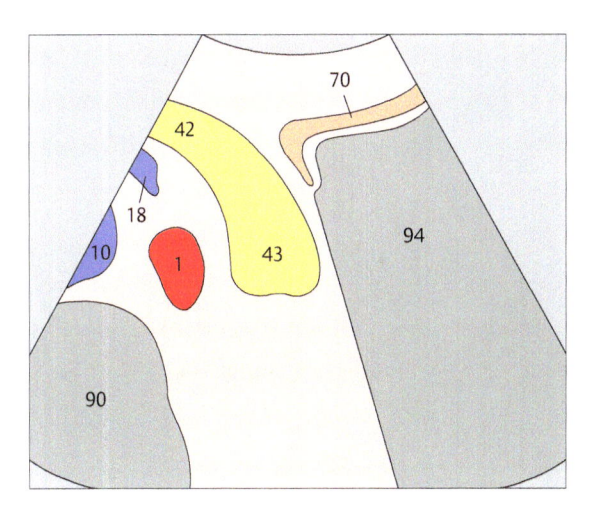

A cauda do pâncreas é a parte mais difícil da glândula para se avaliar com ultrassom..

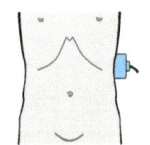

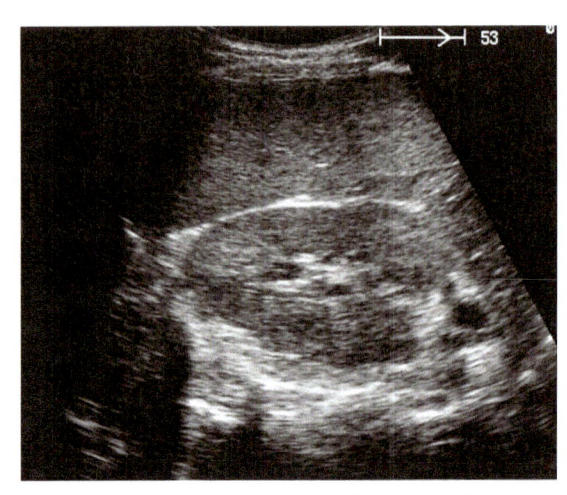

▶ 159 Varredura posterior à cauda do pâncreas, baço e rim

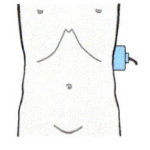

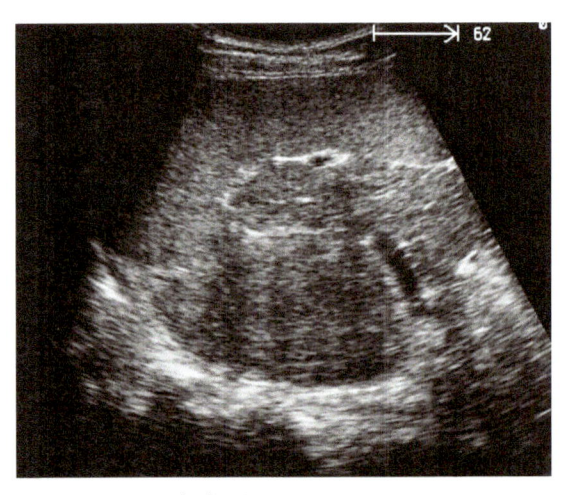

▶ 160 Baço, cauda do pâncreas, rim

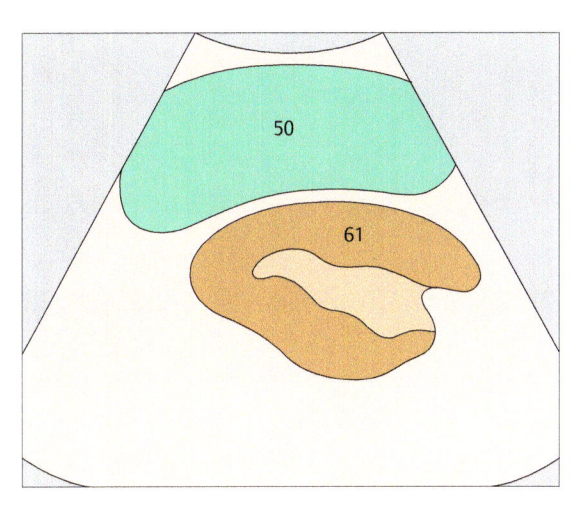

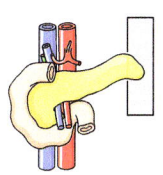

Visualização Transesplênica da Cauda do Pâncreas em Cortes Longitudinais 181

A cauda do pâncreas é examinada intercostal pelo baço. Rim e baço servem como marcos..

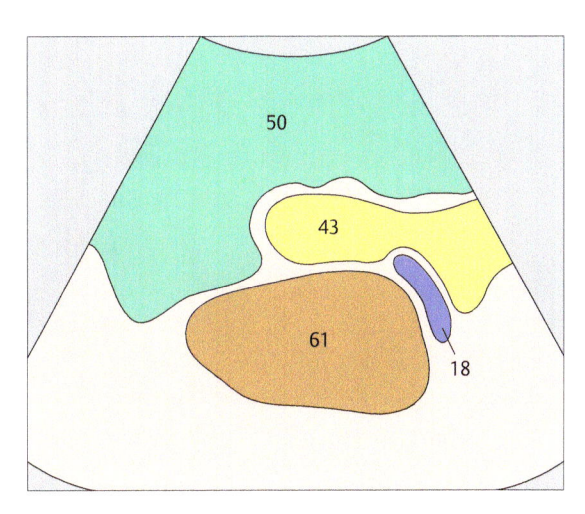

A cauda do pâncreas está localizada no hilo esplênico, entre o baço e o rim..

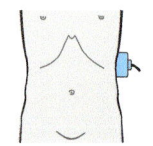

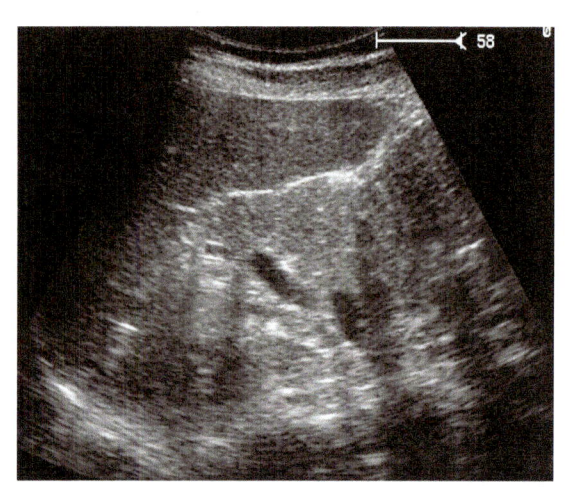

▶ **161** Baço, cauda do pâncreas, rim

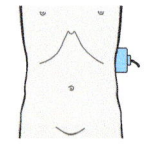

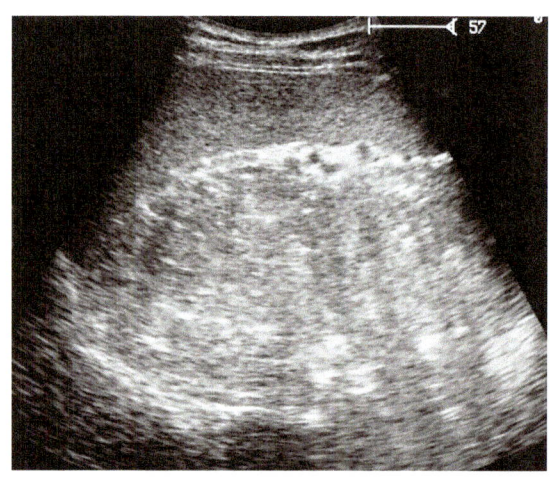

▶ **162** Varredura anterior à cauda do pâncreas, baço e estômago

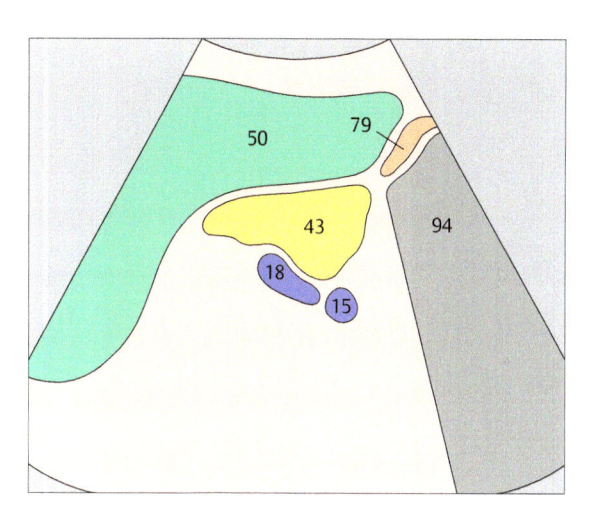

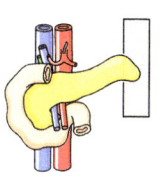

Visualização Transesplênica da Cauda do Pâncreas em Cortes Longitudinais 183

A interferência do gás intestinal é frequentemente encontrada caudal à cauda do pâncreas..

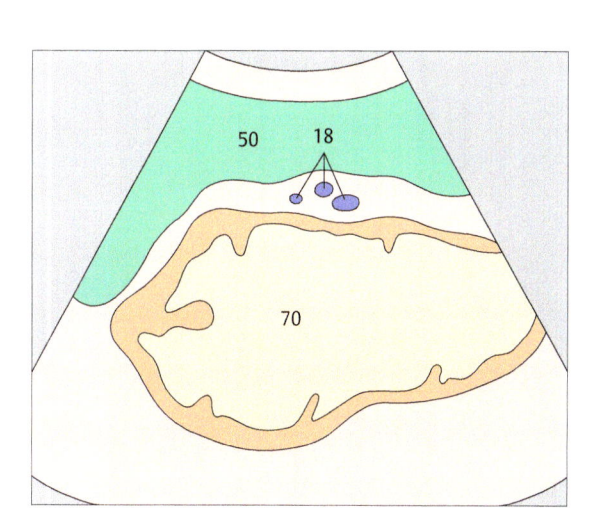

O estômago é fonte de numerosos artefatos anteriores à cauda do pâncreas..

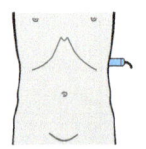

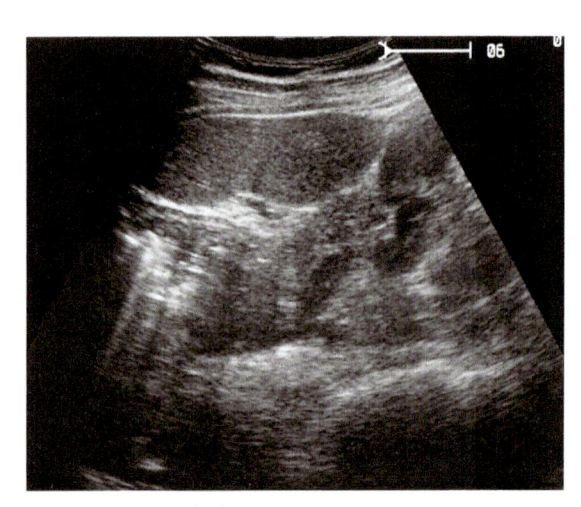

▶ 163 Baço, cauda do pâncreas, rim

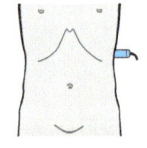

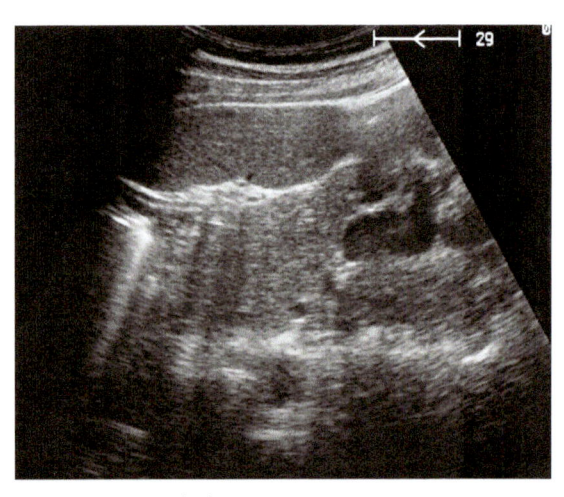

▶ 164 Baço, cauda do pâncreas, rim

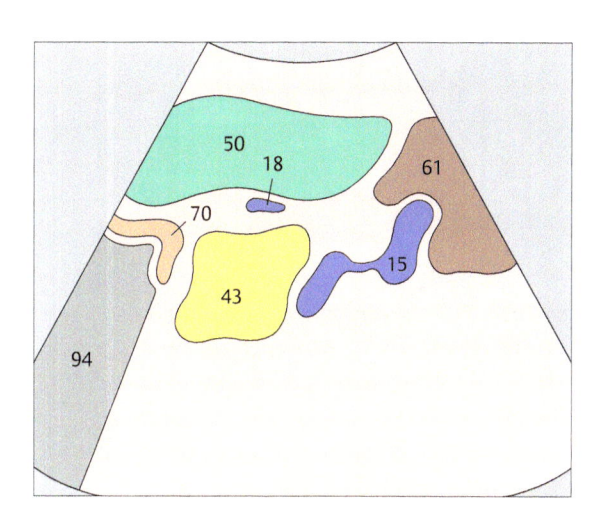

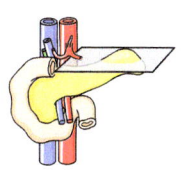

Visualização Transesplênica da Cauda do Pâncreas em Cortes Transversais   185

Em cortes transversais também, o baço é usado como janela acústica para varredura da cauda do pâncreas..

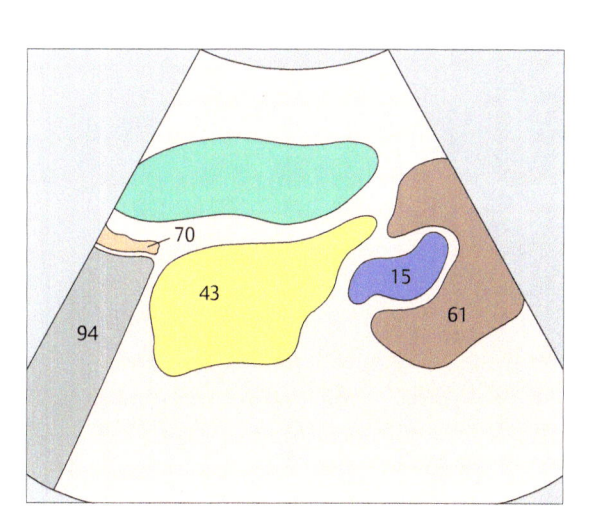

A cauda do pâncreas fica em um ângulo entre o baço e o rim.

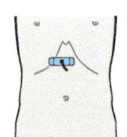

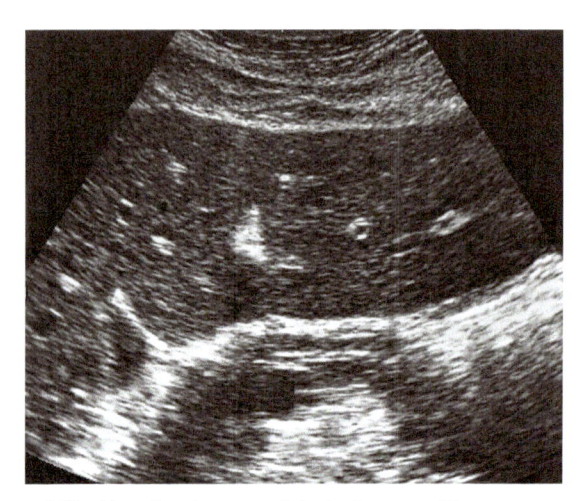

▶ 165 Varredura transversal de ducto pancreático

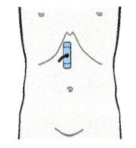

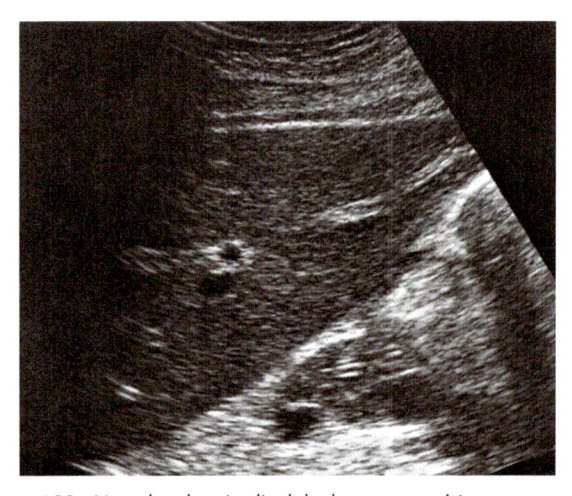

▶ 166 Varredura longitudinal de ducto pancreático

Detalhes do Pâncreas

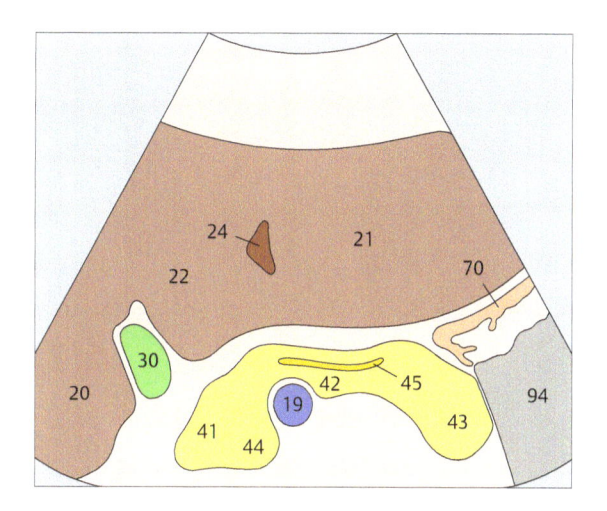

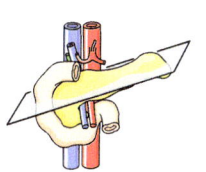

O ducto pancreático tem curso variável. Geralmente, ele corre na parte ventrocranial do parênquima, aparecendo no sonografia como duas linhas ecogênicas paralelas..

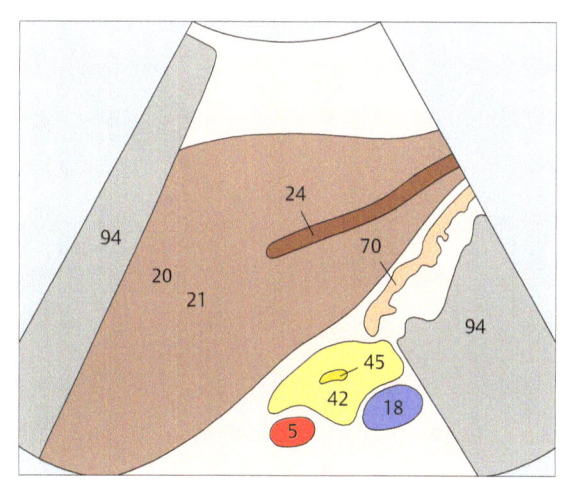

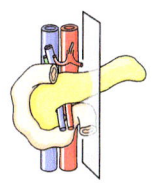

Neste plano o ducto pancreático aparece como uma estrutura tubular fina com um diâmetro luminal de até 3 mm. Ele está localizado levemente anterior ao centro da glândula..

5 Baço

Varreduras Longitudinais do Flanco do Baço ... p. 190
- **167** Baço, rim
- **168** Baço, rim
- **169** Baço, rim, veia esplênica
- **170** Baço, rim, veia esplênica
- **171** Baço, estômago
- **172** Baço, estômago

Varreduras Transversais do Flanco do Baço... p. 196
- **173** Baço, rim, estômago
- **174** Baço, rim, pâncreas
- **175** Baço, estômago
- **176** Baço, intestino delgado

Detalhes do Baço... p. 200
- **177** Baço acessório
- **178** Baço acessório

5 Baço

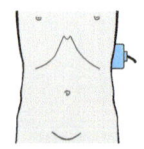

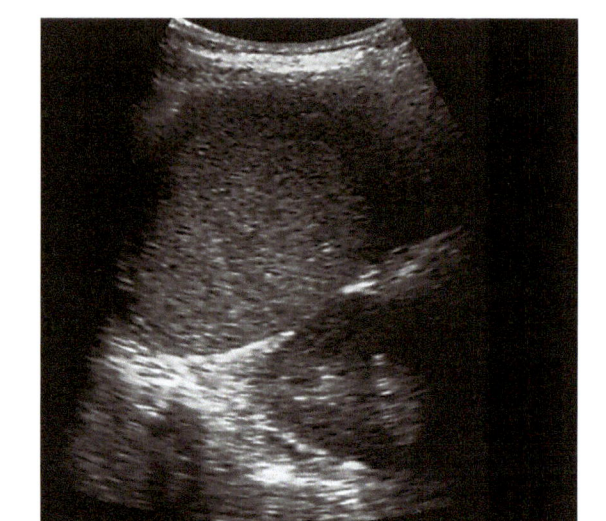

▶ **167** Baço, rim

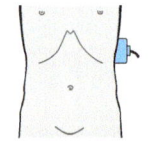

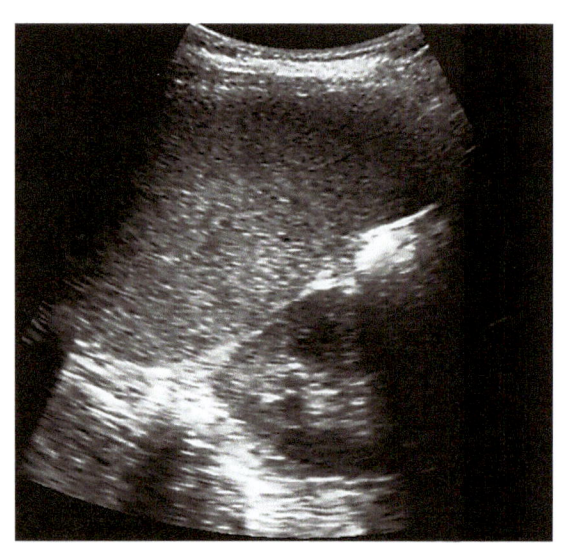

▶ **168** Baço, rim

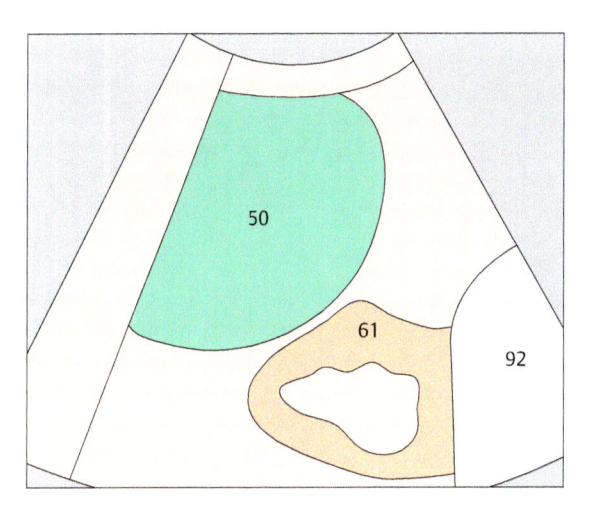

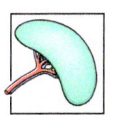

Varreduras Longitudinais do Flanco do Baço 191

O baço é identificado na varredura longitudinal do flanco como um triângulo arredondado entre o polo renal superior e o diafragma.

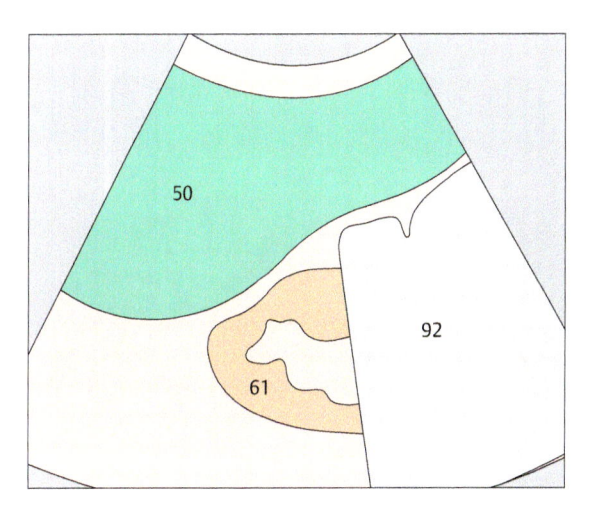

Geralmente, o baço é mais fácil de se exibir na expiração..

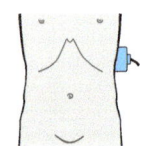

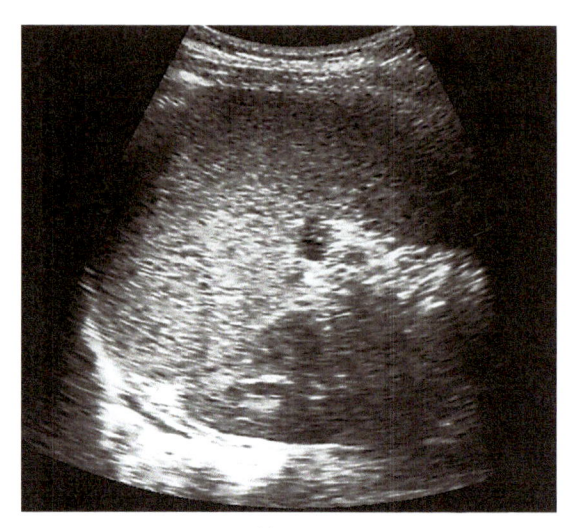

▶ **169** Baço, rim, veia esplênica

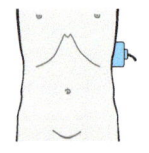

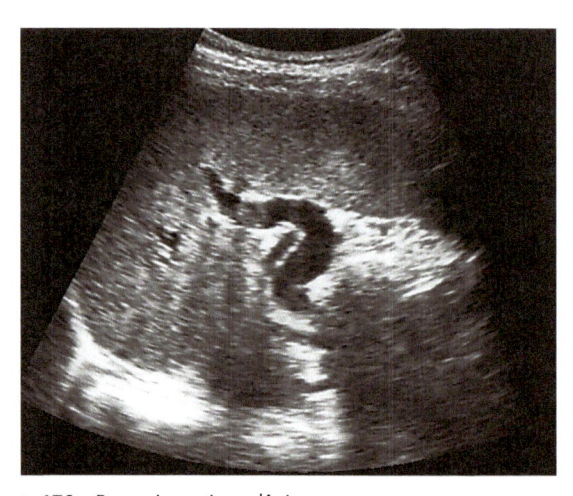

▶ **170** Baço, rim, veia esplênica

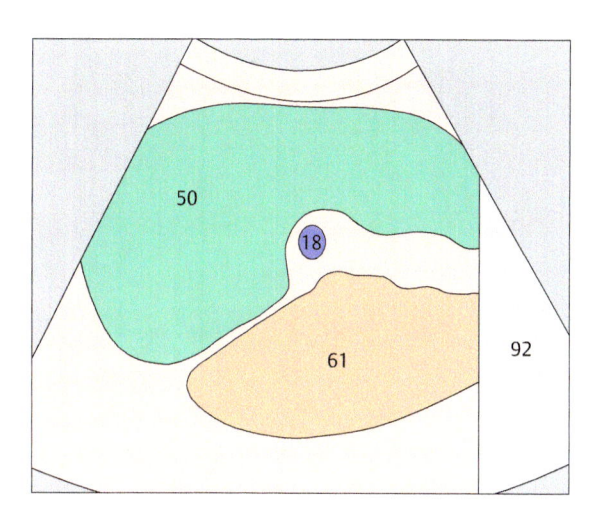

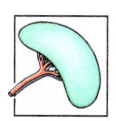

Varreduras Longitudinais do Flanco do Baço 193

Quase sempre, o baço é prontamente identificável..

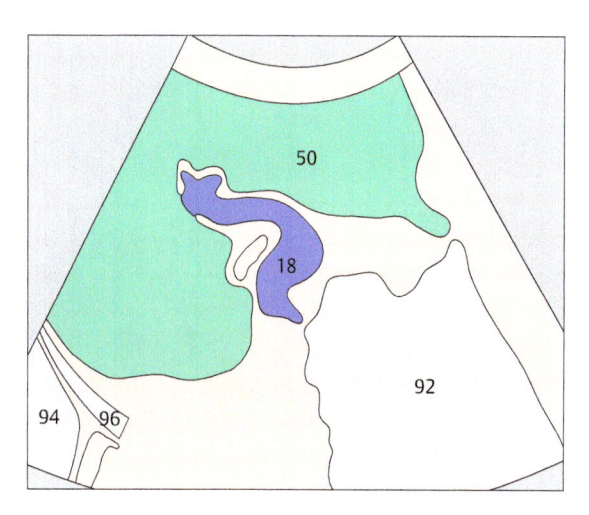

Uma varredura do flanco ao nível do hilo exibe o baço em sua maior dimensão longitudinal..

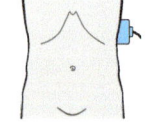

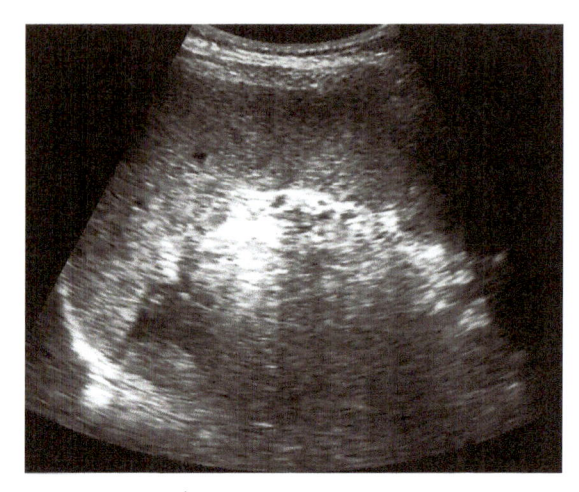

▶ 171 Baço, estômago

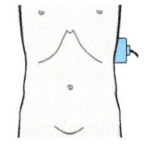

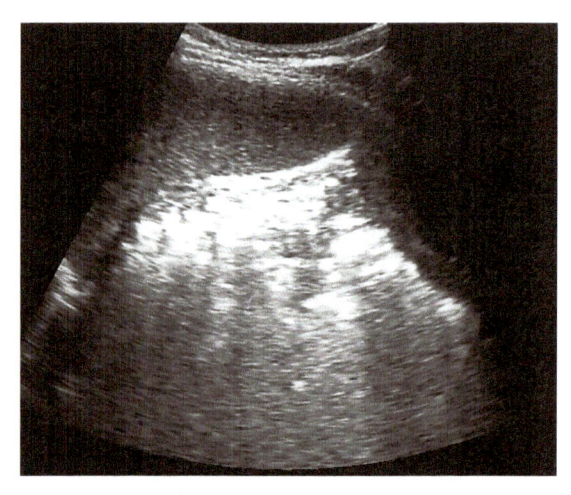

▶ 172 Baço, estômago

Varreduras Longitudinais do Flanco do Baço

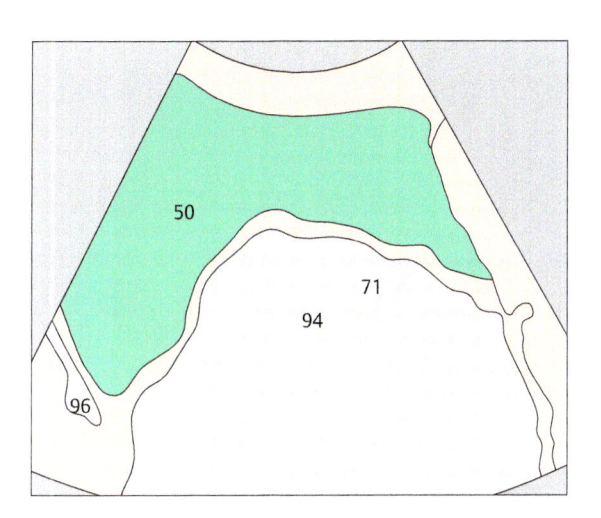

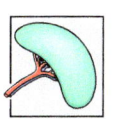

O baço fica anterior e medialmente contra o estômago..

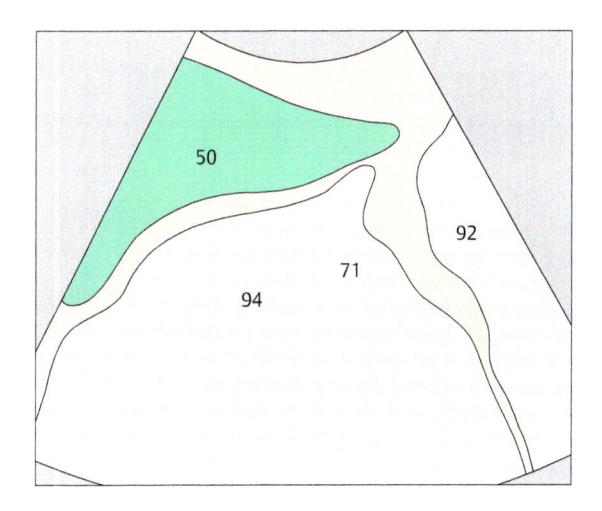

O baço exibe um formato crescente típico em uma varredura de flanco anterior..

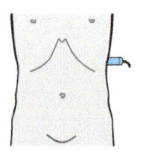

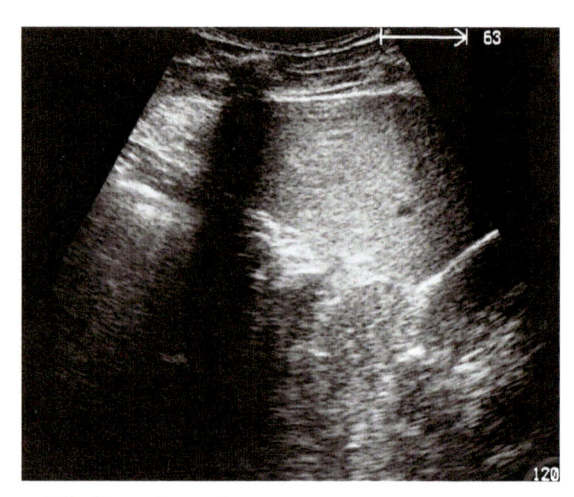

▶ 173 Baço, rim, estômago

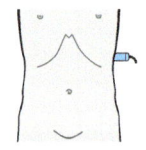

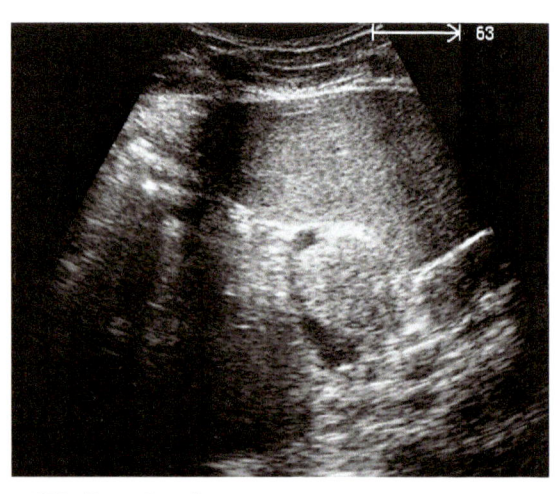

▶ 174 Baço, rim, pâncreas

Varreduras Transversais do Flanco do Baço

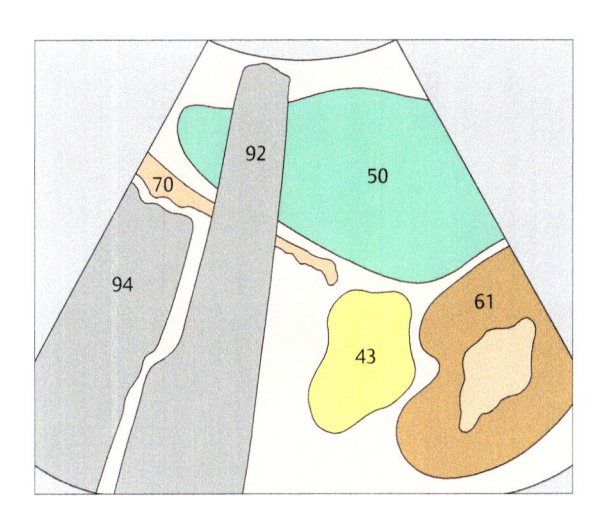

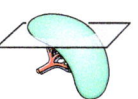

Uma varredura transversal alta do flanco demonstra a tríade típica de baço, rim e estômago..

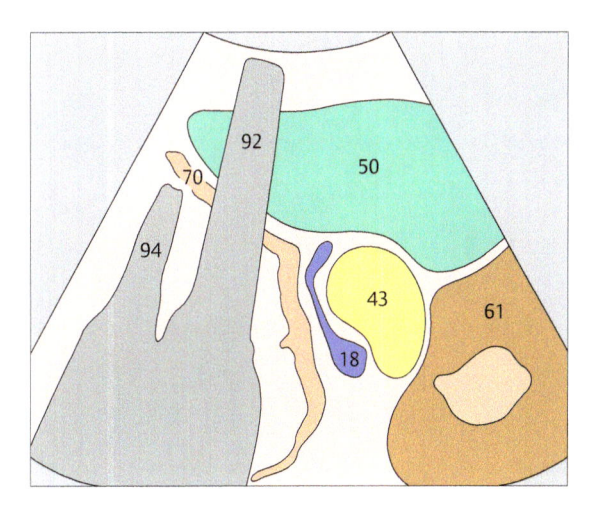

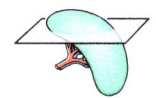

A cauda do pâncreas pode, geralmente, ser identificada no hilo esplênico, próxima aos vasos esplênicos..

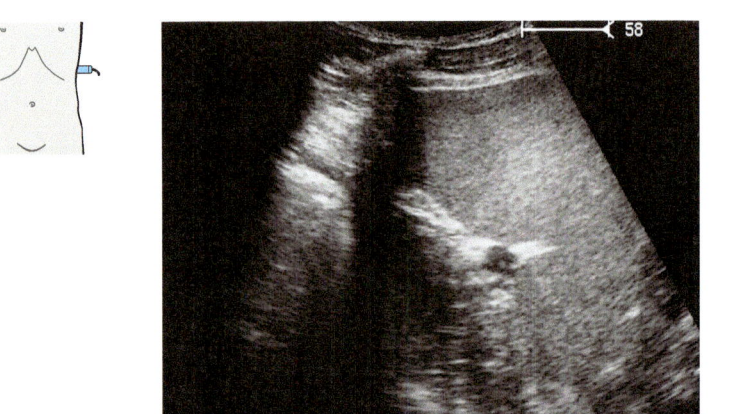

▶ 175 Baço, estômago

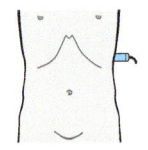

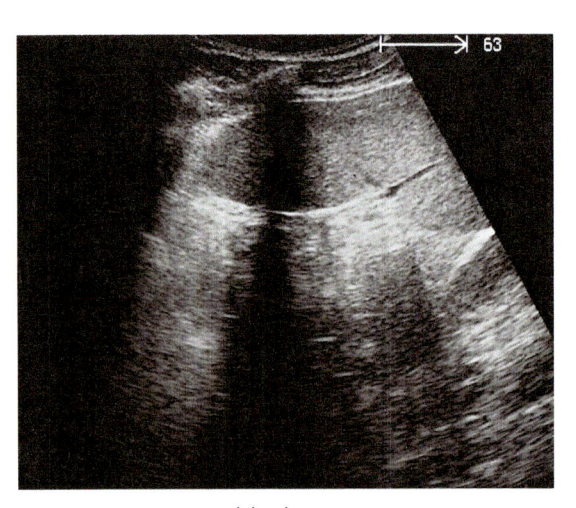

▶ 176 Baço, intestino delgado

Varreduras Transversais do Flanco do Baço

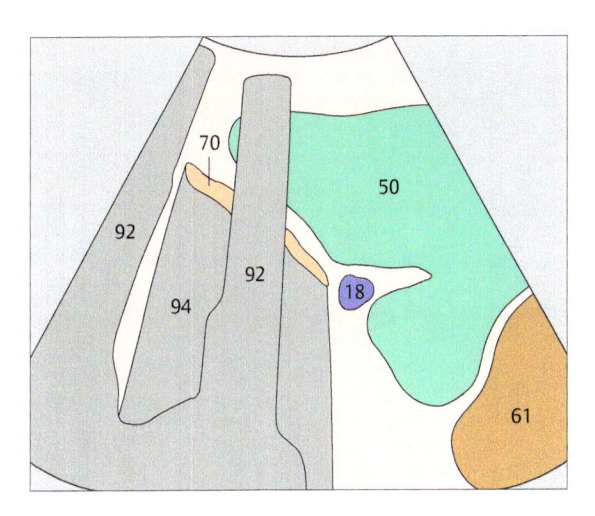

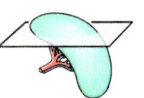

O baço pode se mostrar profundamente lobulado por septos..

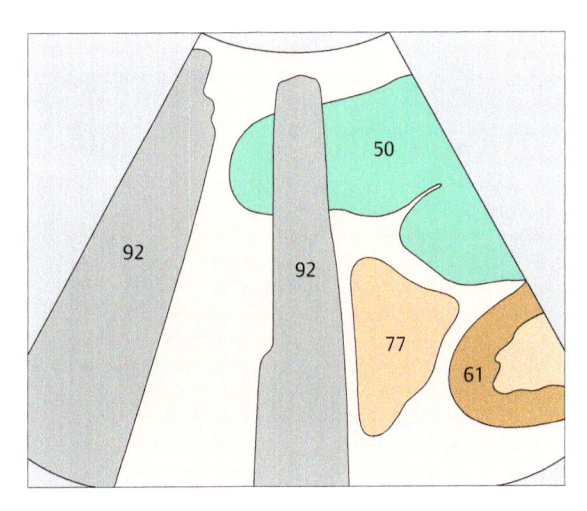

Alças do intestino delgado estão localizadas mediais ao polo inferior do baço..

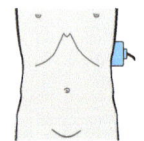

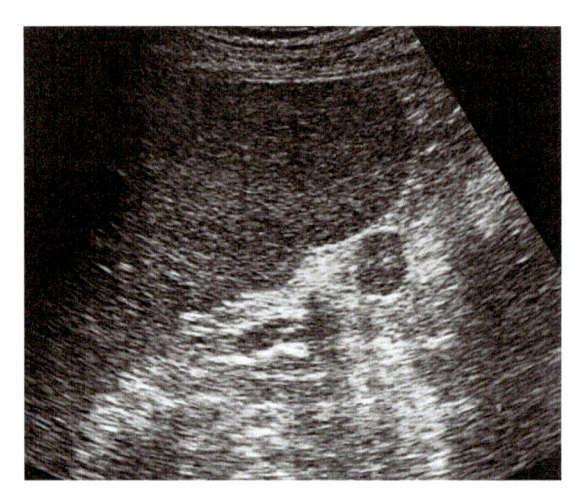

▶ 177 Baço acessório

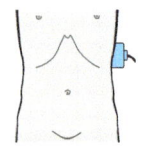

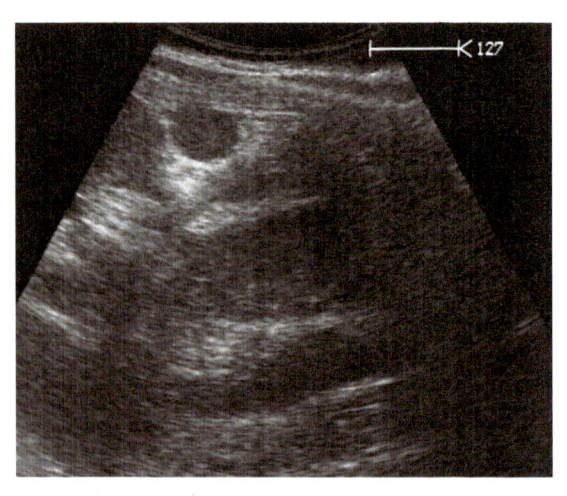

▶ 178 Baço acessório

Detalhes do Baço **201**

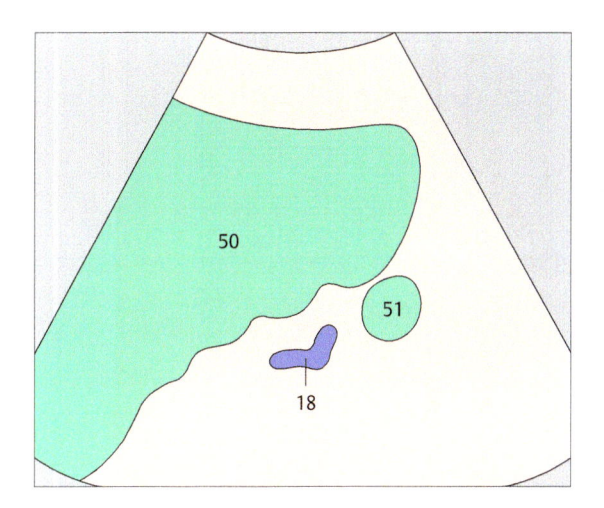

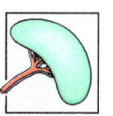

Baços acessórios são encontrados mais usualmente na região hilar..

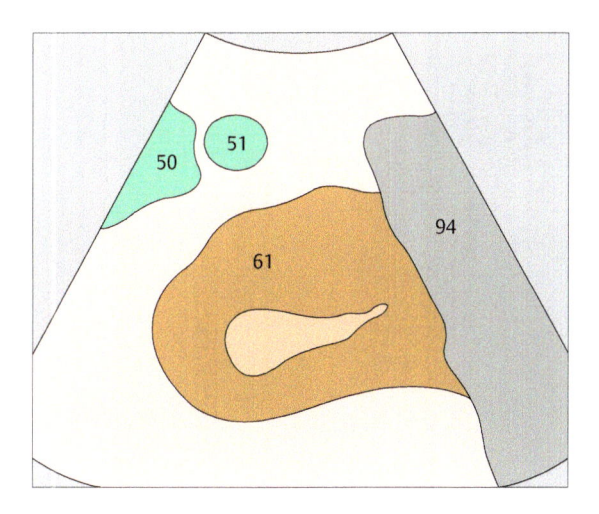

Ocasionalmente, um baço acessório pode ser encontrado no polo inferior..

6 Rins

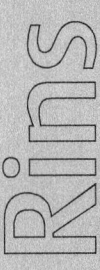

**Varredura Longitudinal do Flanco do
Rim Direito de Posterior para Anterior ... p. 204**

179 Rim, fígado, músculo psoas
180 Rim, fígado, músculo psoas
181 Rim, fígado, músculo psoas
182 Rim, veia renal direita

**Varredura Transversal do Flanco do
Rim Direito de Cima para Baixo ... p. 208**

183 Rim, fígado
184 Rim, fígado, veia renal direita
185 Rim, fígado
186 Rim, fígado

**Varreduras Longitudinais Abdominais Superiores do
Rim Direito da Direita para a Esquerda ... p. 212**

187 Rim, fígado
188 Rim, fígado
189 Rim, fígado
190 Rim, fígado
191 Rim, veia renal direita, fígado
192 Rim, veia renal direita, fígado

**Varreduras Transversais Abdominais Superiores do
Rim Direito de Cima para Baixo ... p. 214**

193 Rim, veia renal direita, veia cava
194 Rim, veia renal direita, veia cava
195 Rim, veia renal direita, veia cava
196 Rim, veia renal direita
197 Rim, fígado
198 Rim, fígado
199 Rim, fígado
200 Rim, fígado

**Varredura Longitudinal do Flanco do
Rim Esquerdo de Posterior para Anterior ... p. 222**

201 Rim, baço, músculo psoas
202 Rim, baço, músculo psoas
203 Rim, baço, músculo psoas
204 Rim, veia renal, baço, aorta

**Varredura Transversal do Flanco do
Rim Esquerdo de Cima para Baixo ... p. 226**

205 Rim, baço, estômago
206 Rim, artéria renal esquerda, baço, estômago
207 Rim, flexura cólica direita
208 Rim, flexura cólica direita

Detalhes dos Rins ... p. 230

209 Pirâmides medulares
210 Sistema de coleta

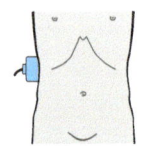

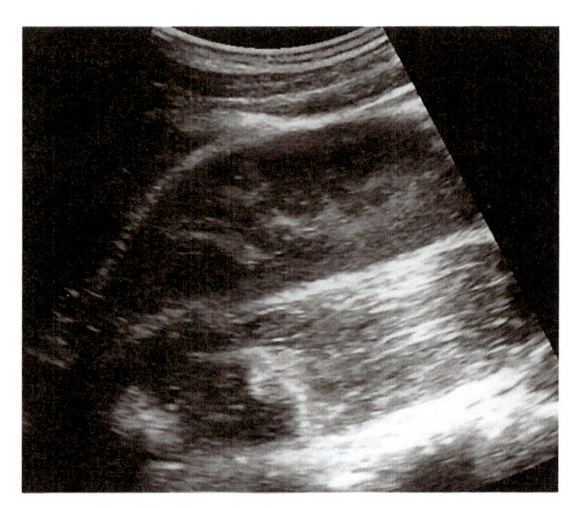

▶ 179 Rim, fígado, músculo psoas

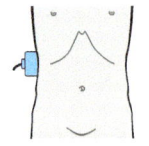

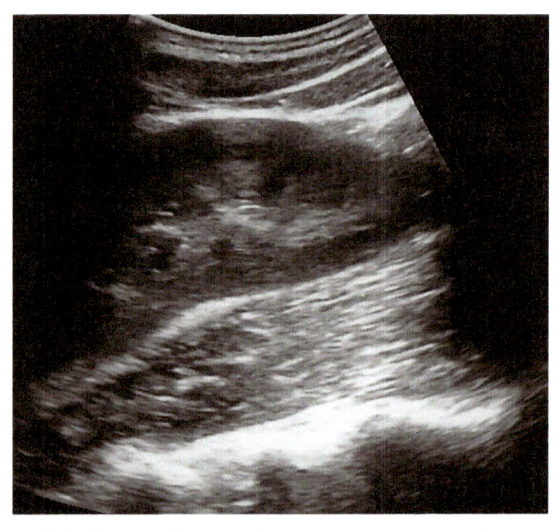

▶ 180 Rim, fígado, músculo psoas

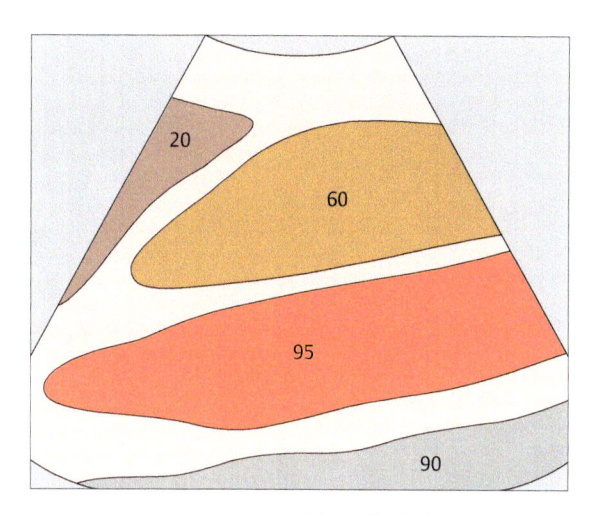

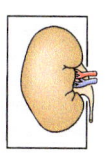

Varredura Longitudinal do Flanco do Rim Direito de Posterior para Anterior

O rim direito é demonstrado claramente pela janela acústica do fígado.

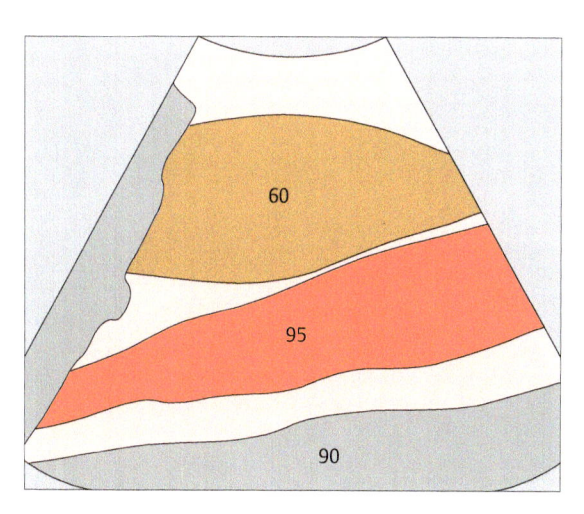

Os rins deslizam para baixo ao longo dos músculos lombares durante as excursões respiratórias.

6 Rins

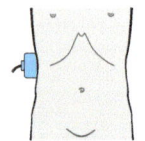

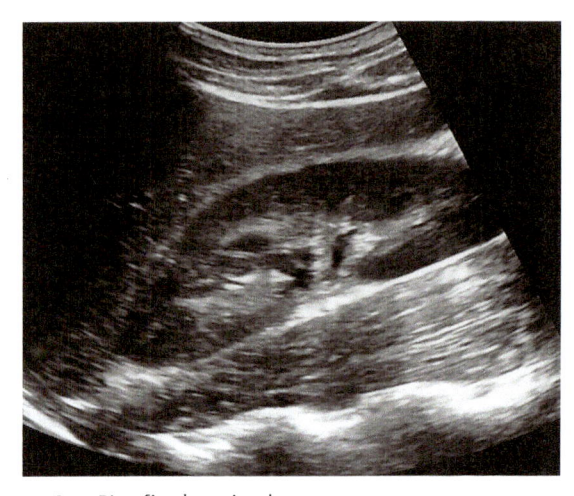

▶ 181   Rim, fígado, músculo psoas

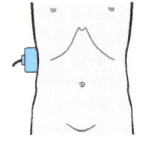

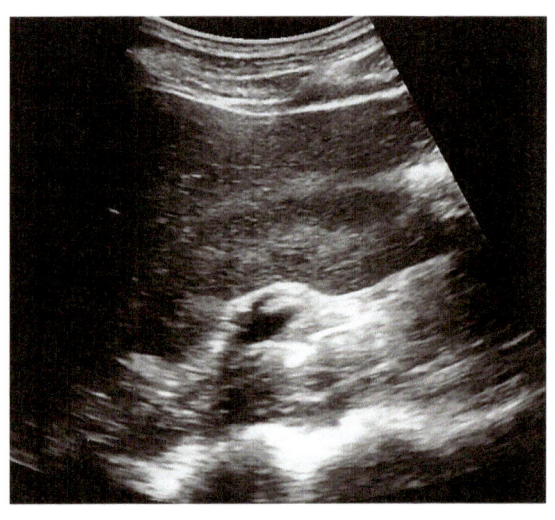

▶ 182   Rim, veia renal direita

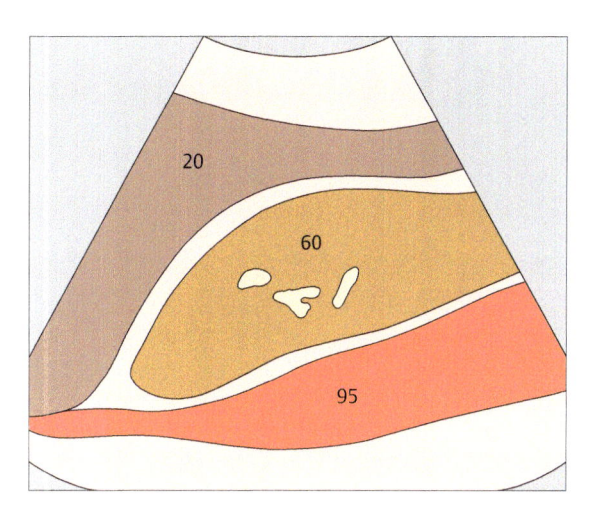

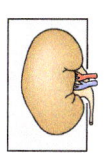

Varredura Longitudinal do Flanco do Rim Direito de Posterior para Anterior 207

A soma de porções do sistema pélvico, vasos sanguíneos, linfáticos, tecido gorduroso e seio renal formam um complexo ecogênico no centro do rim.

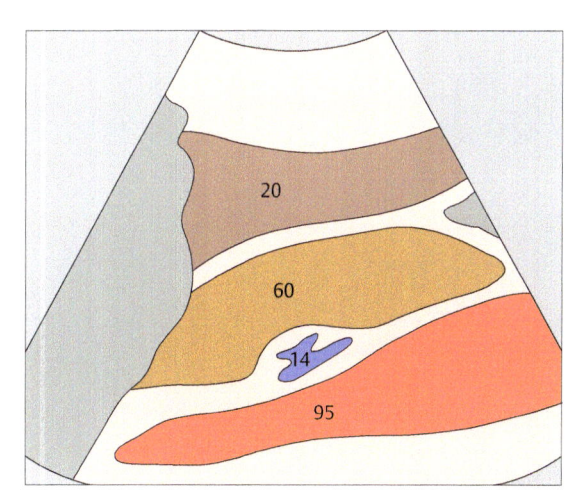

A cápsula renal fibrosa não pode ser visualizada com ultrassom.

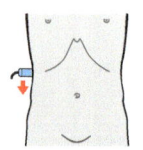

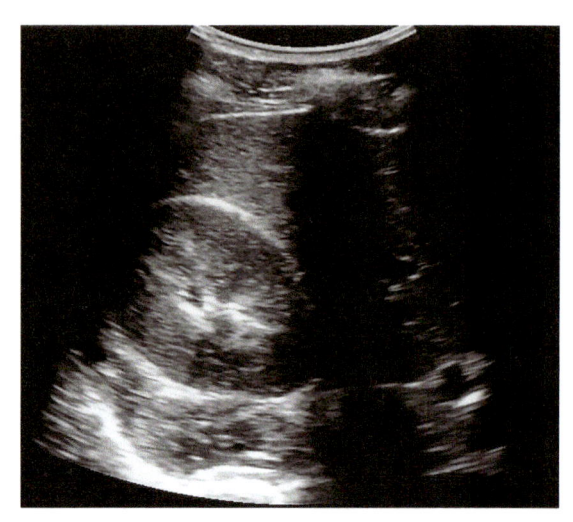

▶ 183 Rim, fígado

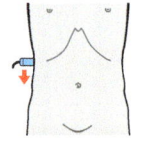

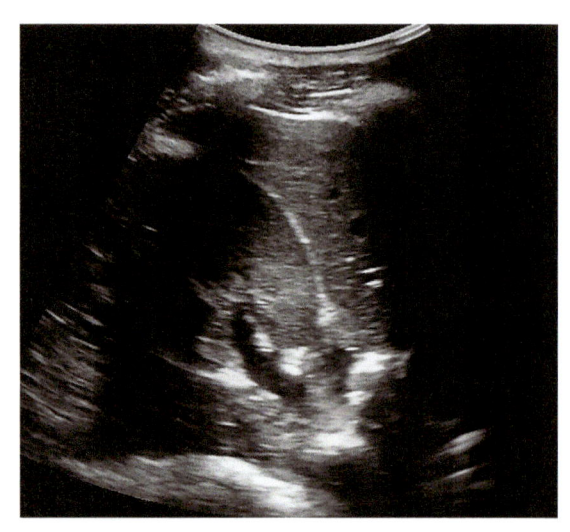

▶ 184 Rim, fígado, veia renal direita

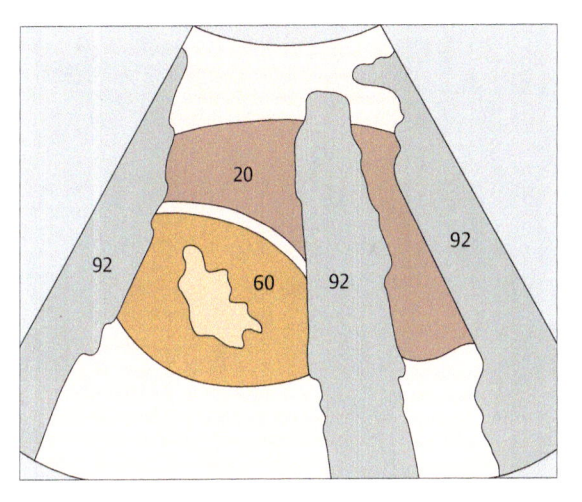

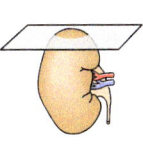

Varredura Transversal do Flanco do Rim Direito de Cima para Baixo

O rim direito ocupa um sítio posterior no ângulo entre a coluna espinal, músculos e lobo direito do fígado.

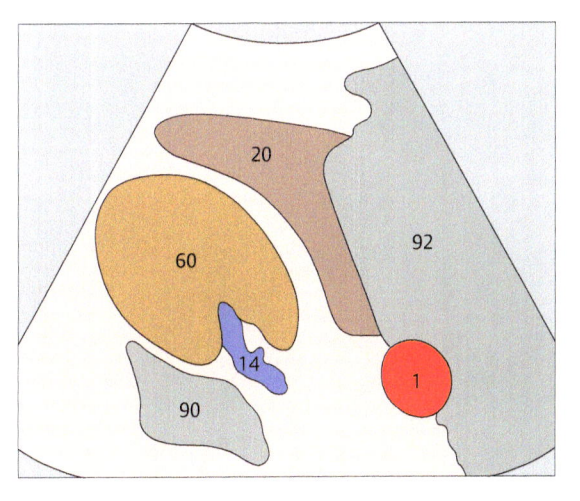

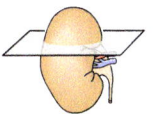

Em geral, os vasos renais do hilo podem ser claramente definidos.

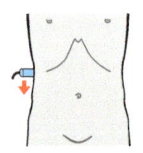

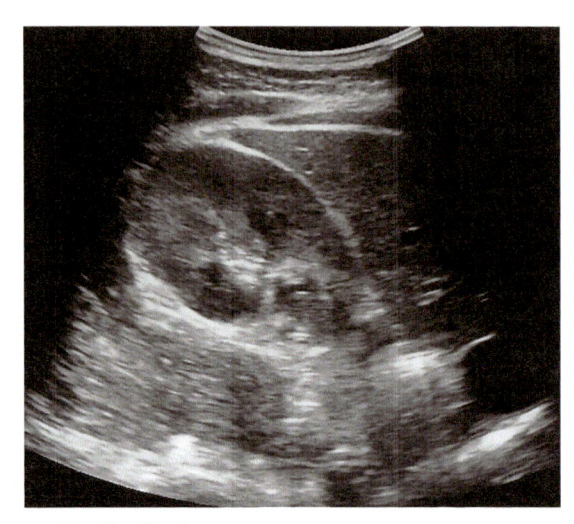

▶ 185 Rim, fígado

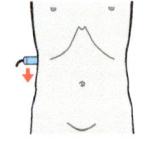

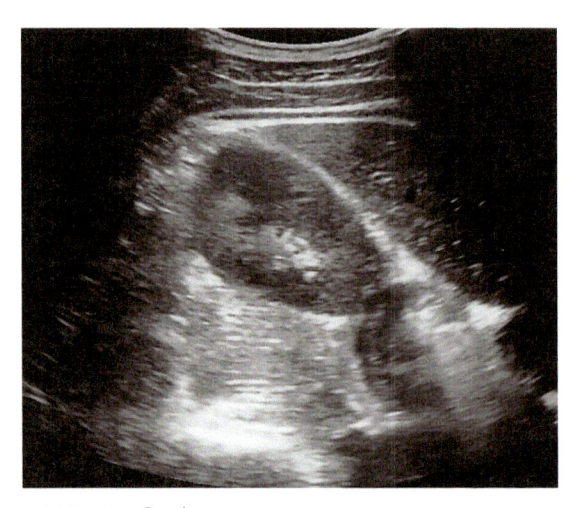

▶ 186 Rim, fígado

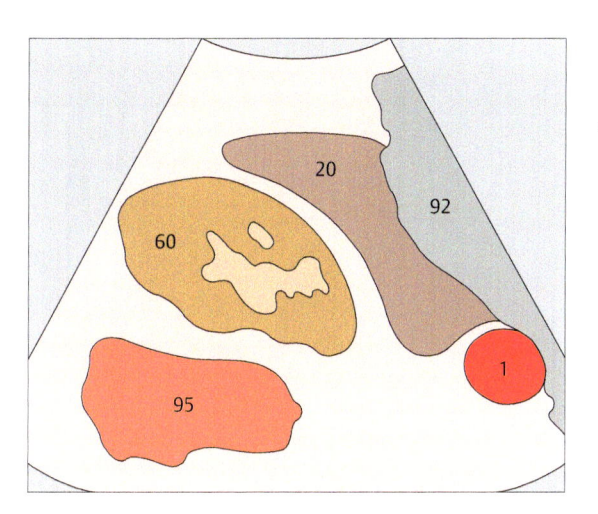

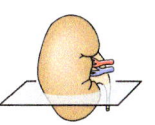

Varredura Transversal do Flanco do Rim Direito de Cima para Baixo   211

O músculo psoas está localizado medial ao rim.

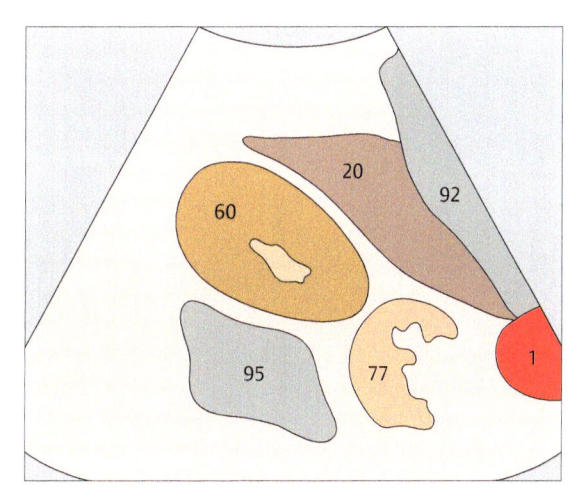

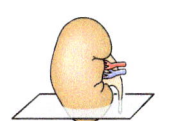

Na maioria dos casos o rim direito pode ser claramente visualizado até seu polo superior, quando examinado a partir do lado lateral.

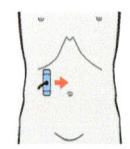

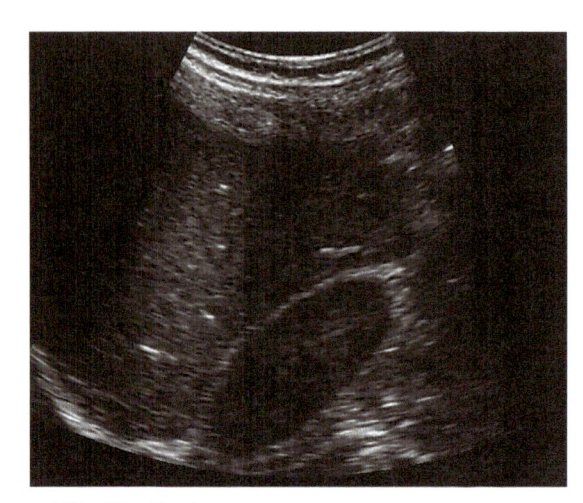

▶ 187 Rim, fígado

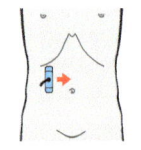

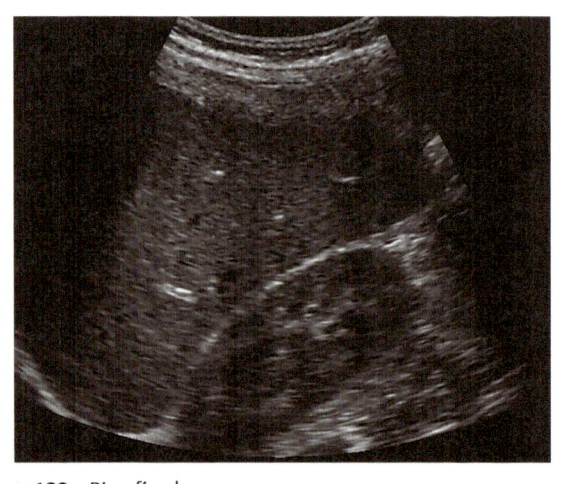

▶ 188 Rim, fígado

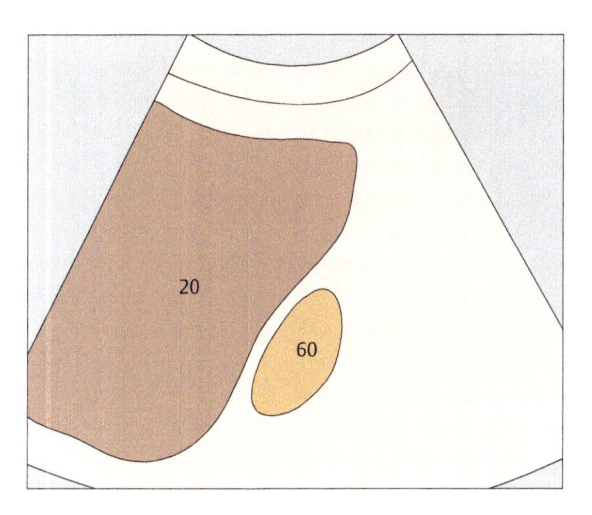

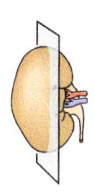

Varreduras Longitudinais Abdominais Superiores do Rim Direito da Direita para a ... **213**

20

60

O fígado é a janela acústica para exibir o rim direito de frente. ◀

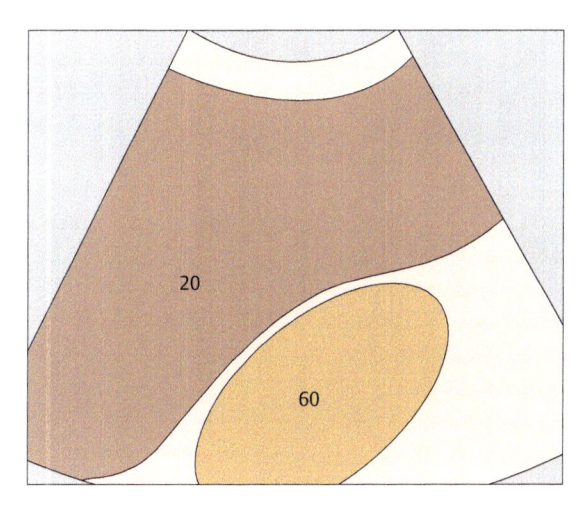

20

60

O fígado se projeta sobre o rim em graus variáveis. ◀

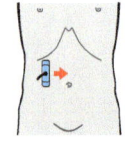

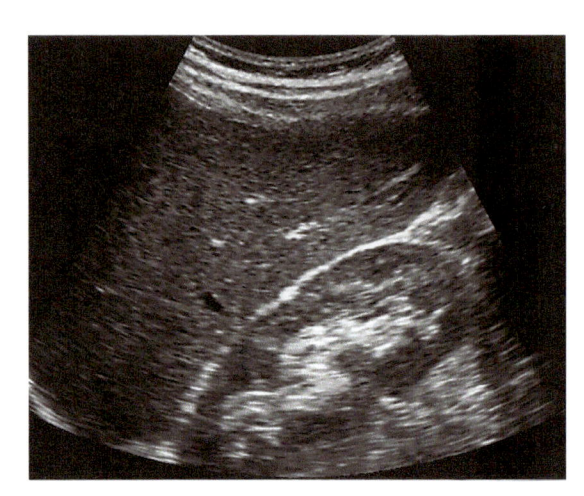

▶ **189** Rim, fígado

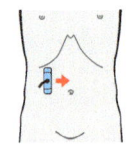

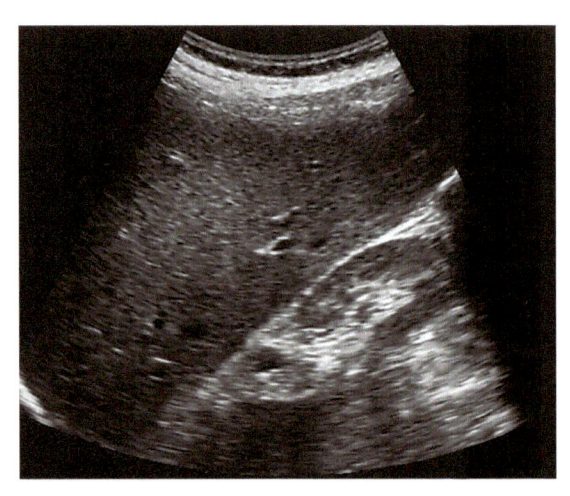

▶ **190** Rim, fígado

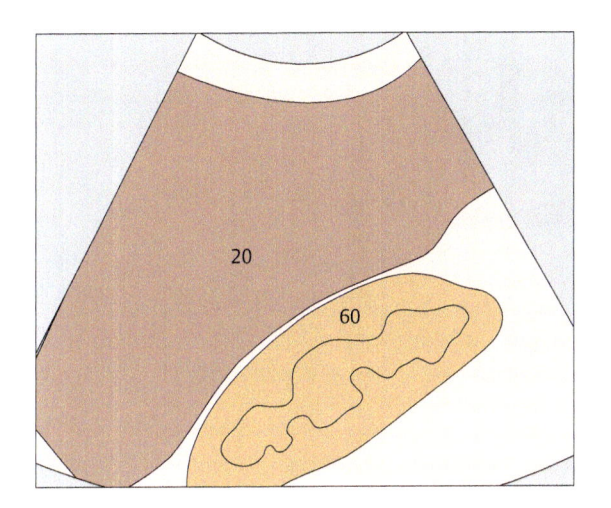

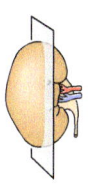

Uma varredura anterior exibirá, com frequência, todo o rim direito em pacientes magros.

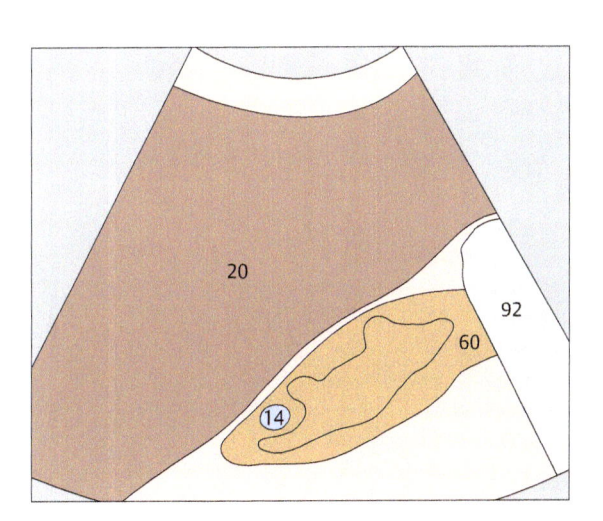

O polo inferior do rim está, com frequência, obscurecido pelo gás intestinal de cobertura.

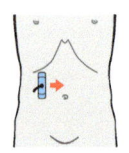

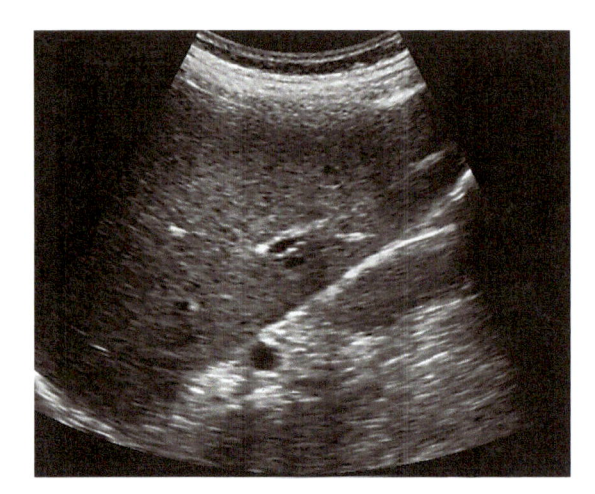

▶ 191   Rim, veia renal direita, fígado

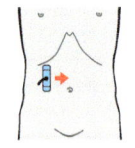

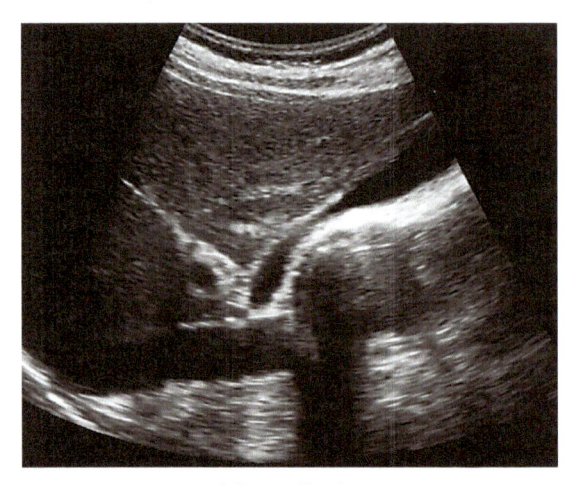

▶ 192   Rim, veia renal direita, fígado

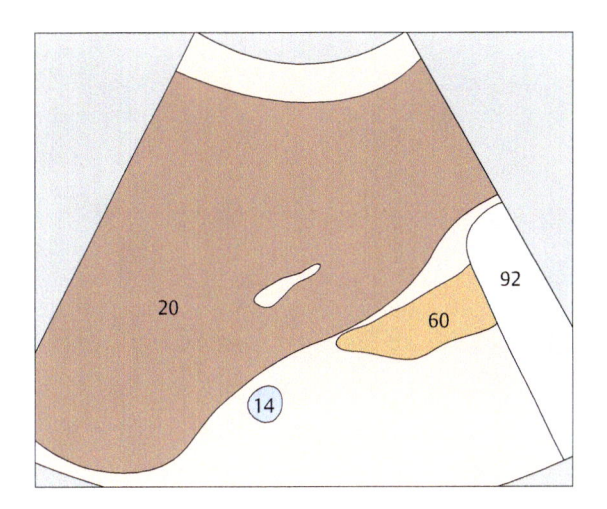

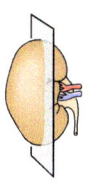

Varreduras Transversais Abdominais Superiores do Rim Direito de Cima para Baixo 217

O rim direito pode ser esperado alguns centímetros para a direita da veia cava.

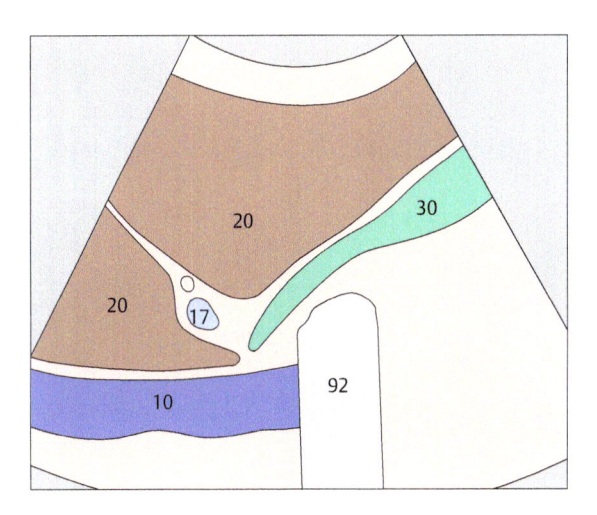

O rim direito pode ser acompanhado a partir da veia cava em um corte longitudinal anterior.

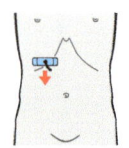

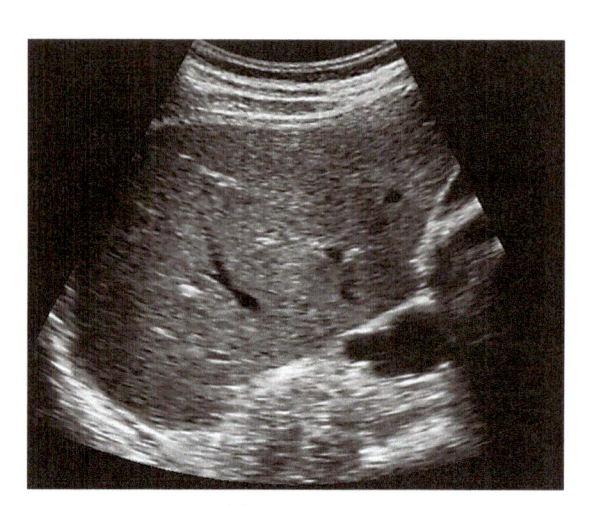

▶ 193 Rim, veia renal direita, veia cava

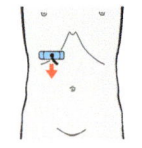

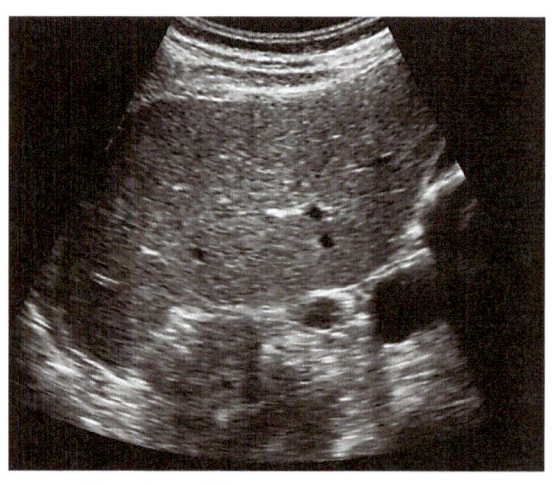

▶ 194 Rim, veia renal direita, veia cava

Varreduras Transversais Abdominais Superiores do Rim Direito de Cima para Baixo 219

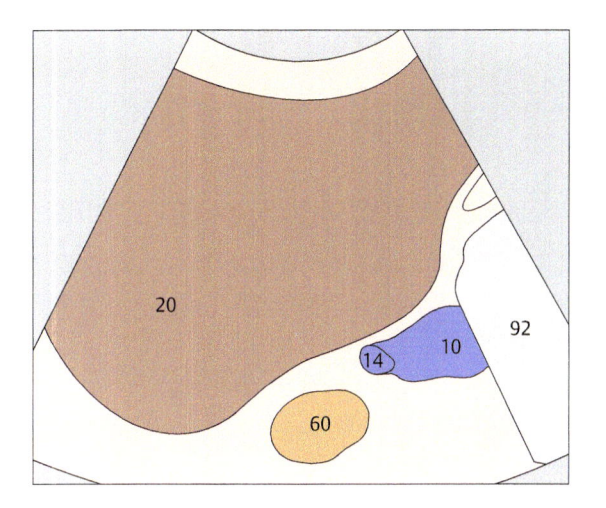

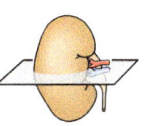

Fígado, veia cava e a origem da veia renal marcam a borda superior do rim direito.

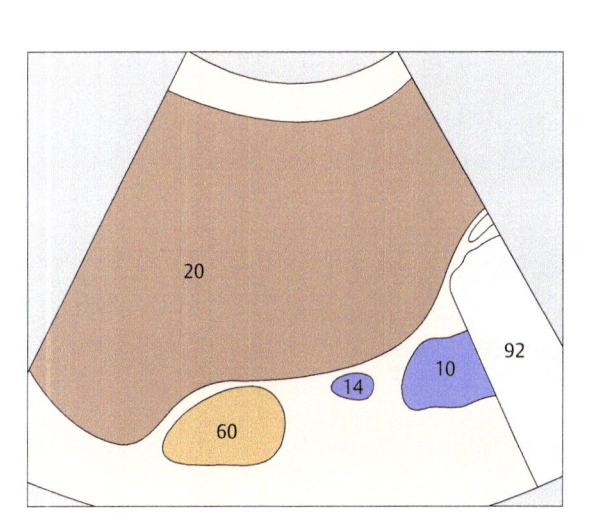

A veia renal também pode ser bem acompanhada a partir da veia cava em um corte transversal.

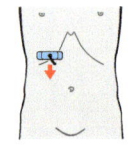

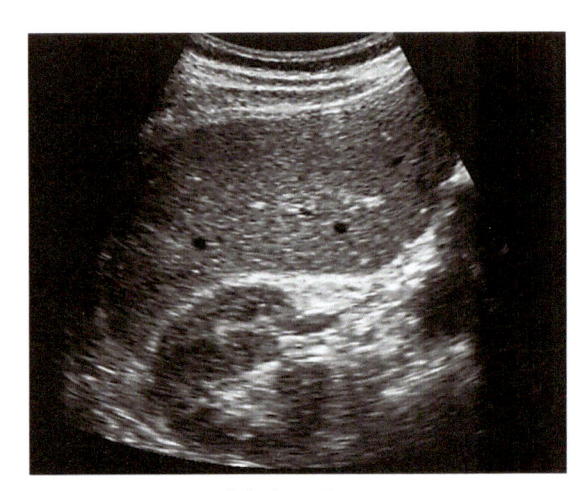

▶ 195 Rim, veia renal direita, veia cava

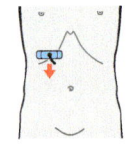

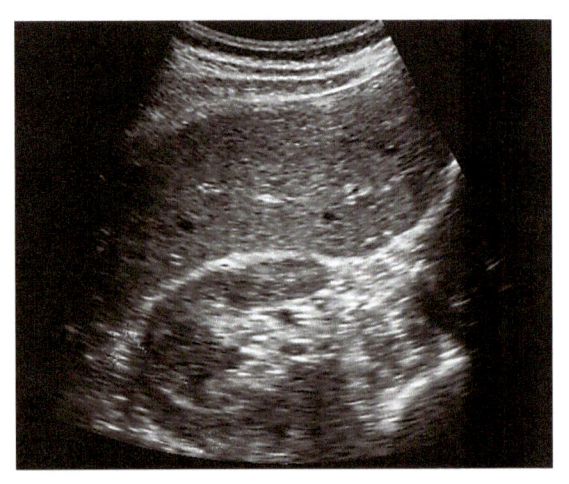

▶ 196 Rim, veia renal direita

Varreduras Transversais Abdominais Superiores do Rim Direito de Cima para Baixo

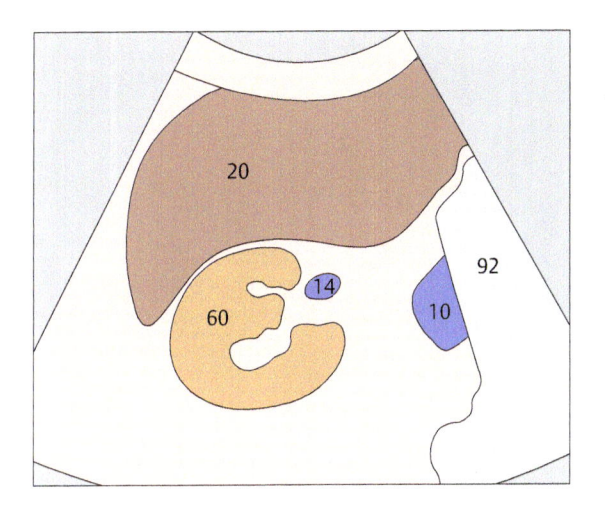

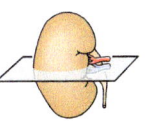

Em geral, a veia renal direita pode ser prontamente acompanhada para dentro do hilo.

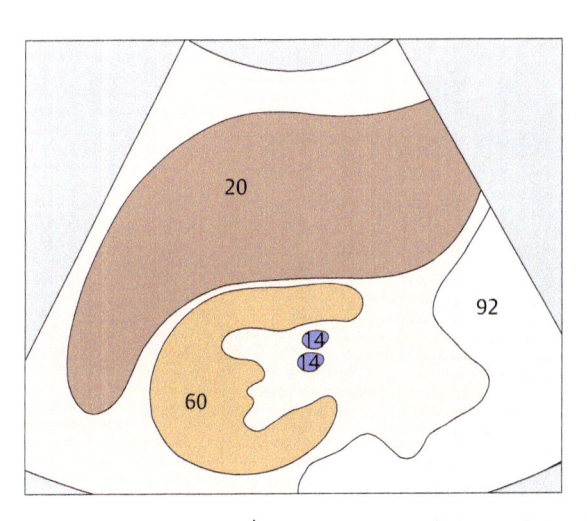

Às vezes a artéria renal não se exibe imediatamente.

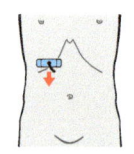

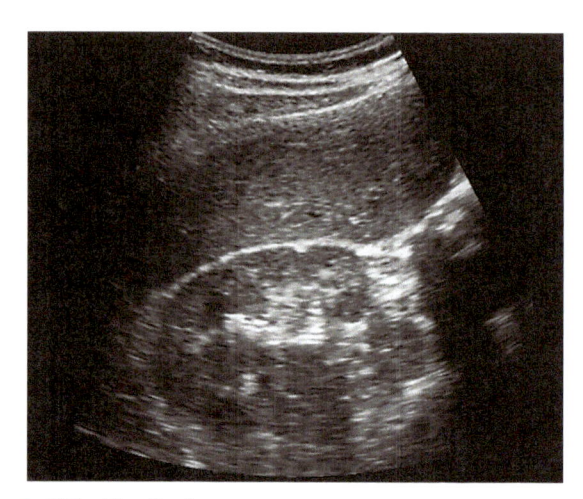

▶ 197 Rim, fígado

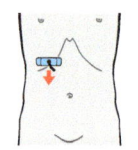

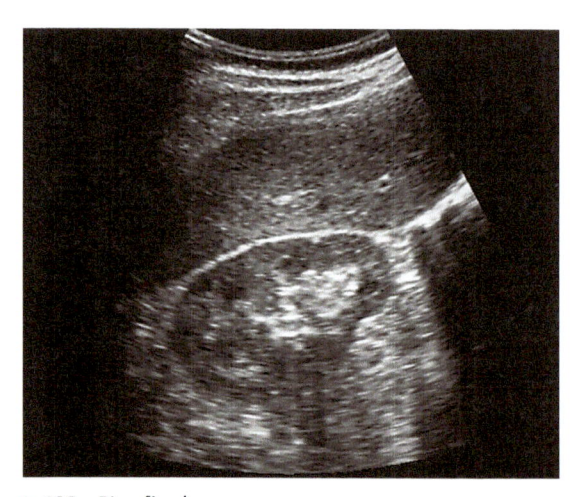

▶ 198 Rim, fígado

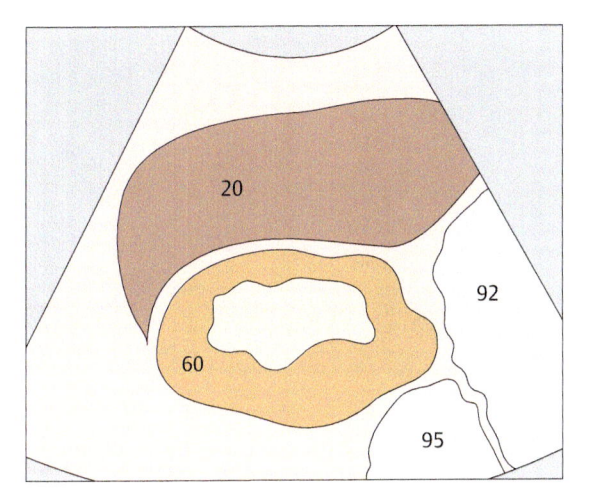

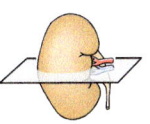

Varredura Longitudinal do Flanco do Rim Esquerdo de Posterior para Anterior   223

O rim desliza para baixo no músculo psoas durante a inspiração.

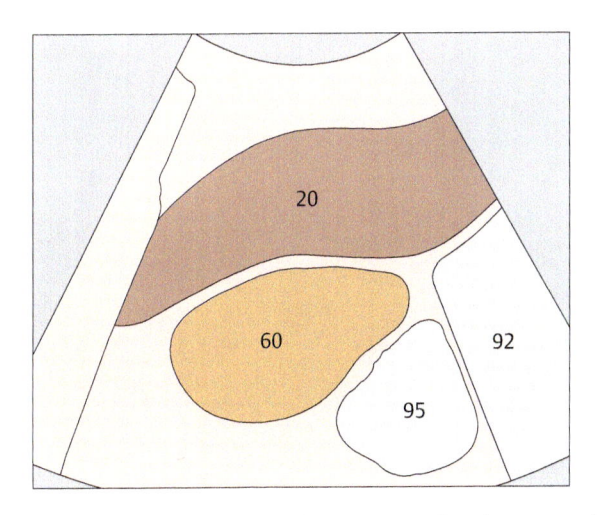

Com o fígado como janela acústica, o rim direito pode, com frequência, ser exibido completamente de frente.

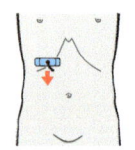

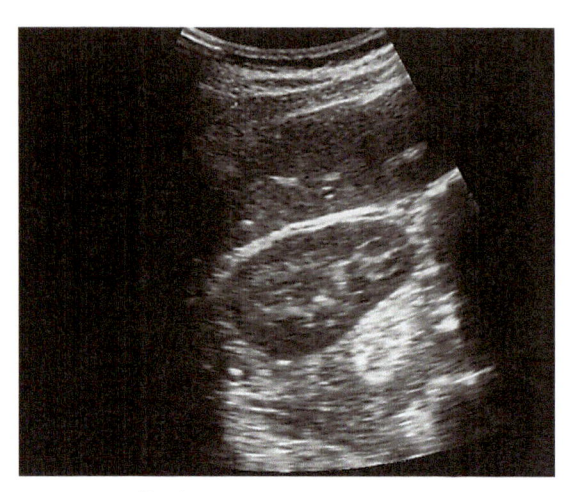

▶ 199 Rim, fígado

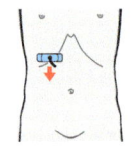

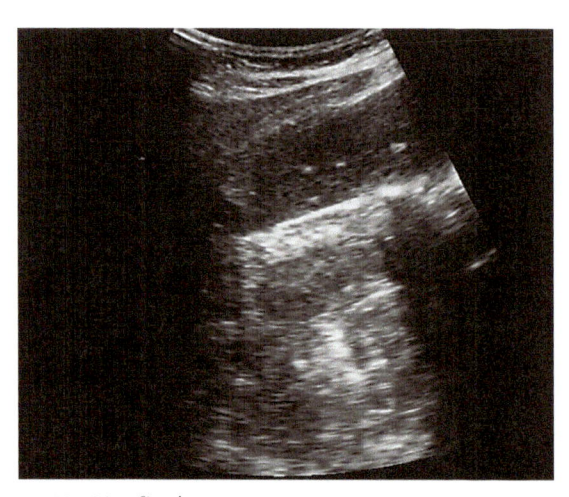

▶ 200 Rim, fígado

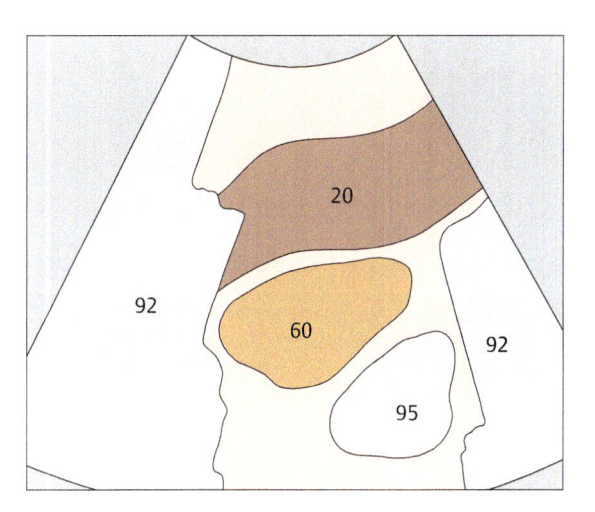

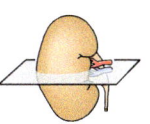

Varredura Longitudinal do Flanco do Rim Esquerdo de Posterior para Anterior

As partes inferiores do rim podem ser vistas entre o fígado e o músculo psoas.

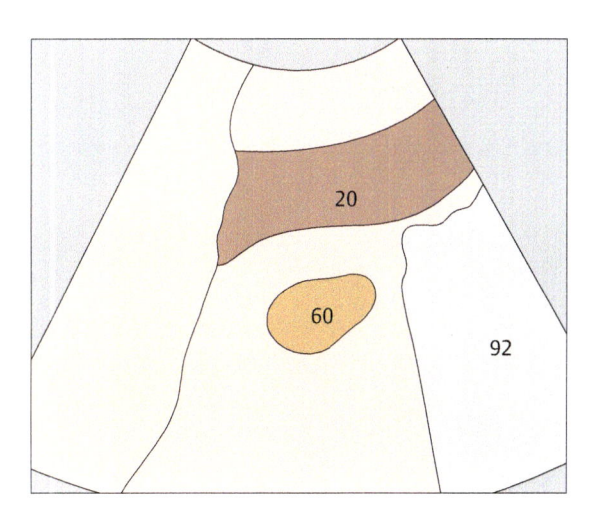

O lobo direito do fígado se estende por distâncias variáveis sobre o rim direito.

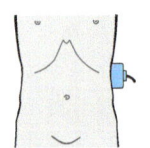

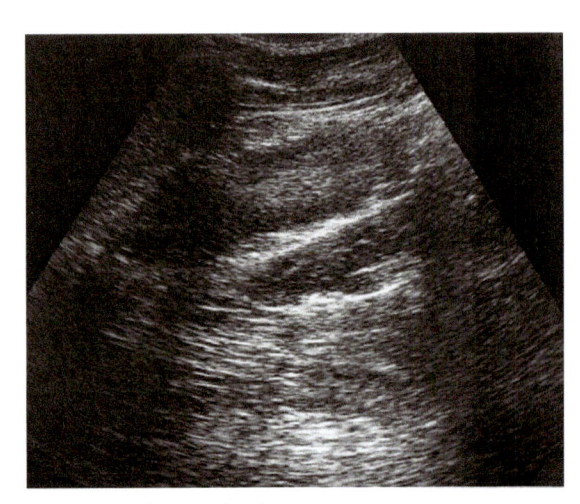

▶ 201   Rim, baço, músculo psoas

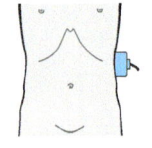

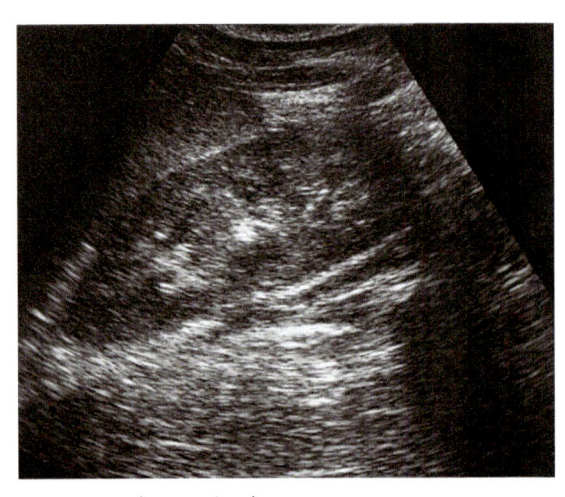

▶ 202   Rim, baço, músculo psoas

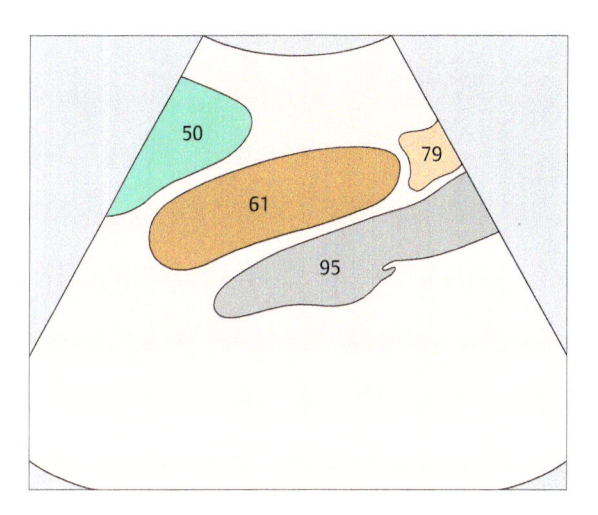

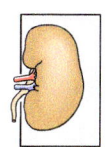

Varredura Transversal do Flanco do Rim Esquerdo de Cima para Baixo

Não há janela acústica satisfatória para varredura do rim esquerdo.

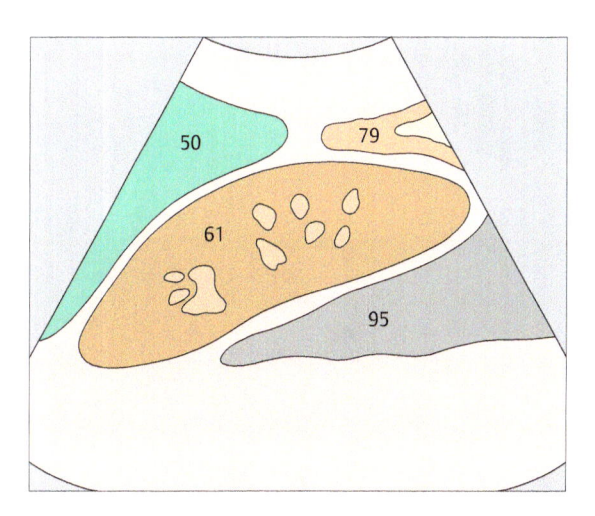

O baço se estende lateralmente para o centro aproximado do rim esquerdo.

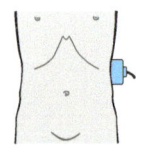

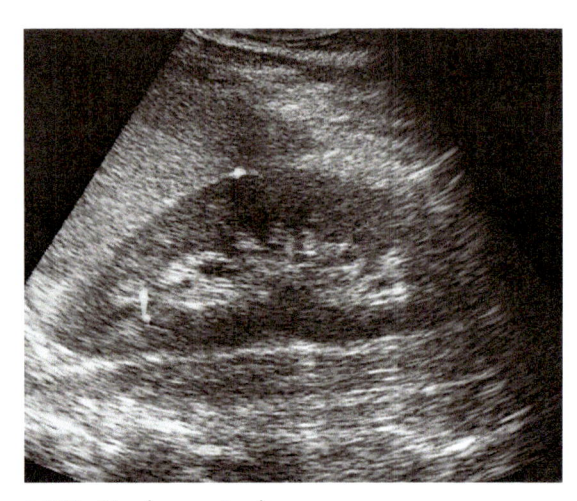

▶ **203** Rins, baço, músculo psoas

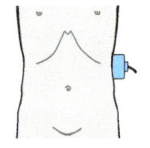

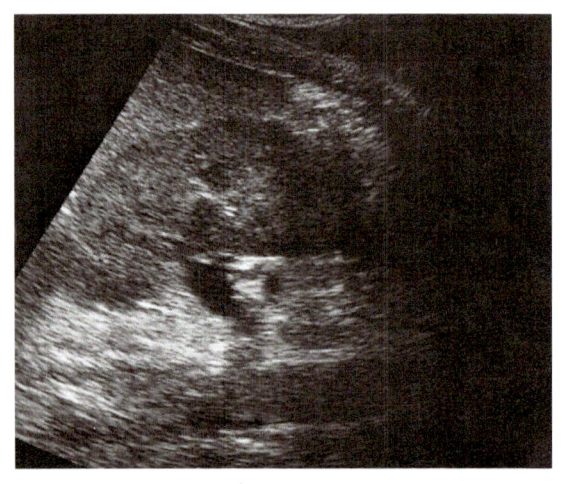

▶ **204** Rim, veia renal, baço, aorta

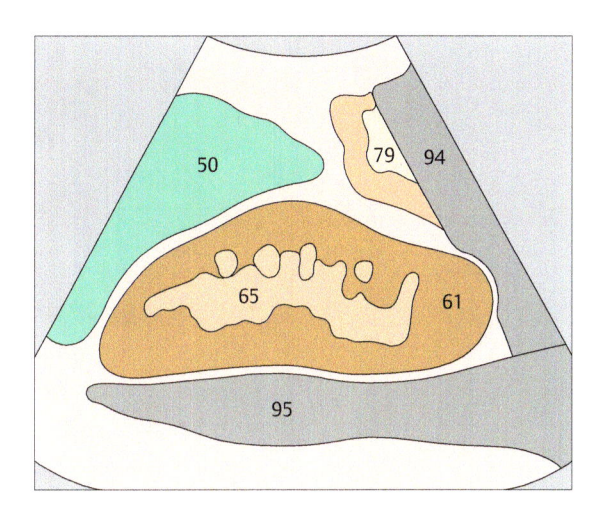

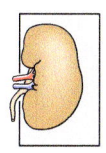

Varredura Transversal do Flanco do Rim Esquerdo de Cima para Baixo 229

A metade inferior do rim esquerdo é coberta, lateralmente, pelo cólon descendente e pela flexura cólica esquerda.

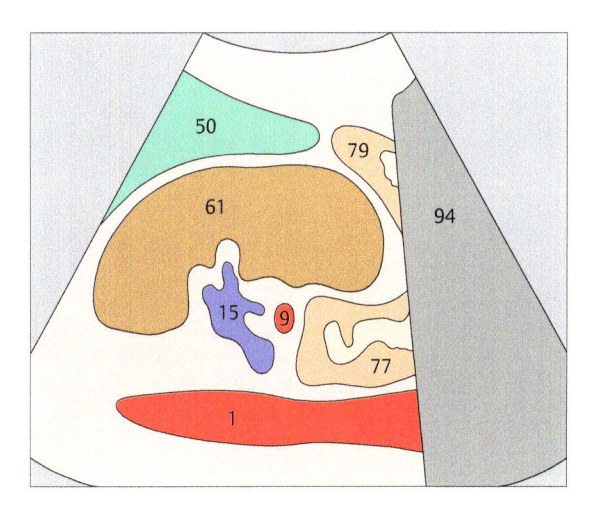

A aorta aparece mais distante do transdutor em uma varredura longitudinal a partir do flanco esquerdo.

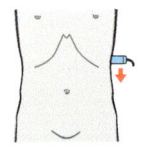

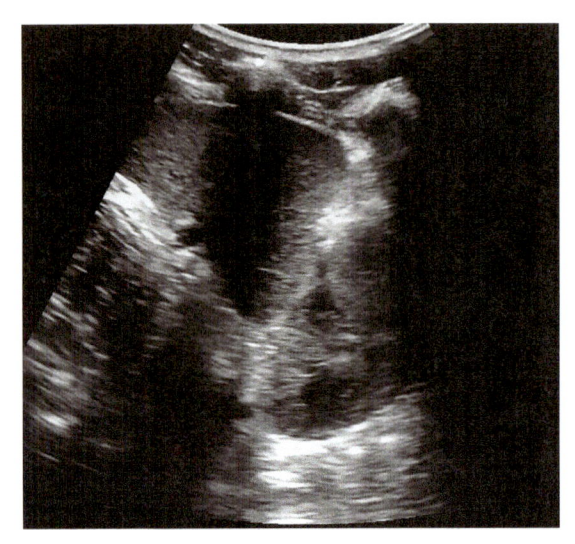

▶ 205 Rim, baço, estômago

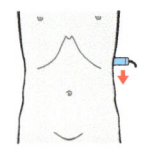

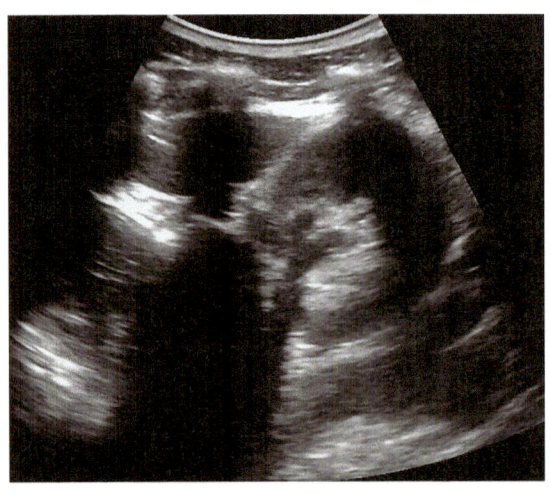

▶ 206 Rim, artéria renal esquerda, baço, estômago

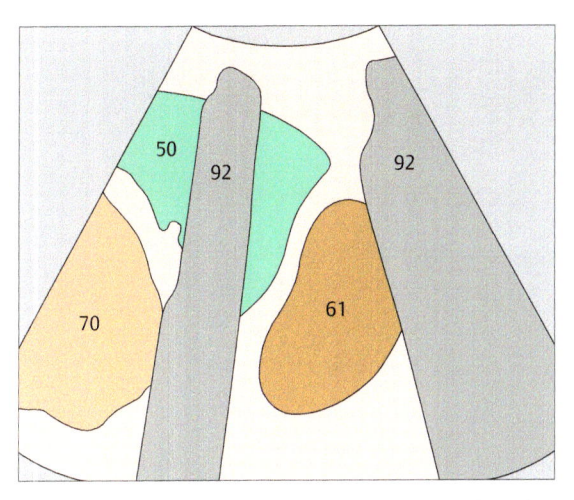

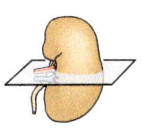

Varreduras do Flanco Transversal do Rim Esquerdo de Cima para Baixo 231

As costelas são um obstáculo à varredura do rim esquerdo através do baço.

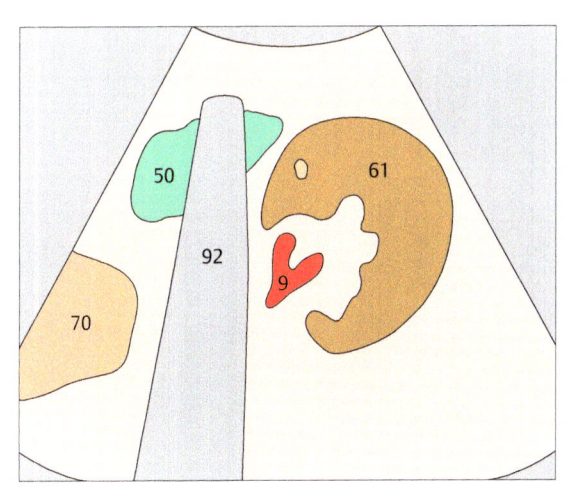

Os vasos renais são, com frequência, claramente visualizados no lado esquerdo.

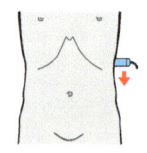

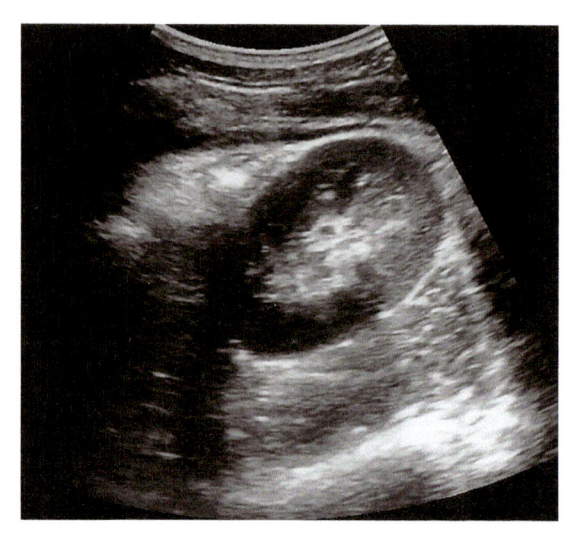

▶ 207 Rim, flexura cólica direita

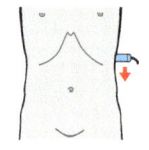

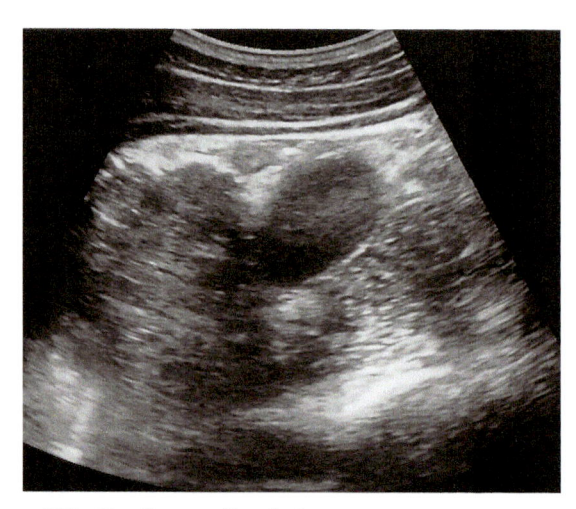

▶ 208 Rim, flexura cólica direita

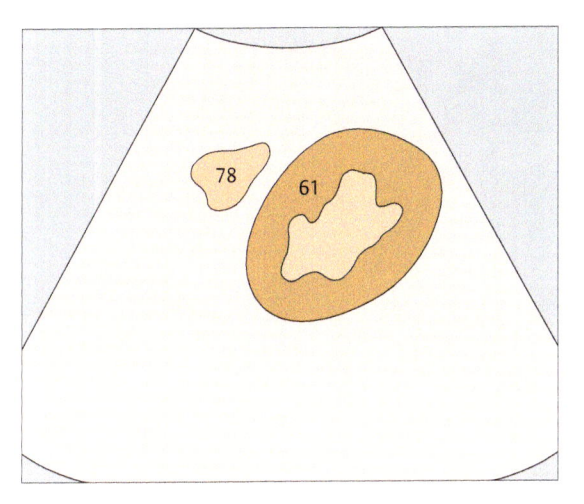

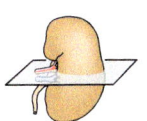

Varreduras do Flanco Transversal do Rim Esquerdo de Cima para Baixo

Com frequência, é difícil definir o polo inferior do rim esquerdo.

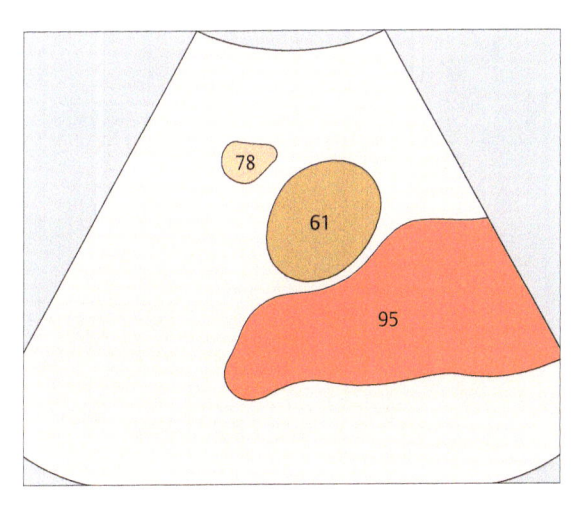

Uma vez que o rim se movimenta com as excursões respiratórias, ele pode ser totalmente visualizado na maioria dos casos, apesar de estar parcialmente obscurecido pelo gás intestinal e pelas costelas.

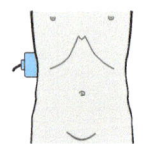

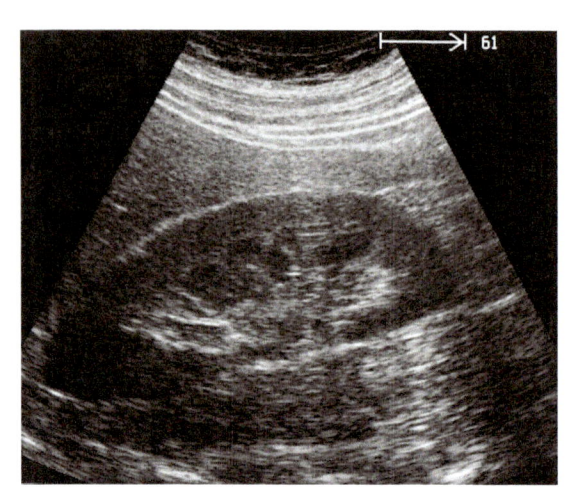

▶ **209** Pirâmides medulares

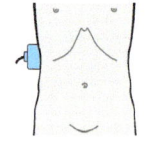

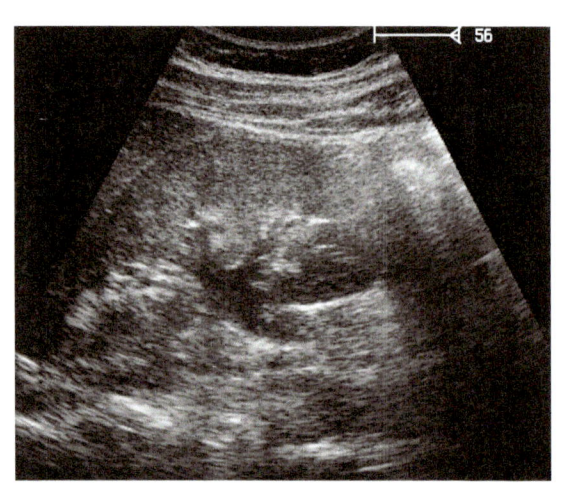

▶ **210** Sistema de coleta

Varreduras do Flanco Transversal do Rim Esquerdo de Cima para Baixo | 235

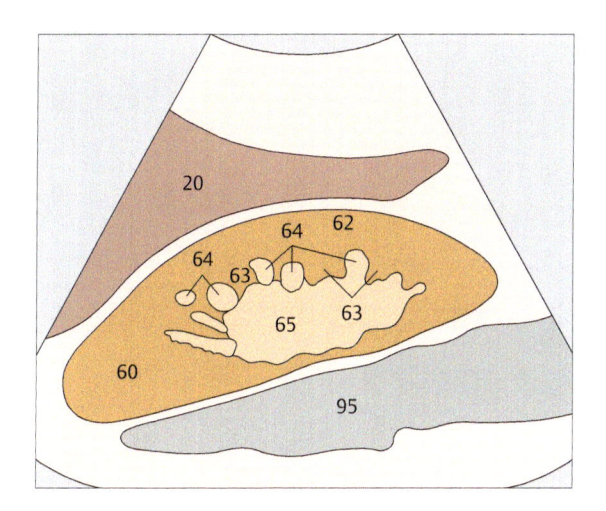

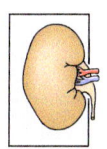

Uma linha imaginária unindo as bases das pirâmides medulares hipoecoicas forma uma linha divisória entre o tecido cortical e o medular na imagem de ultrassom.

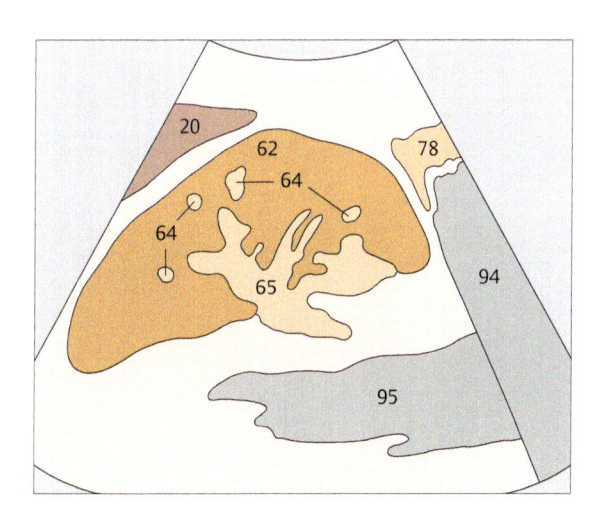

A diurese intensa causou o aparecimento de uma coleção de fluido na pelve renal semelhante a uma faixa ou estrelada.

7 Glândulas Suprarrenais

Varreduras Longitudinais Abdominais Superiores da Glândula Suprarrenal Direita da Direita para a Esquerda ... p. 238
- 211 Rim, fígado
- 212 Rim, fígado
- 213 Glândula suprarrenal, fígado
- 214 Glândula suprarrenal, veia cava, artéria renal

Varreduras Transversais Abdominais Superiores da Glândula Suprarrenal Direita de Baixo para Cima ... p. 242
- 215 Rim, veia cava
- 216 Rim, veia renal, veia cava
- 217 Veia renal, veia cava
- 218 Glândula suprarrenal, veia cava

Varreduras do Flanco Longitudinal da Glândula Suprarrenal Esquerda de Posterior para Anterior ... p. 246
- 219 Rim, baço
- 220 Glândula suprarrenal, rim, baço
- 221 Glândula suprarrenal, rim, baço
- 222 Baço, cauda do pâncreas

Detalhes das Glândulas Suprarrenais ... p. 250
- 223 Camadas de glândula suprarrenal
- 224 Camadas de glândula suprarrenal

7 Glândulas Suprarrenais

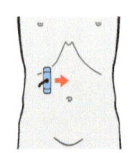

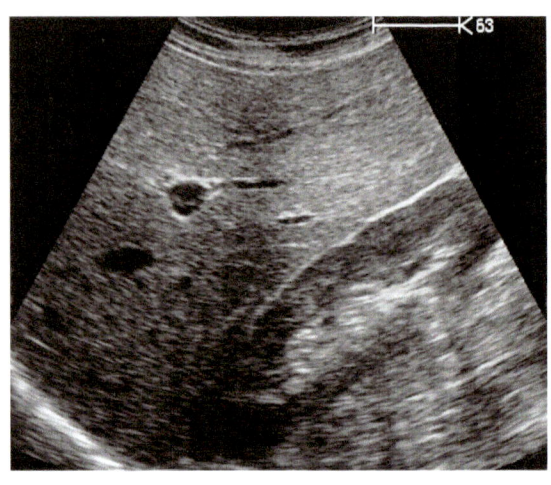

▶ 211 Rim, fígado

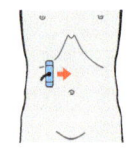

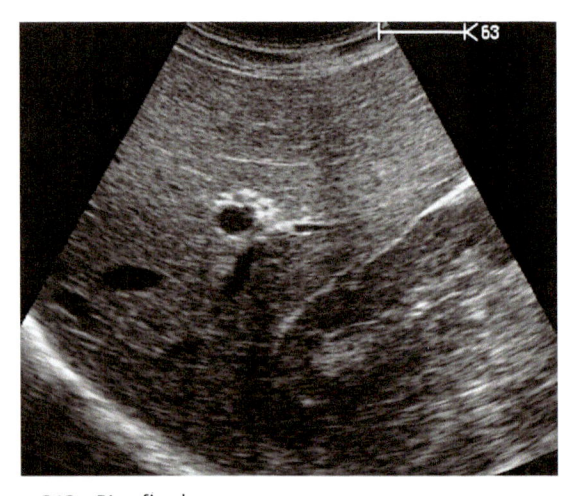

▶ 212 Rim, fígado

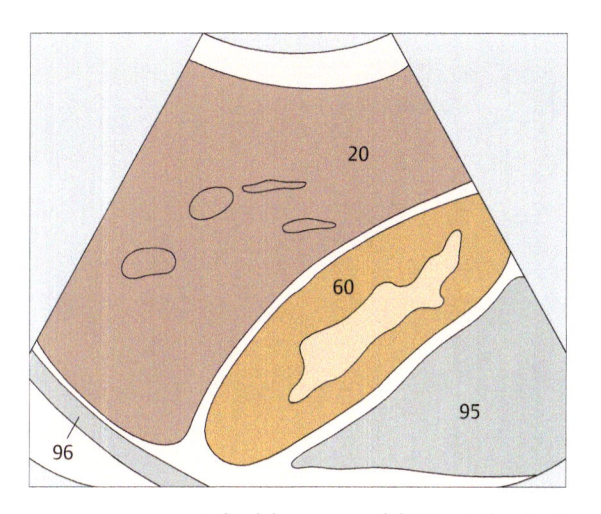

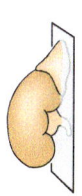

A glândula suprarrenal direita está localizada na região do polo renal superior, medial e anterior ao rim direito.

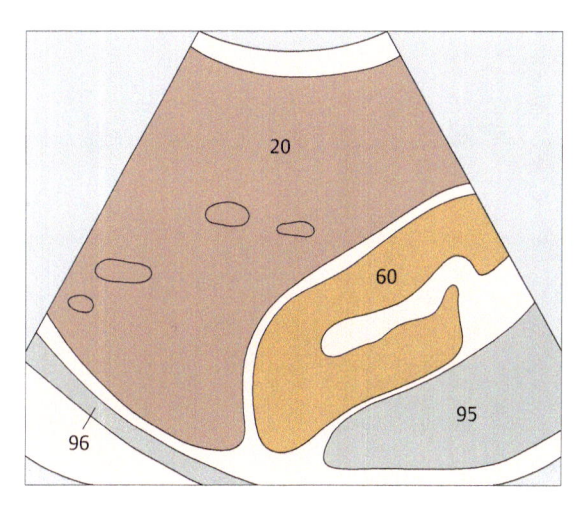

Em uma varredura longitudinal abdominal superior a partir do aspecto anterior, o rim é usado como marco para localizar a glândula suprarrenal direita.

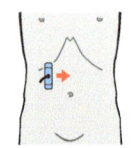

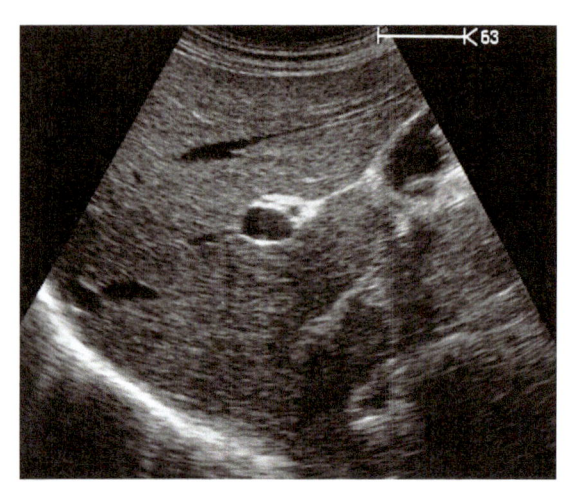

▶ **213** Glândula suprarrenal, fígado

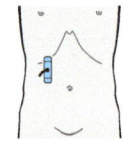

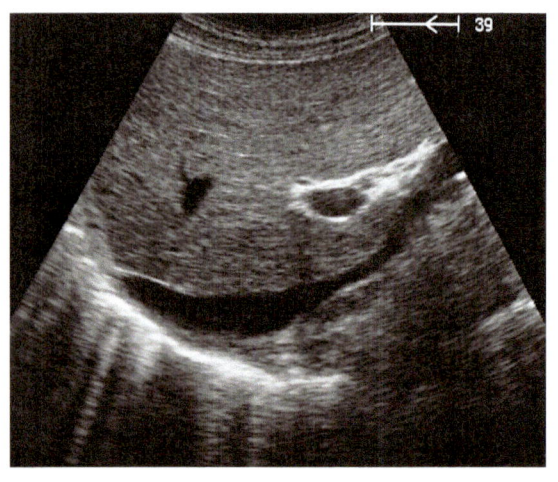

▶ **214** Glândula suprarrenal, veia cava, artéria renal

Varreduras Longitudinais Abdominais Superiores da Glândula Suprarrenal Direita ... 241

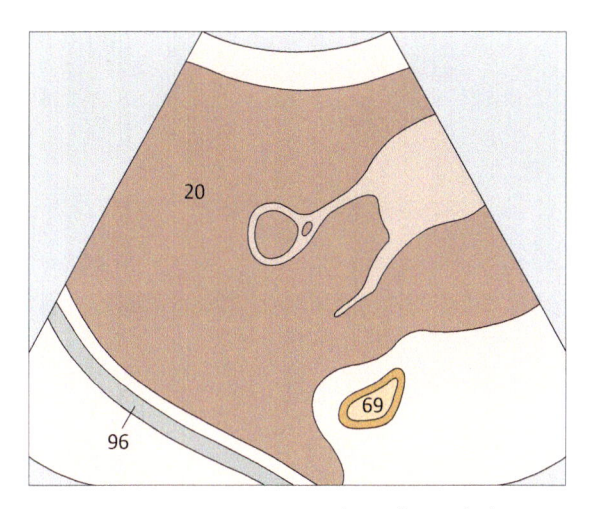

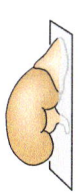

Em uma varredura pelo rim, da direita para a esquerda, quando o polo renal superior está desaparecendo da imagem, a região da glândula suprarrenal direita foi localizada.

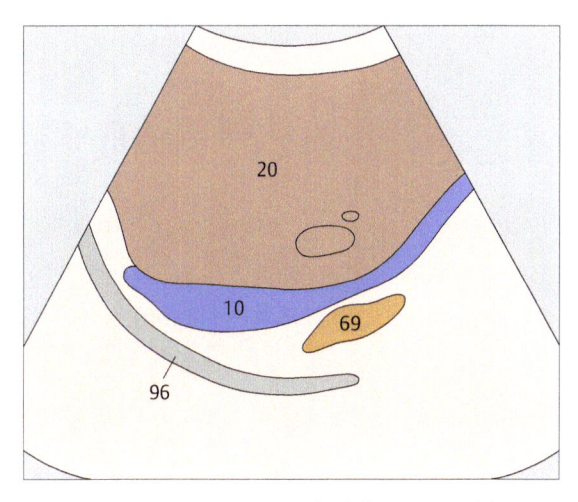

A glândula suprarrenal direita se estende atrás da veia cava, acima dos vasos renais.

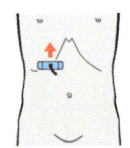

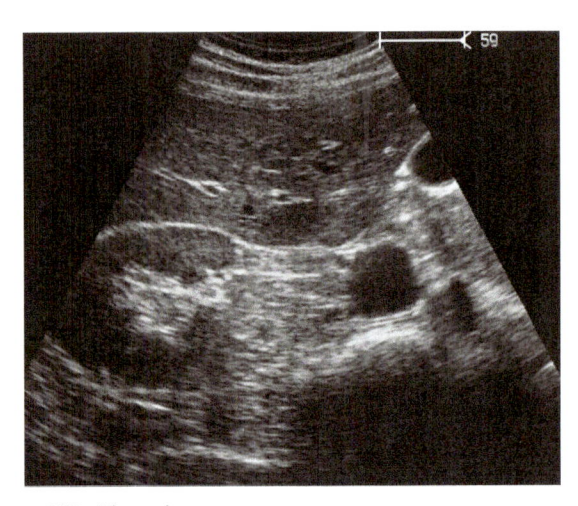

▶ 215 Rim, veia cava

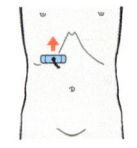

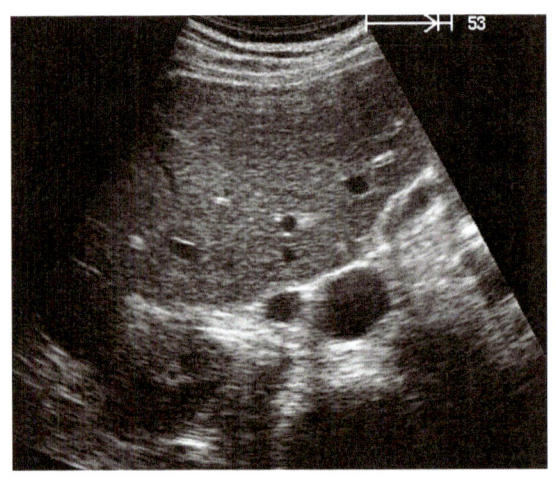

▶ 216 Rim, veia renal, veia cava

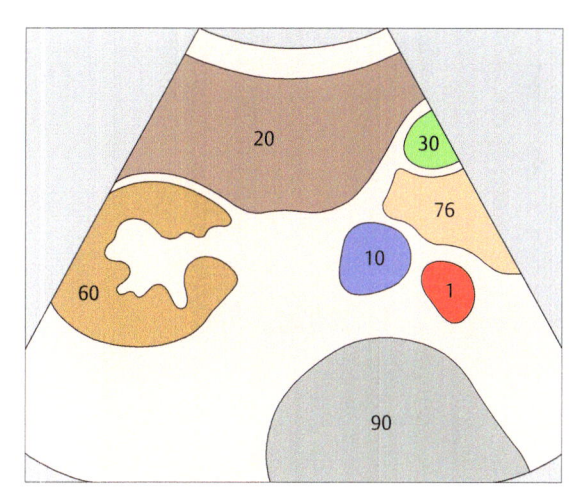

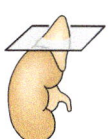

Varreduras Transversais Abdominais Superiores da Glândula Suprarrenal Direita ...

Os marcos para identificar a região da glândula suprarrenal direita em corte transversal são: rins, superfície inferior do fígado e veia cava.

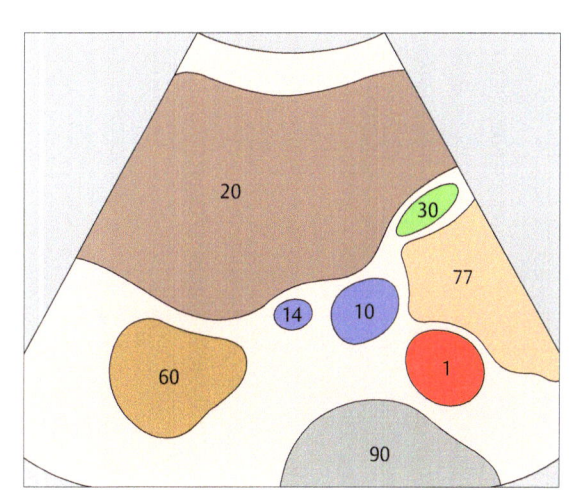

A região suprarrenal está localizada acima dos vasos hilares renais.

7 Glândulas Suprarrenais

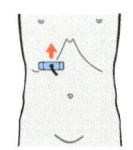

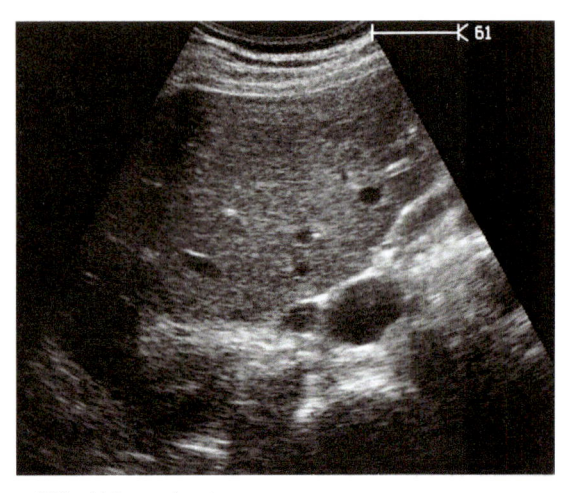

▶ 217 Veia renal, veia cava

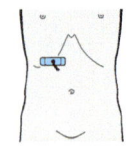

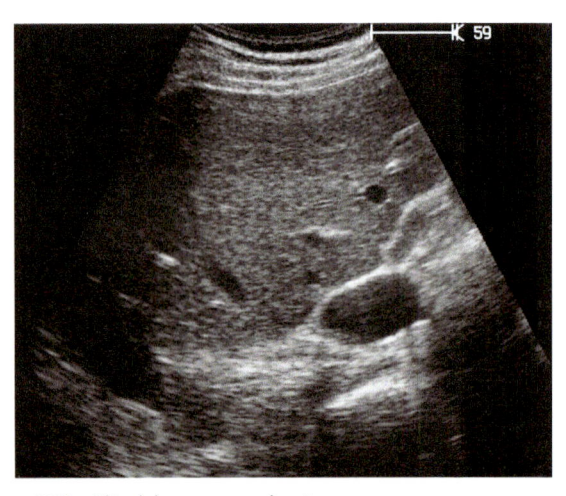

▶ 218 Glândula suprarrenal, veia cava

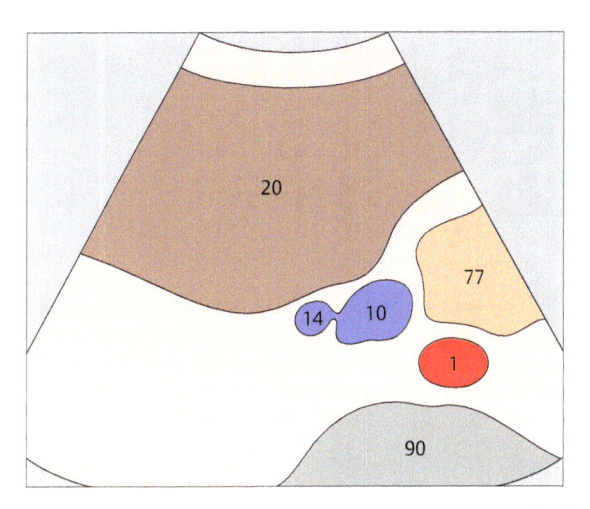

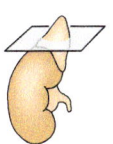

Varreduras Transversais Abdominais Superiores da Glândula Suprarrenal Direita ... 245

A glândula suprarrenal direita é identificada logo acima do polo renal, lateral e posterior à veia cava.

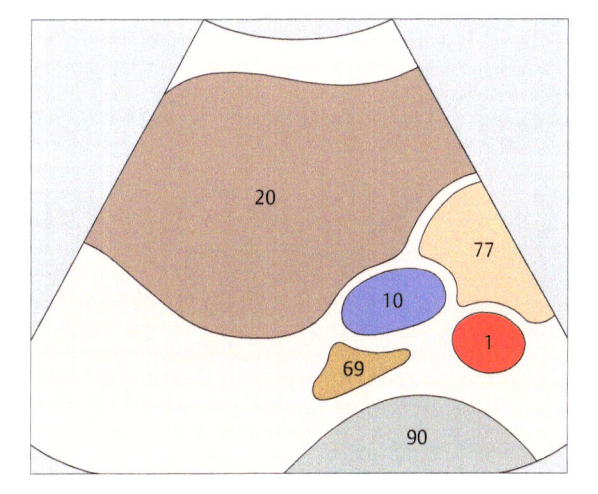

A glândula suprarrenal direita aparece como uma estrutura estreita, triangular e hipoecoica, com borda ecodensa.

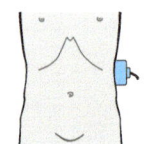

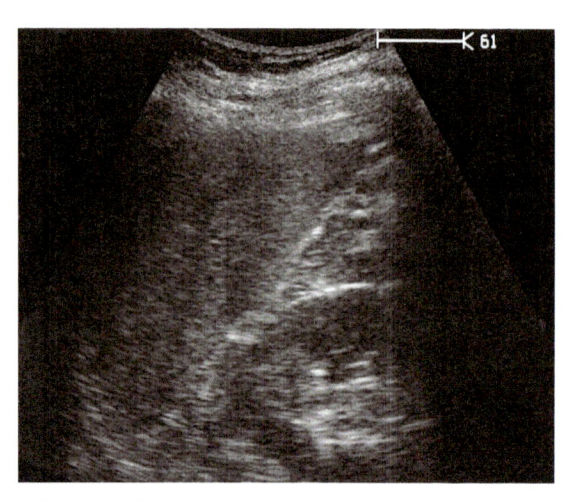

▶ 219 Rim, baço

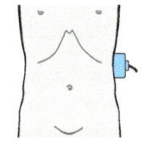

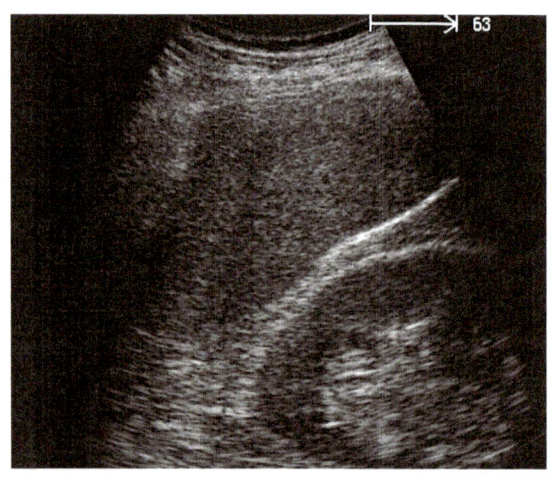

▶ 220 Glândula suprarrenal, rim, baço

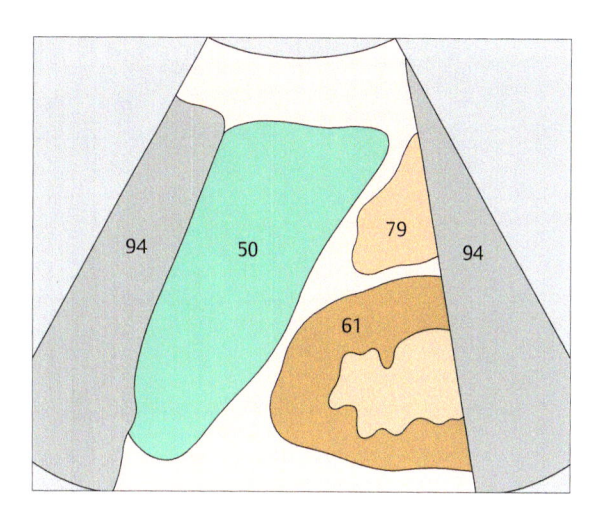

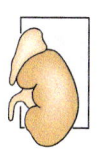

Varreduras do Flanco Longitudinal da Glândula Suprarrenal Esquerda de Posterior ... 247

A glândula suprarrenal esquerda é, em geral, mais difícil de localizar que a glândula suprarrenal direita.

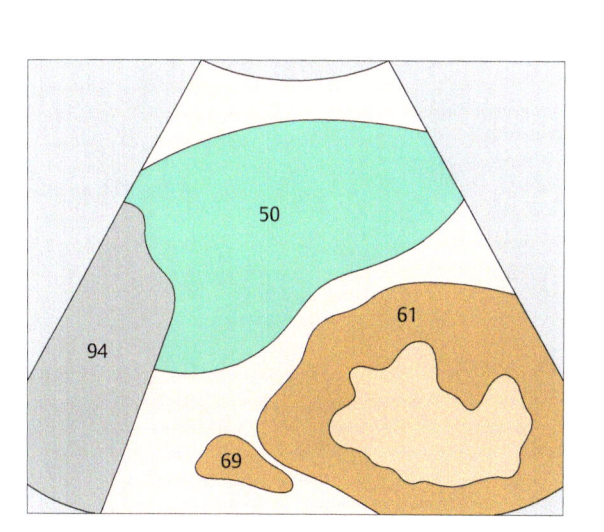

A glândula suprarrenal esquerda é identificada entre o polo renal superior, o baço e a aorta.

7 Glândulas Suprarrenais

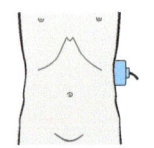

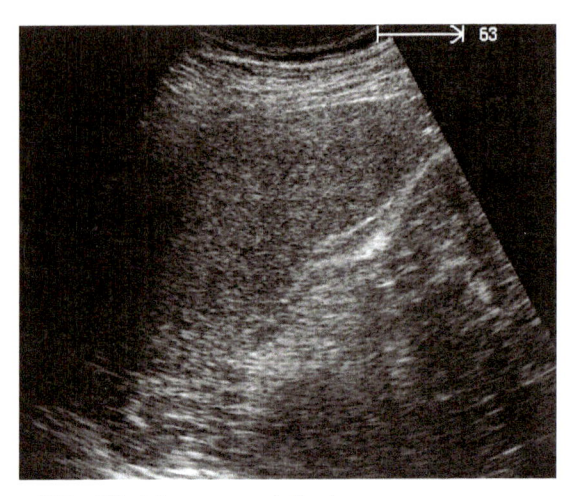

▶ **221** Glândula suprarrenal, rim, baço

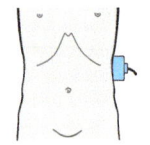

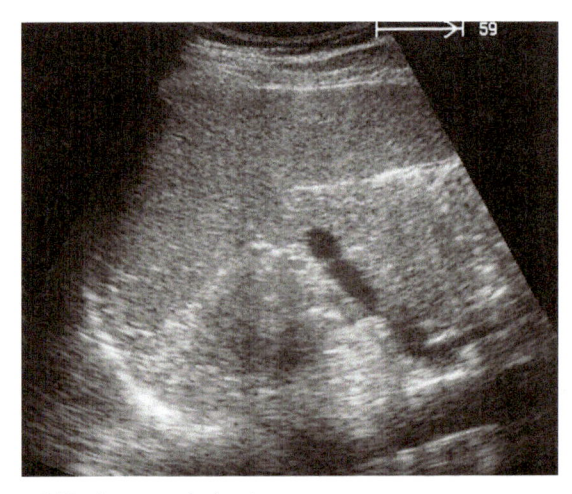

▶ **222** Baço, cauda do pâncreas

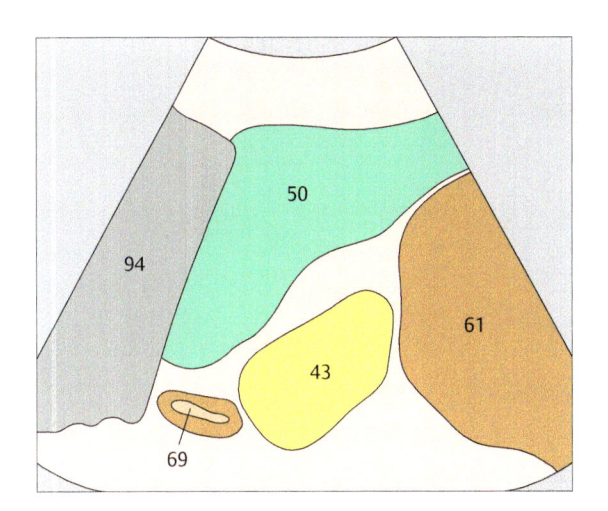

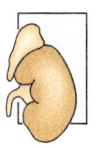

Varreduras do Flanco Longitudinal da Glândula Suprarrenal Esquerda de Posterior ...

A glândula suprarrenal esquerda tem, frequentemente, formato crescente.

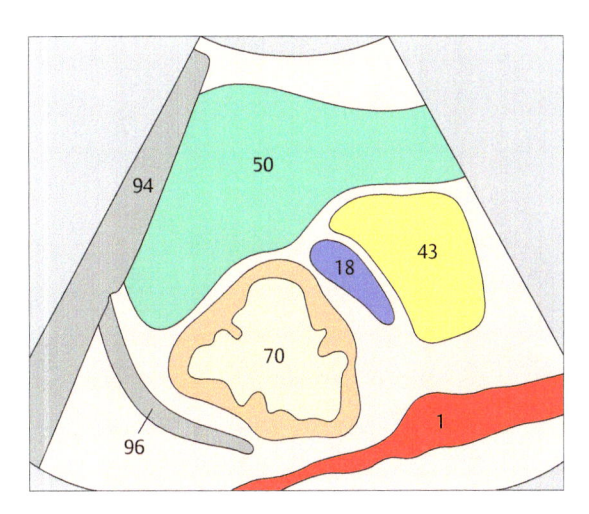

Com frequência, a glândula suprarrenal esquerda se estende relativamente para baixo, em direção ao hilo renal.

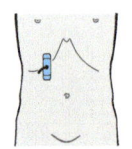

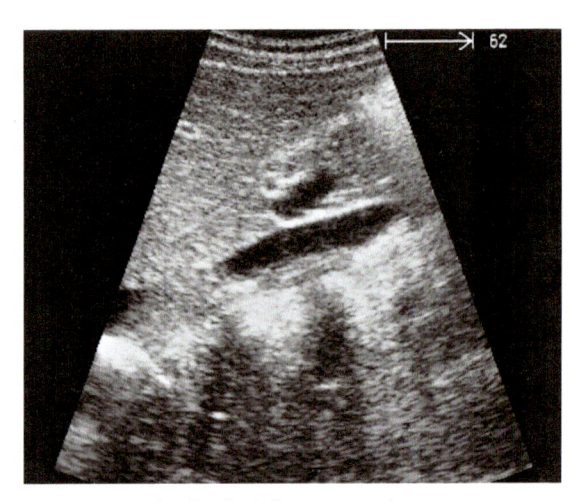

▶ **223** Camadas de glândula suprarrenal

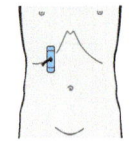

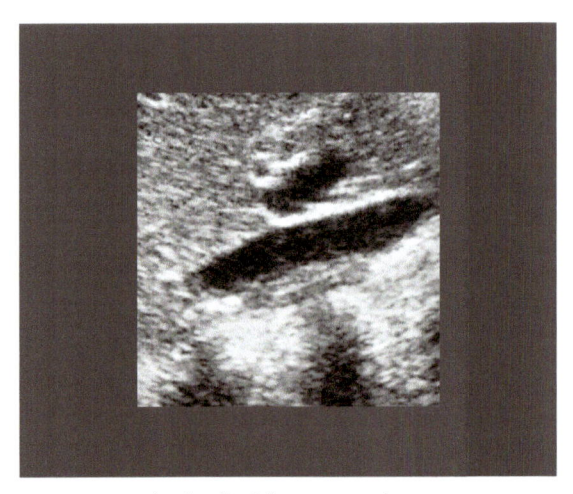

▶ **224** Camadas de glândula suprarrenal

Detalhes das Glândulas Suprarrenais **251**

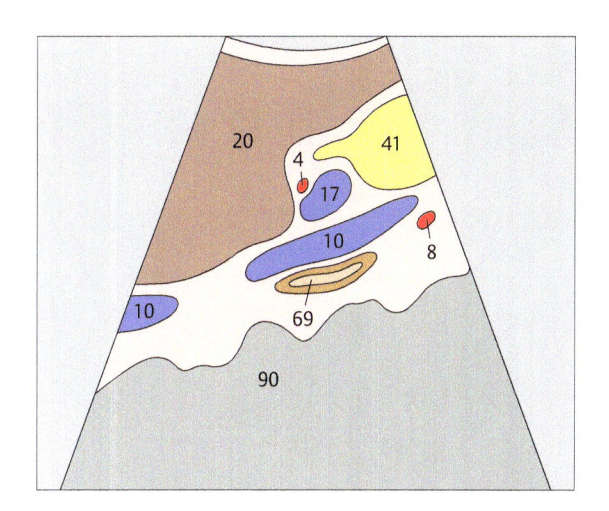

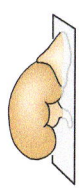

A glândula suprarrenal consiste em três camadas: duas camadas externas ecodensas e uma camada do meio hipoecoica.

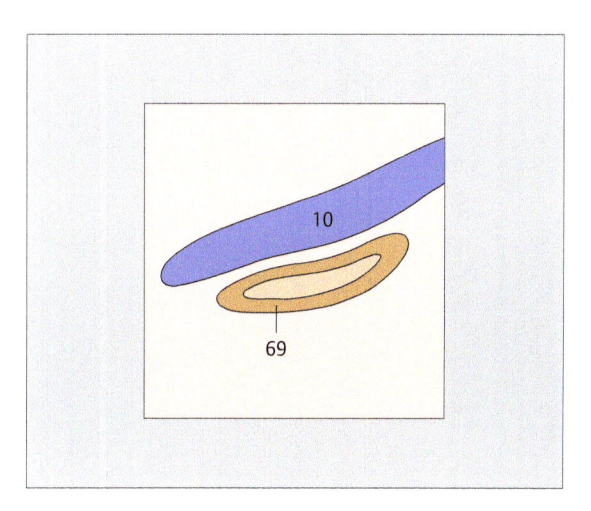

O córtex suprarrenal é hipoecoico e a medula é hiperecoica.

8 Estômago

Varreduras Transversais Abdominais Superiores da Cárdia Gástrica de Cima para Baixo ... p. 254
- 225 Esôfago, aorta, fígado
- 226 Cárdia, aorta, fígado
- 227 Cárdia, corpo gástrico, aorta, fígado
- 228 Corpo gástrico, aorta, fígado

Varreduras Longitudinais Abdominais Superiores do Estômago da Direita para a Esquerda ... p. 258
- 229 Esôfago, aorta, fígado
- 230 Esôfago, aorta, fígado
- 231 Cárdia, fígado
- 232 Corpo gástrico, fígado

Estômago em Varreduras Longitudinais Abdominais Superiores da Esquerda para a Direita ... p. 262
- 233 Corpo gástrico, fígado
- 234 Antro, fígado, pâncreas
- 235 Antro, fígado, pâncreas
- 236 Antro, fígado, pâncreas
- 237 Antro, fígado, duodeno
- 238 Antro, bulbo duodenal, piloro
- 239 Duodeno, vesícula biliar, fígado
- 240 Vesícula biliar, fígado

Varreduras Transversais Abdominais Superiores do Antro e do Duodeno de Cima para Baixo ... p. 270
- 241 Antro, fígado, pâncreas
- 242 Antro, duodeno, fígado, pâncreas, vesícula biliar
- 243 Antro, duodeno, fígado, pâncreas, vesícula biliar
- 244 Antro, vesícula biliar

Detalhes do Estômago ... p. 274
- 245 Camadas de parede gástrica
- 246 Camadas de parede gástrica
- 247 Dobras gástricas
- 248 Dobras gástricas

8 Estômago

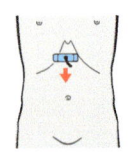

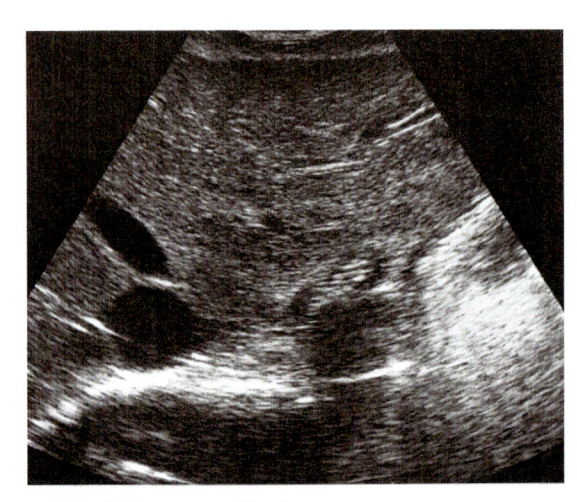

▶ **225** Esôfago, aorta, fígado

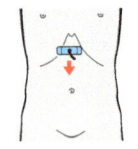

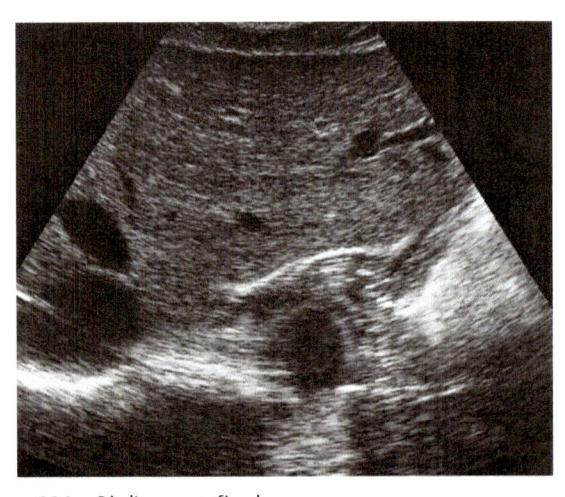

▶ **226** Cárdia, aorta, fígado

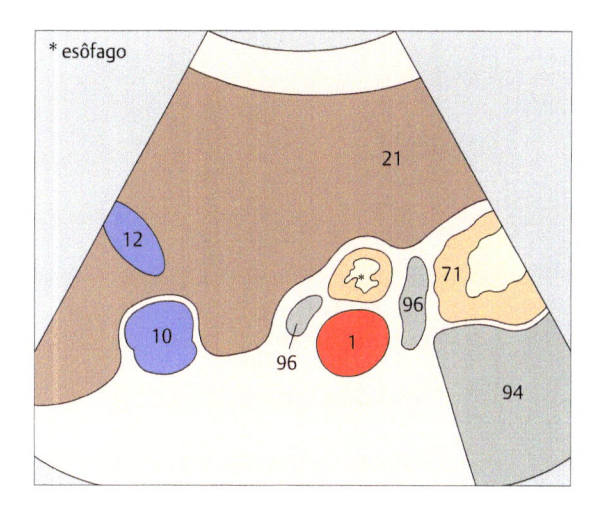

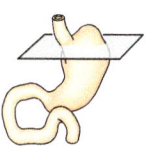

Varreduras Transversais Abdominais Superiores da Cárdia Gástrica de Cima para ...

*esôfago

A junção gastroesofágica é identificada entre o fígado, a aorta e os pilares do diafragma.

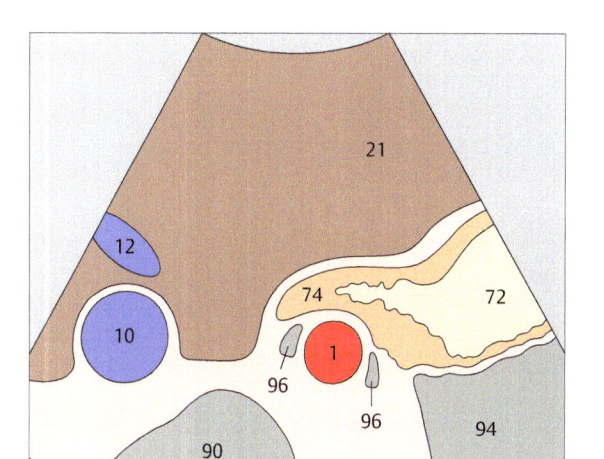

A cárdia se abre em uma estrutura triangular agudamente afunilada quando visualizada em corte transversal.

8 Estômago

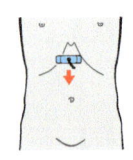

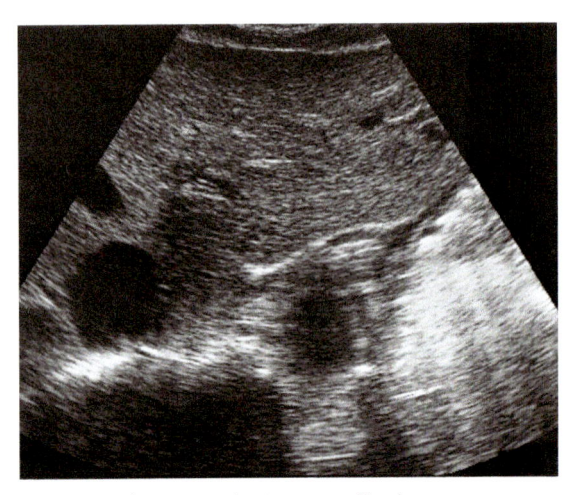

▶ 227 Cárdia, corpo gástrico, aorta, fígado

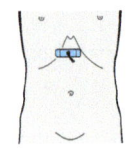

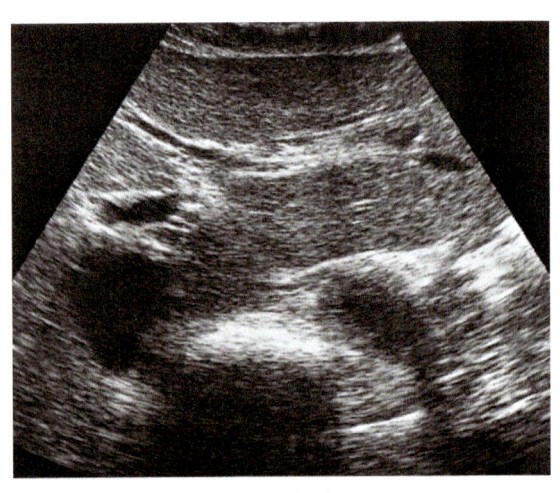

▶ 228 Corpo gástrico, aorta, fígado

Varreduras Transversais Abdominais Superiores da Cárdia Gástrica de Cima para ... 257

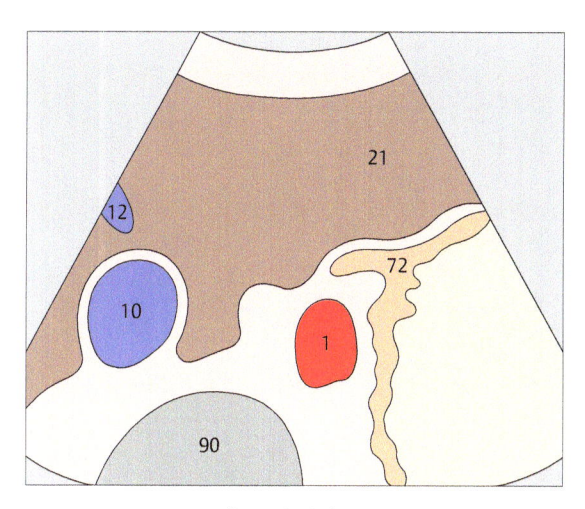

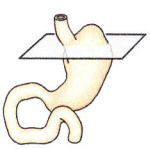

Próximo à cárdia, o corpo gástrico apresenta um padrão aparentemente caótico de material sólido, líquido e gasoso.

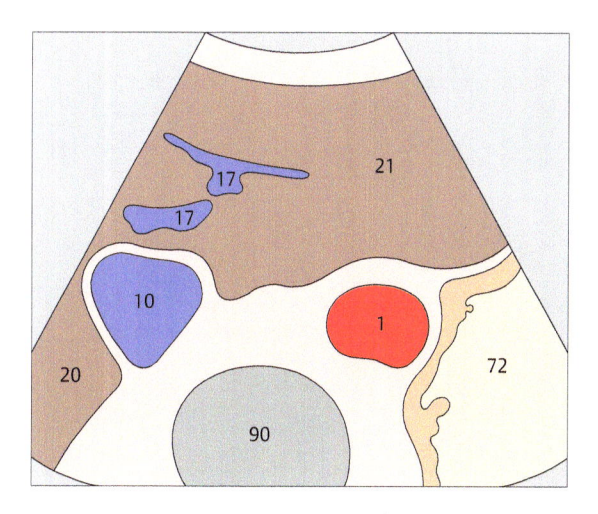

Abaixo da cárdia, o corpo gástrico faz fronteira diretamente na aorta.

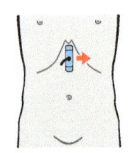

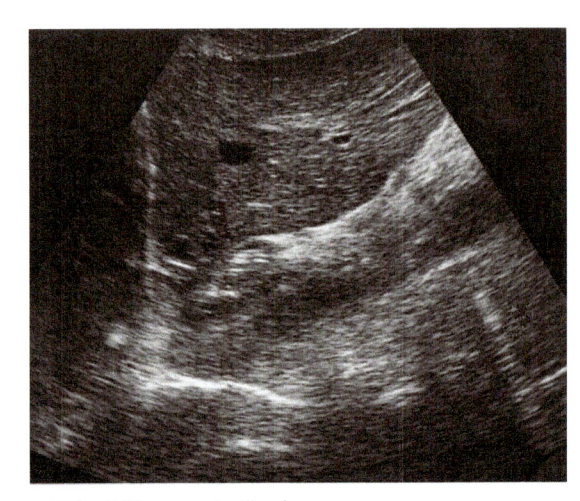

▶ **229** Esôfago, aorta, fígado

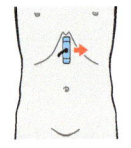

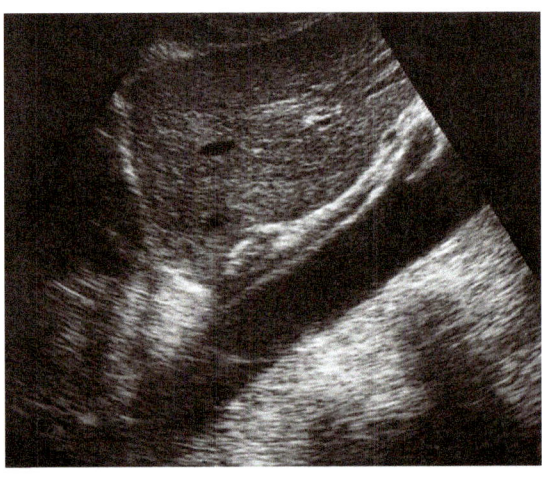

▶ **230** Esôfago, aorta, fígado

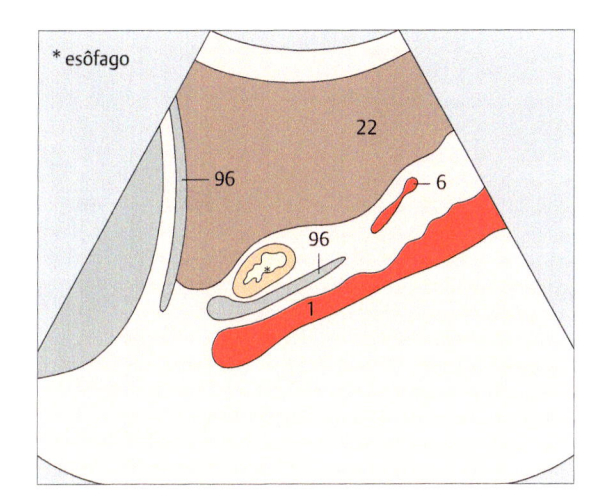

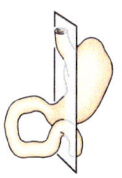

Varreduras Longitudinais Abdominais Superiores do Estômago da Direita para a ... 259

*O esôfago abdominal é identificado logo
à direita e anterior à aorta.*

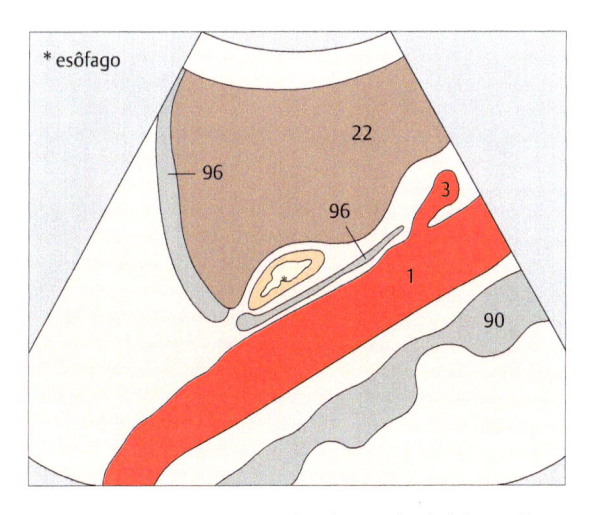

*Em uma varredura longitudinal abdominal superior o esôfago
e a cárdia estão localizados entre o fígado e a aorta.*

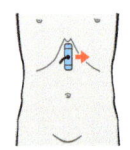

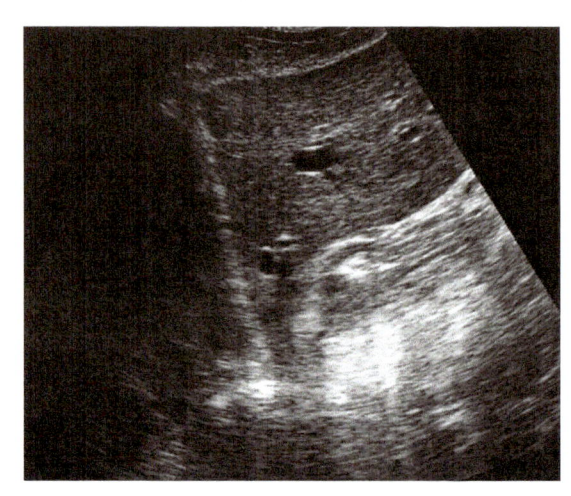

▶ 231 Cárdia, fígado

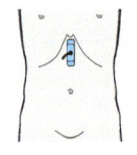

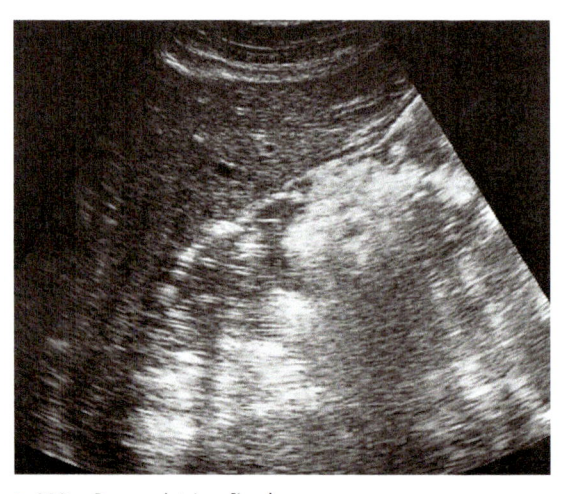

▶ 232 Corpo gástrico, fígado

Varreduras Longitudinais Abdominais Superiores do Estômago da Direita para a ... 261

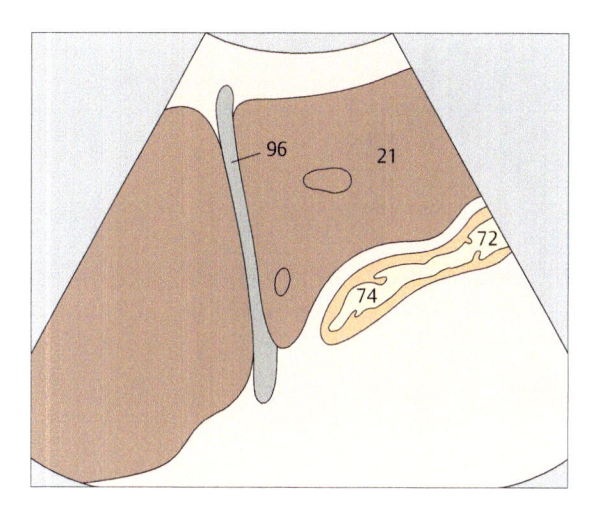

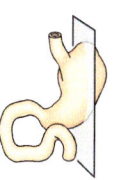

A cárdia e o corpo do estômago são localizados e identificados definindo-se primeiro a junção gastroesofágica.

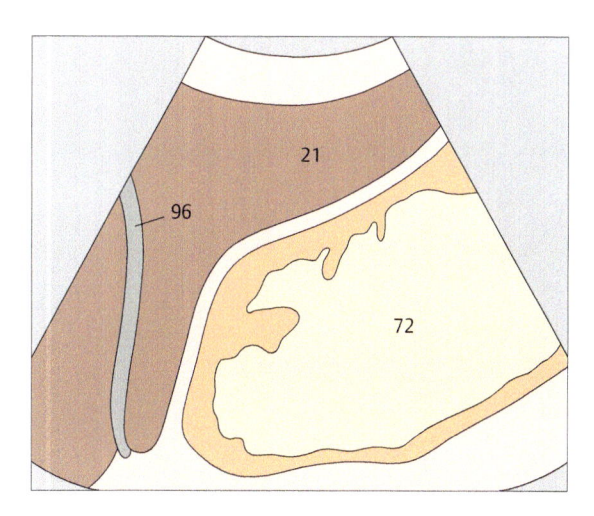

Em indivíduos que não foram especialmente preparados, o corpo gástrico apresenta um padrão de eco heterogêneo localizado atrás do lobo esquerdo do fígado.

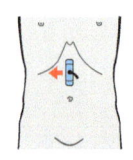

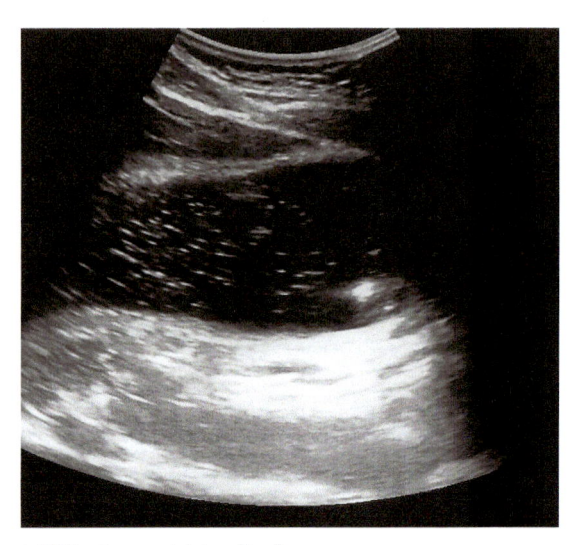

▶ **233** Corpo gástrico, fígado

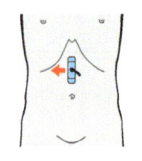

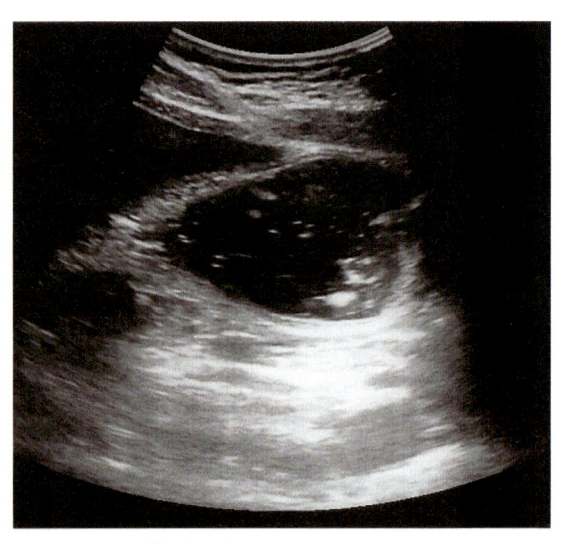

▶ **234** Antro, fígado, pâncreas

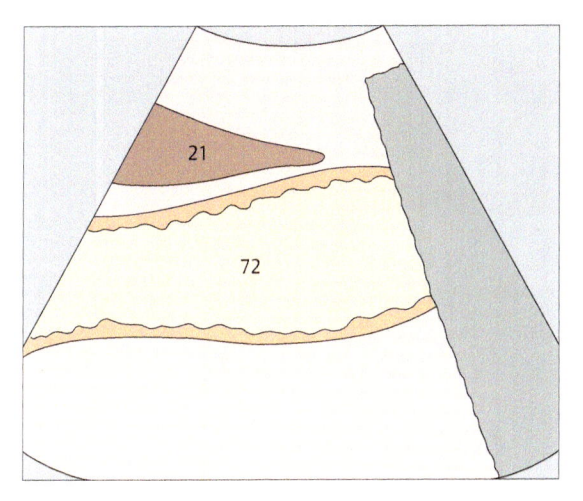

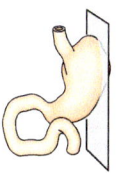

Estômago em Varreduras Longitudinais Abdominais Superiores da Esquerda ...

O corpo gástrico está localizado atrás do lobo esquerdo do fígado.

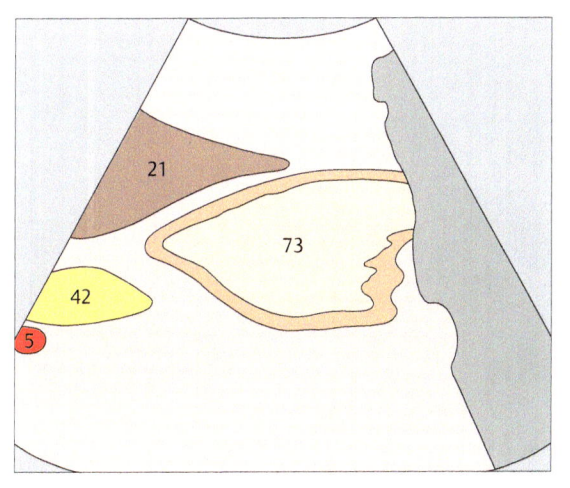

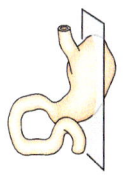

O aparecimento do estômago depende de seu grau de distensão.

8 Estômago

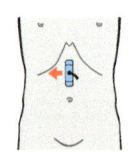

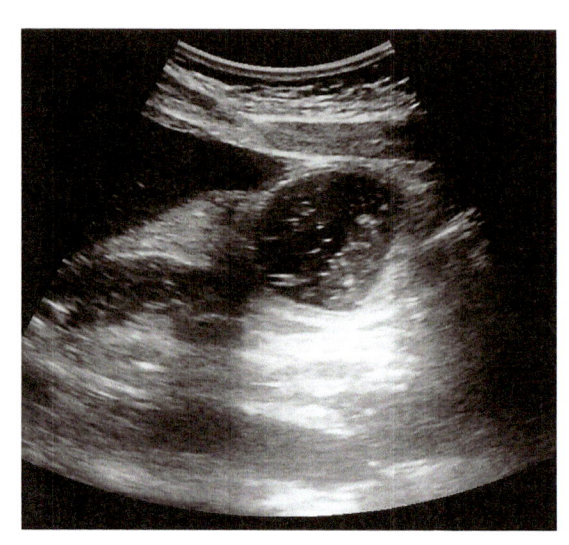

▶ 235 Antro, fígado, pâncreas

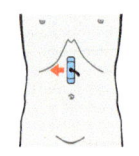

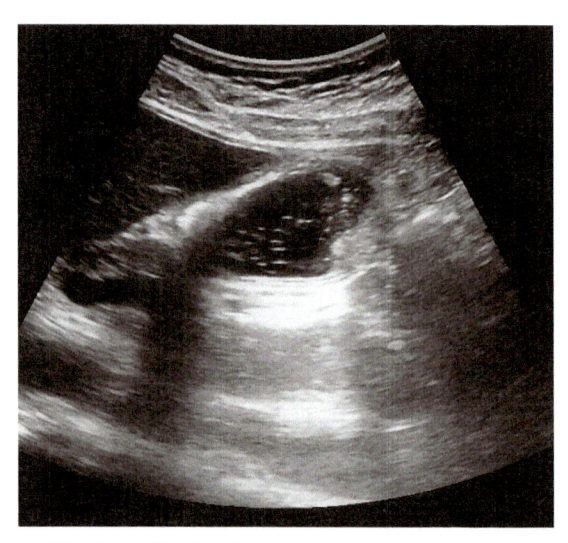

▶ 236 Antro, fígado, pâncreas

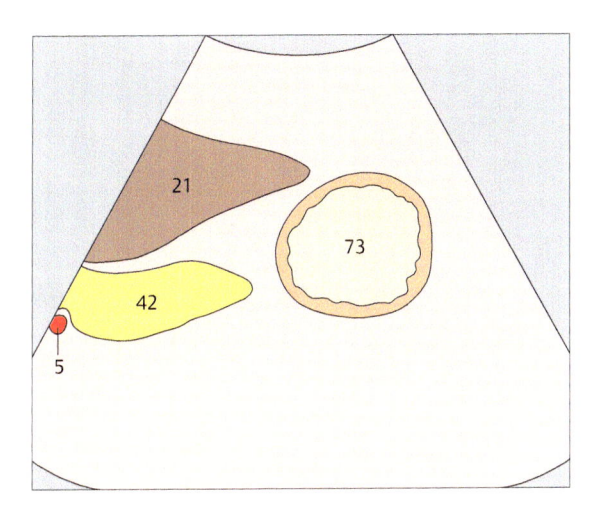

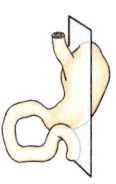

Estômago em Varreduras Longitudinais Abdominais Superiores da Esquerda ... **265**

Geralmente, o estômago cheio de fluido pode ser claramente visualizado com ultrassom.

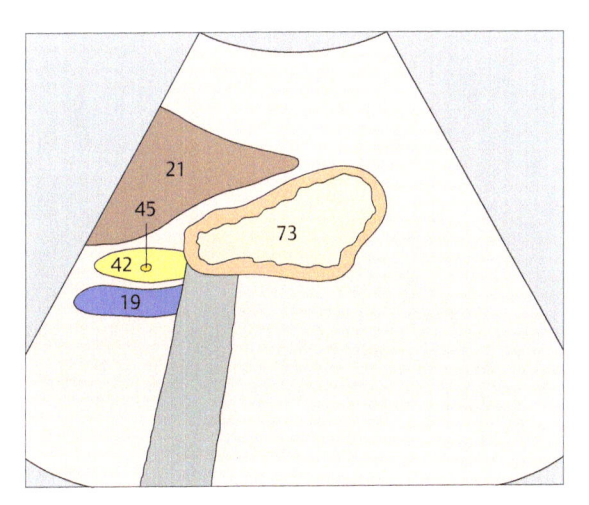

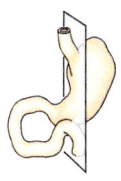

Uma varredura longitudinal no centro do abdome superior mostra a tríade de estômago, fígado e pâncreas.

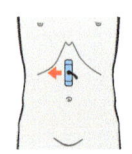

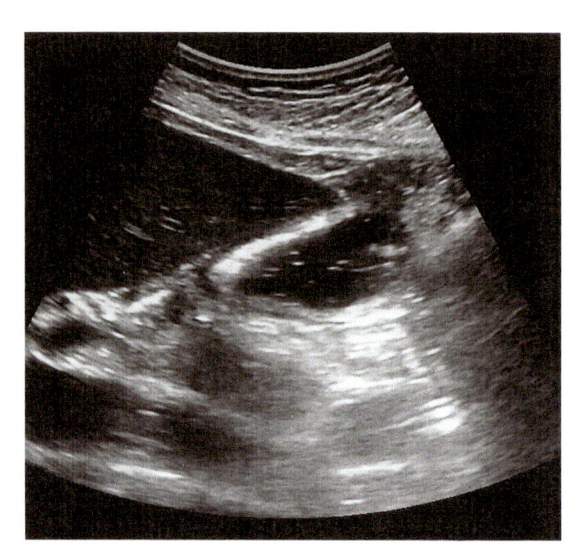

▶ 237 Antro, fígado, duodeno

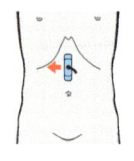

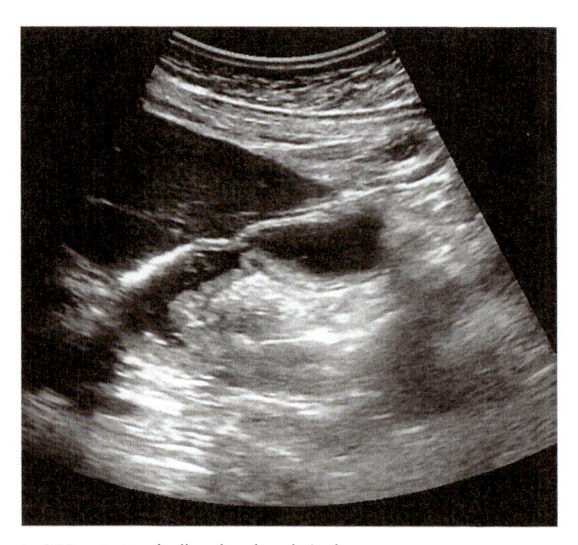

▶ 238 Antro, bulbo duodenal, *piloro

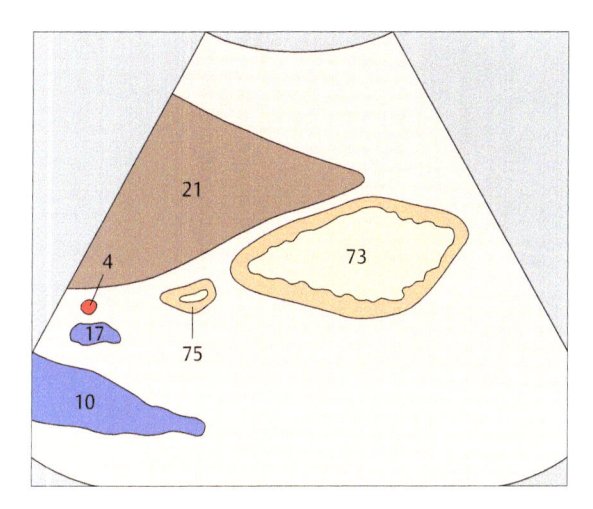

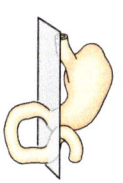

Estômago em Varreduras Longitudinais Abdominais Superiores da Esquerda ...

O padrão alvo típico do antro gástrico é visualizado mais claramente em uma varredura longitudinal, na borda inferior do fígado.

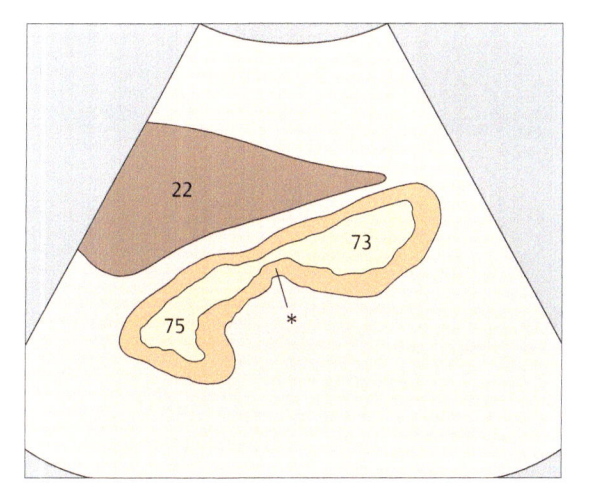

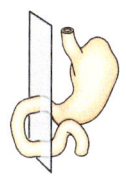

Um espessamento definido da túnica muscular (muscularis) marca a localização do piloro.

8 Estômago

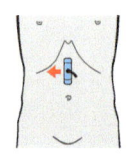

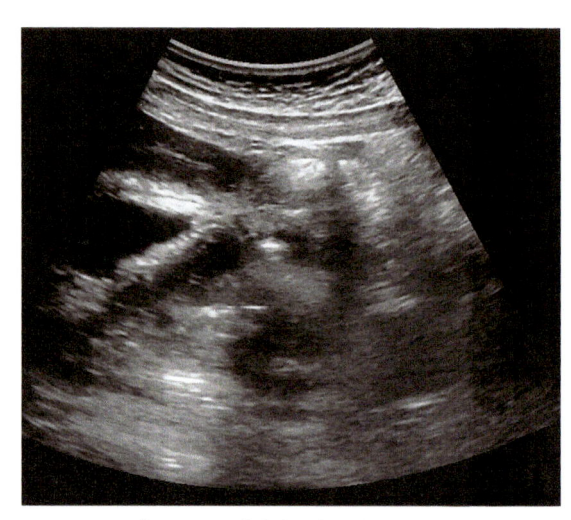

▶ **239** Duodeno, vesícula biliar, fígado

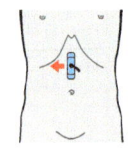

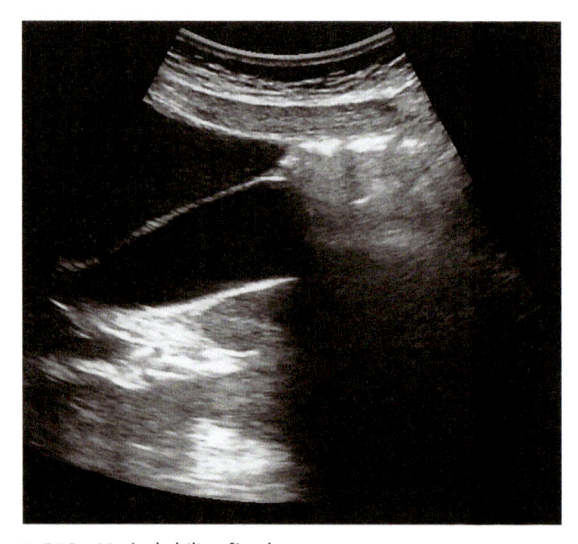

▶ **240** Vesícula biliar, fígado

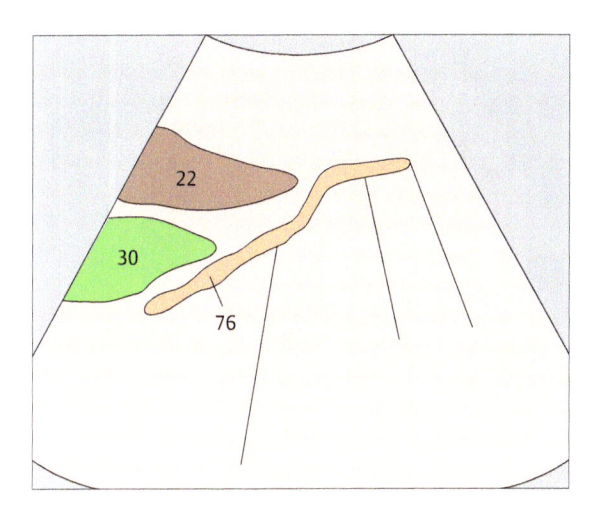

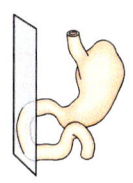

Estômago em Varreduras Longitudinais Abdominais Superiores da Esquerda ... **269**

O duodeno descendente é visualizado posteriormente à vesícula biliar.

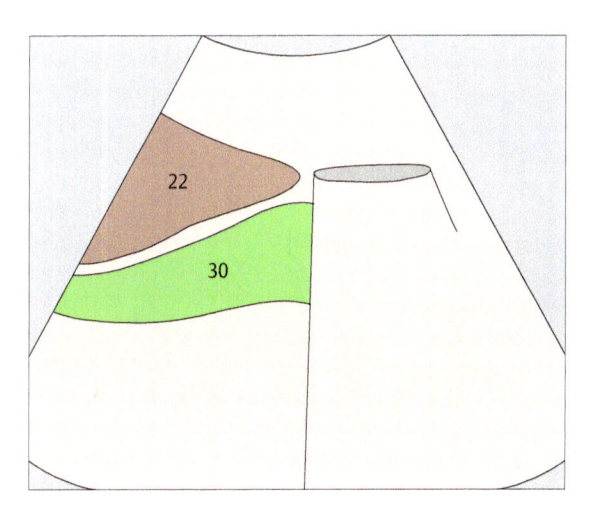

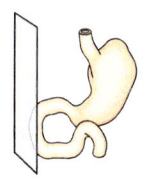

O gás intestinal produz, com frequência, artefatos na região da vesícula biliar.

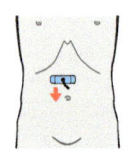

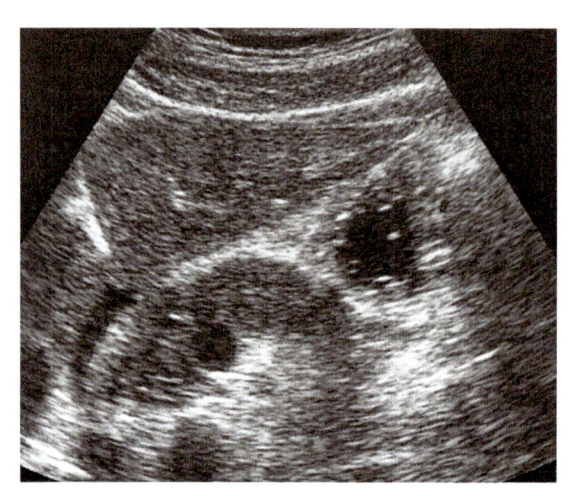

▶ **241** Antro, fígado, pâncreas

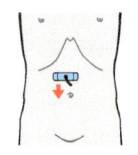

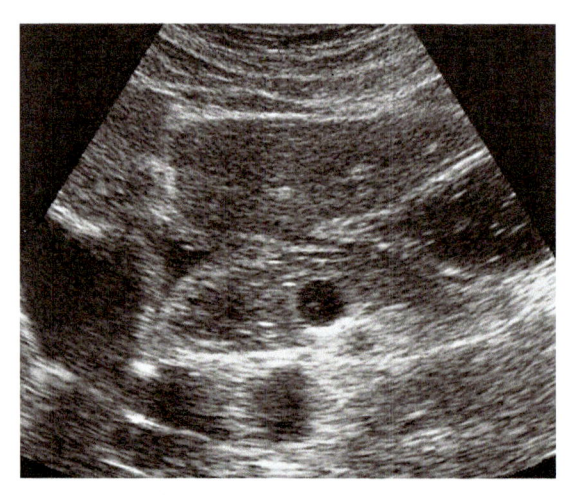

▶ **242** Antro, duodeno, fígado, pâncreas, vesícula biliar

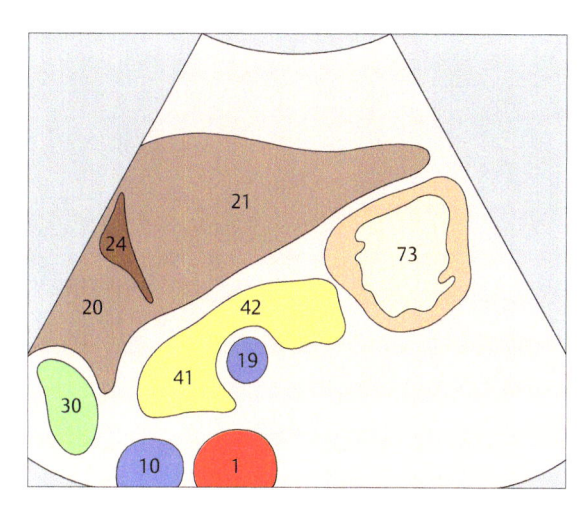

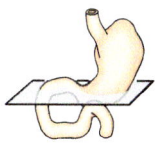

Varreduras Transversais Abdominais Superiores do Antro e do Duodeno de Cima ...

O pâncreas repousa contra a superfície posterior do estômago.

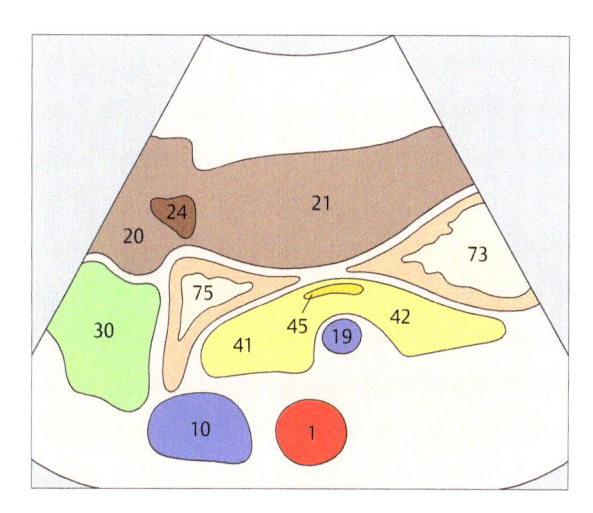

O antro se estende para a direita, entre o pâncreas e o fígado. É difícil visualizar nesta localização.

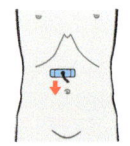

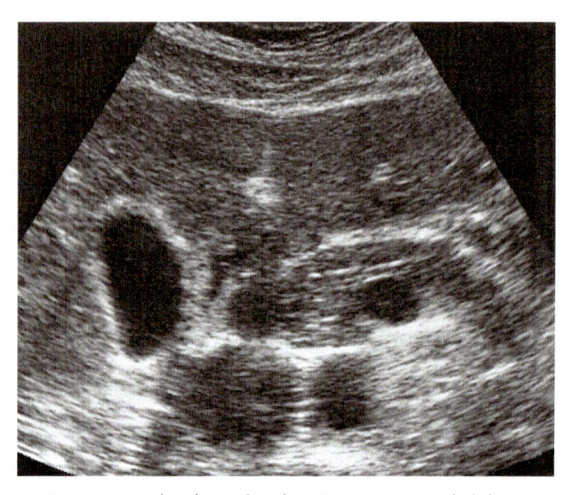

▶ 243 Antro, duodeno, fígado, pâncreas, vesícula biliar

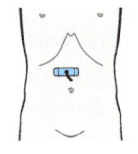

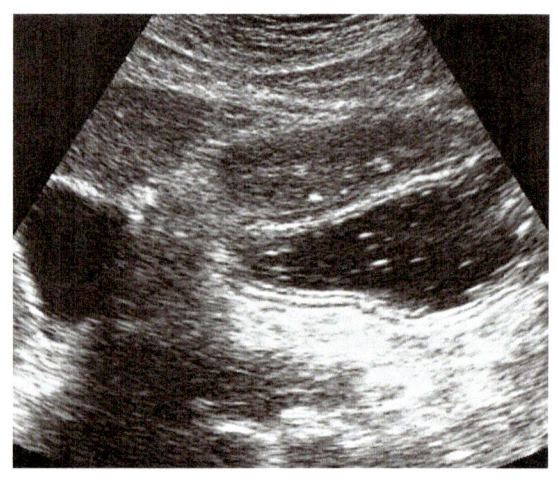

▶ 244 Antro, vesícula biliar

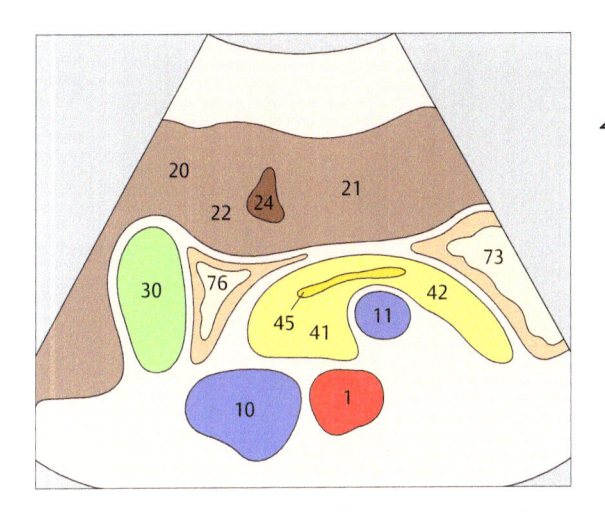

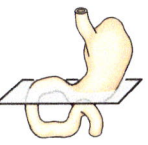

Varreduras Transversais Abdominais Superiores do Antro e do Duodeno de Cima ...

A segunda parte do duodeno fica entre o fígado, a vesícula biliar, a veia cava e a cabeça do pâncreas.

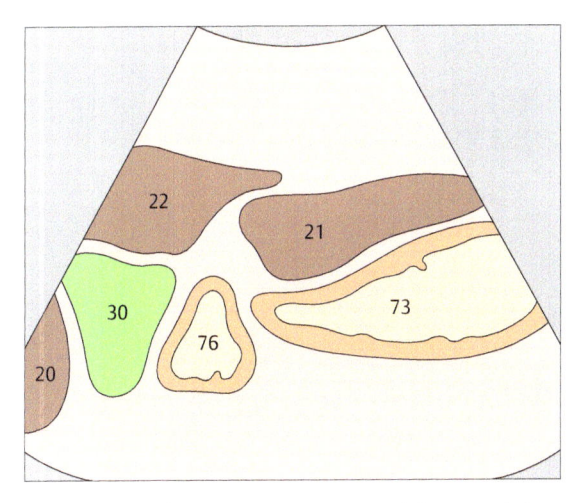

Com frequência, o antro se estende bem para baixo, especialmente quando o estômago está cheio e o indivíduo está em pé e ereto.

8 Estômago

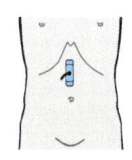

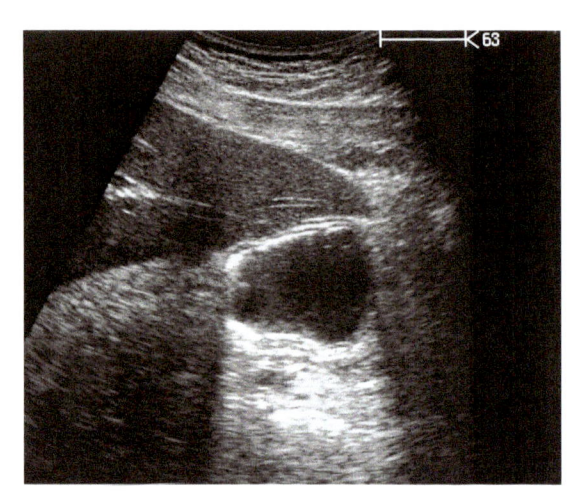

▶ **245** Camadas de parede gástrica

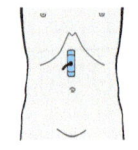

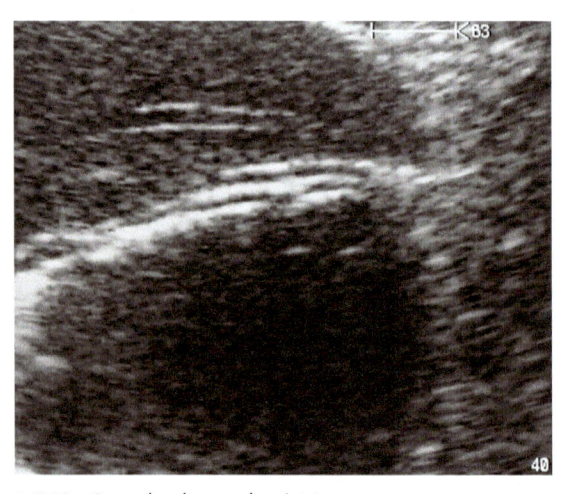

▶ **246** Camadas de parede gástrica

Detalhes do Estômago 275

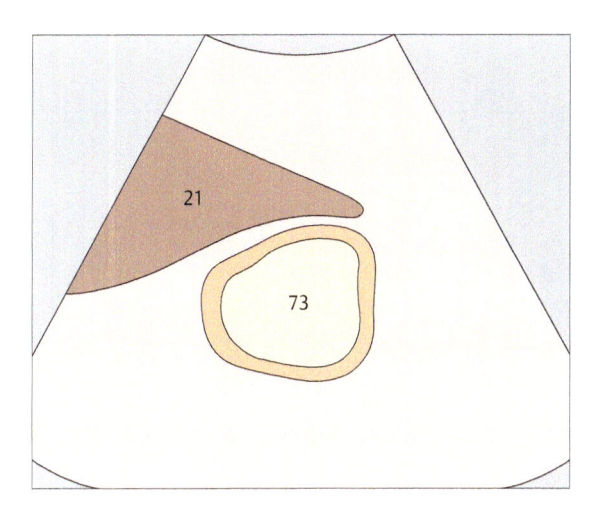

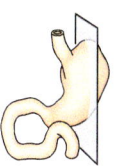

Com um dispositivo de alta resolução e condições favoráveis para a varredura, cinco camadas podem ser distinguidas na parede gástrica.

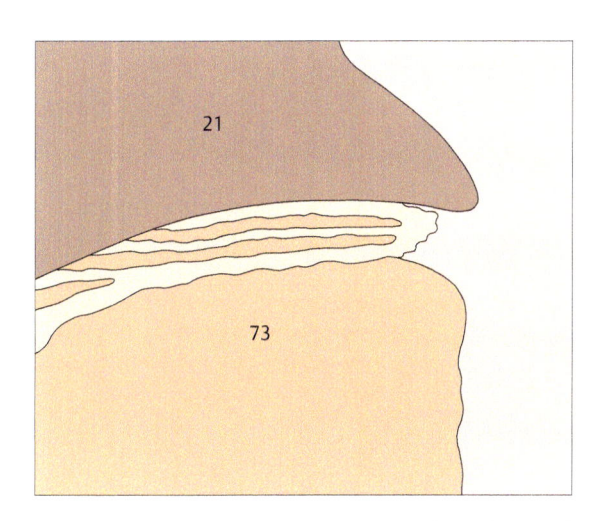

Uma varredura pelo antro é a melhor para diferenciar as camadas da parede gástrica.

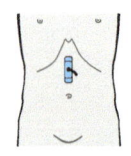

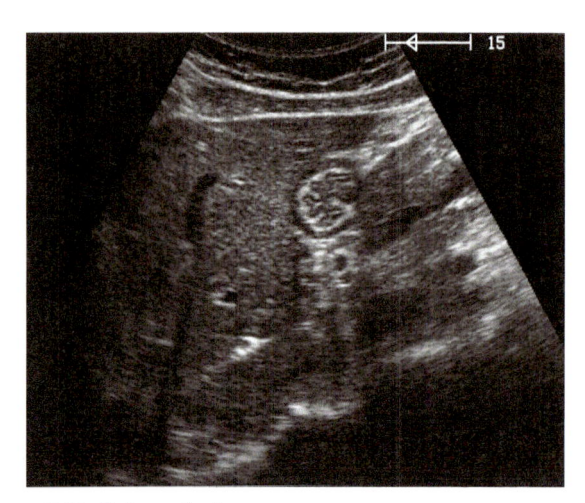

▶ 247 Dobras gástricas

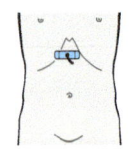

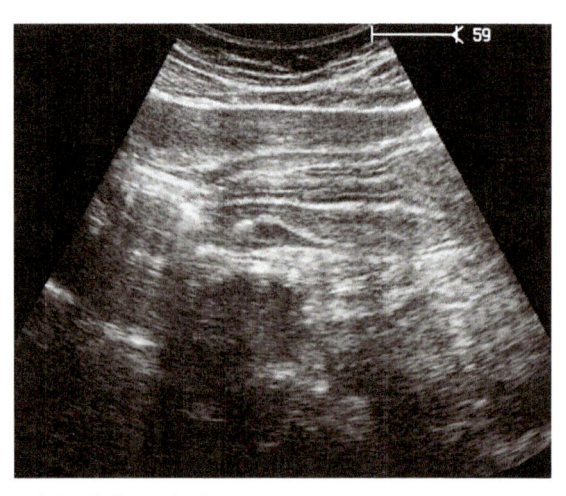

▶ 248 Dobras gástricas

Detalhes do Estômago 277

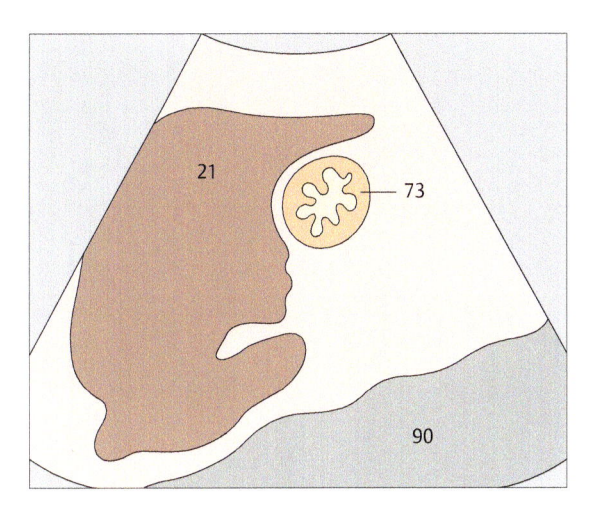

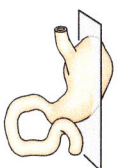

As dobras das rugas do estômago são demonstradas mais claramente no estado de jejum.

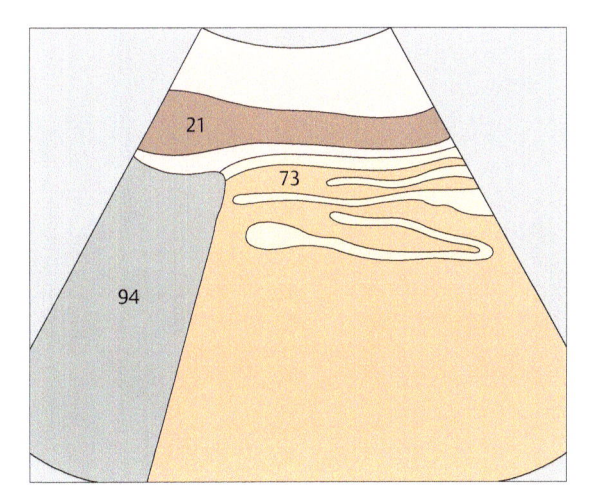

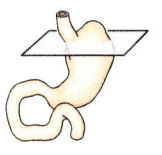

Em uma varredura transversal abdominal superior, as dobras gástricas produzem um padrão confuso no qual são visualizadas numerosas camadas de parede.

9 Bexiga Urinária

Bexiga Urinária em Cortes Longitudinais ... p. 280
249 Bexiga urinária, próstata, reto
250 Bexiga urinária, orifício ureteral, próstata, reto
251 Bexiga urinária, reto
252 Bexiga urinária, intestino

Detalhes da Bexiga Urinária ... p. 284
253 Bexiga urinária, orifícios ureterais
254 Bexiga urinária, entrada de urina

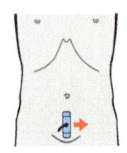

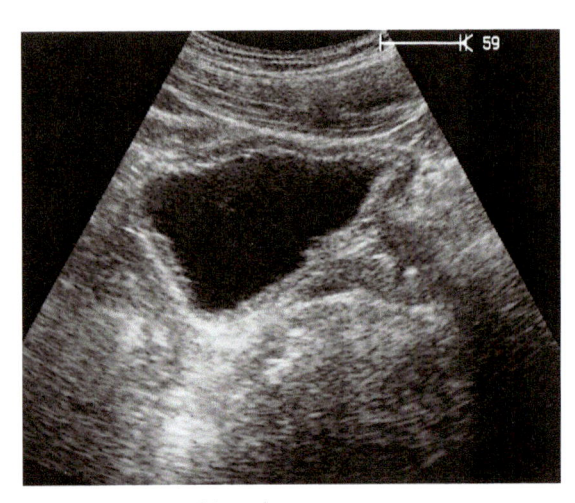

▶ 249 Bexiga urinária, próstata, reto

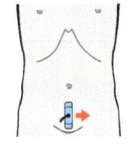

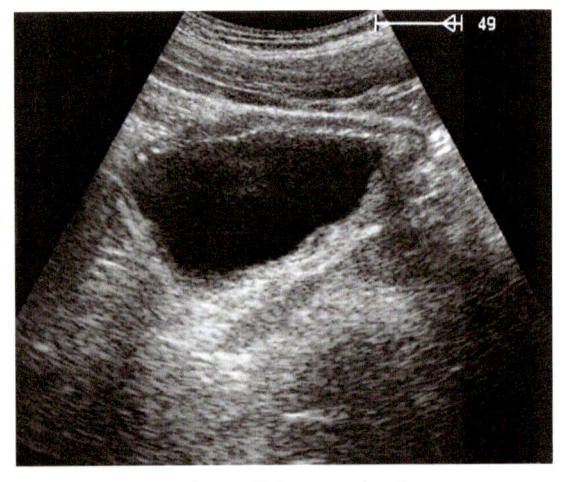

▶ 250 Bexiga urinária, orifício ureteral, próstata, reto

Bexiga Urinária em Cortes Longitudinais

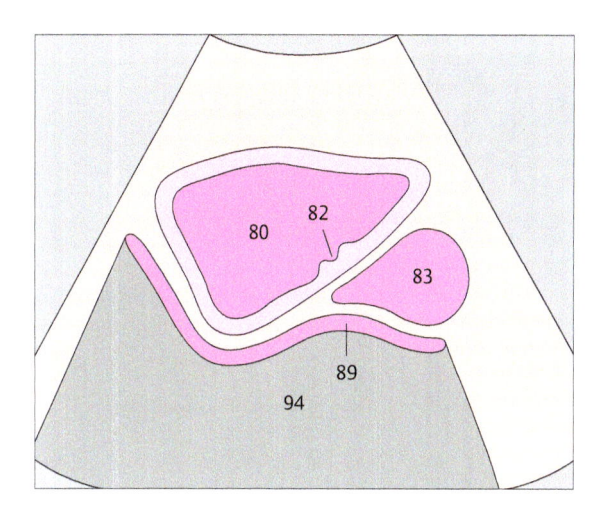

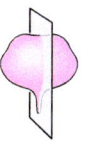

A bexiga cheia aparece em corte longitudinal como uma estrutura triangular sem ecos internos.

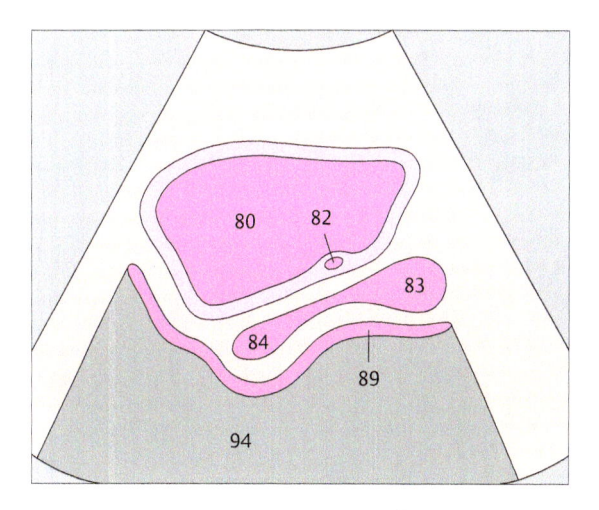

A genitália interna é visualizada posterior à bexiga na varredura mediossagital.

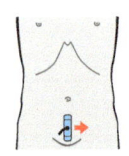

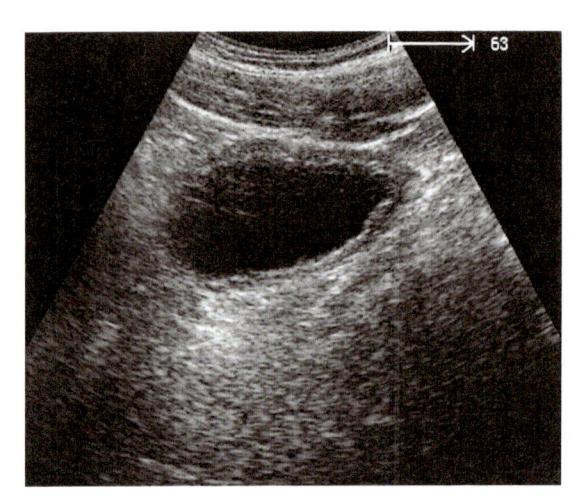

▶ 251 Bexiga urinária, reto

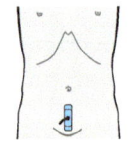

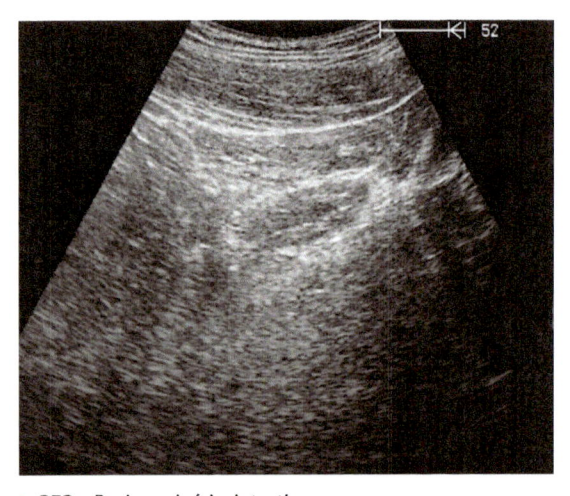

▶ 252 Bexiga urinária, intestino

Bexiga Urinária em Cortes Longitudinais 283

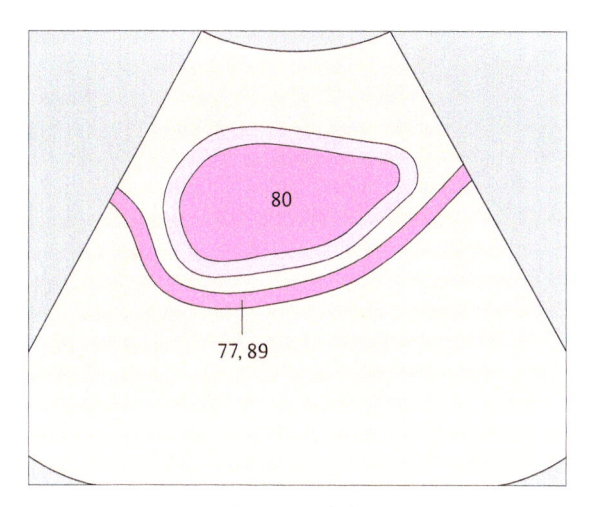

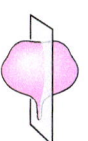

80

77, 89

A parede anterior da bexiga urinária está frouxamente ligada à parede abdominal anterior pela fáscia vesicoumbilical. Isso evita que as alças intestinais contendo gás fiquem entre a parede abdominal e a superfície anterior da bexiga cheia.

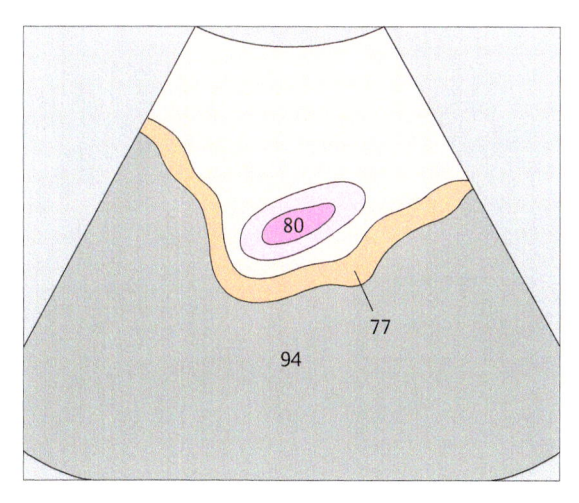

80

77

94

Alças de intestino contendo gases são visualizadas posteriores à bexiga na varredura lateral.

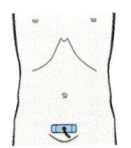

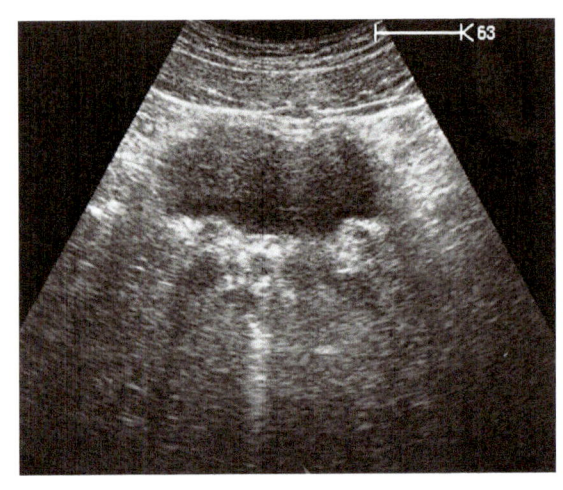

▶ 253 Bexiga, orifícios ureterais

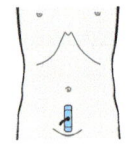

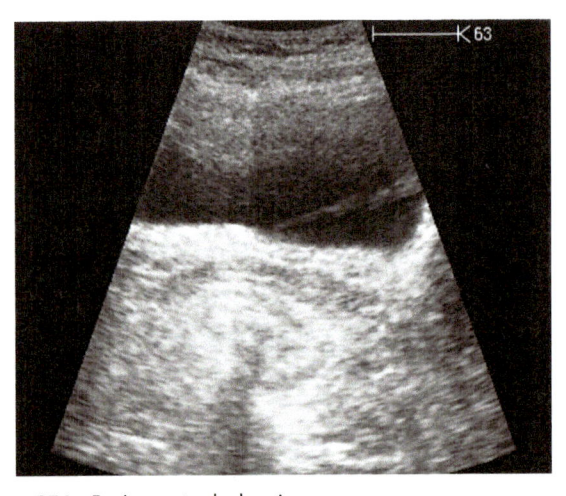

▶ 254 Bexiga, entrada de urina

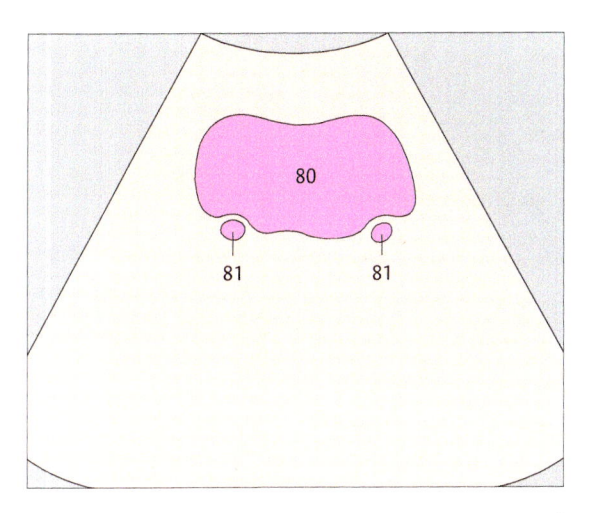

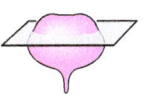

Detalhes da Bexiga Urinária **285**

Os ureteres aparecem como finas estruturas tubulares na parede posterior da bexiga.

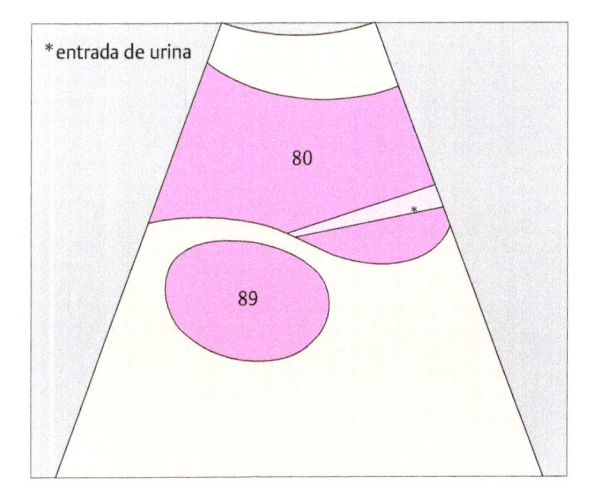

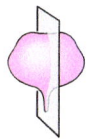

*entrada de urina

Com frequência o ultrassom pode mostrar a urina entrando na bexiga por um orifício ureteral.

10 Próstata

Próstata em Cortes Longitudinais ... p. 288
255 Próstata, reto, bexiga urinária
256 Próstata, reto bexiga urinária
257 Próstata, vesículas seminais
258 Próstata, vesículas seminais

Próstata em Varreduras Transversais de Baixo para Cima ... p. 292
259 Próstata, uretra, bexiga urinária
260 Próstata, uretra, bexiga urinária
261 Próstata, uretra, bexiga urinária, reto
262 Vesículas seminais, reto, bexiga urinária, ampola do *vas deferens*
263 Vesículas seminais, reto, bexiga urinária, ampola do *vas deferens*
264 Vesículas seminais, reto, bexiga urinária, ampola do *vas deferens*

Próstata em Varreduras Transretais de Cima para Baixo ... p. 298
265 Vesículas seminais
266 Próstata, bexiga urinária
267 Próstata, bexiga urinária
268 Próstata, bexiga urinária
269 Próstata, bexiga urinária
270 Próstata

Próstata em Cortes Longitudinais de Mediano para Lateral ... p. 304
271 Próstata, bexiga urinária
272 Próstata, bexiga urinária
273 Próstata, bexiga urinária
274 Próstata, vesículas seminais

10 Próstata

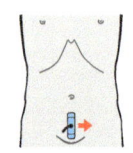

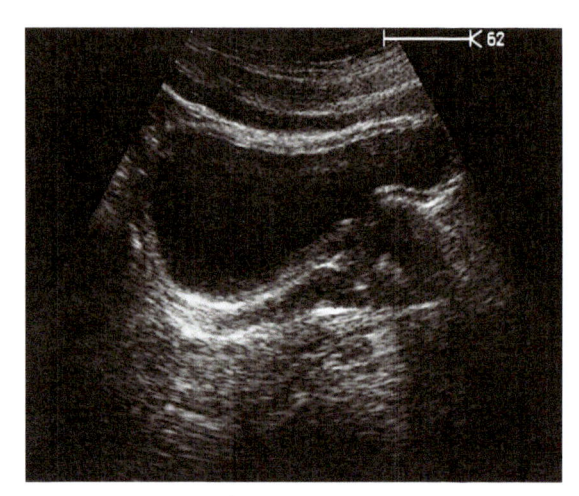

▶ 255 Próstata, reto, bexiga urinária

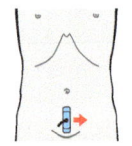

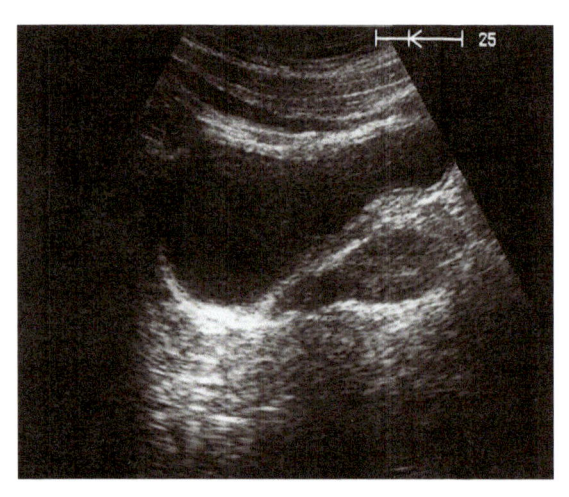

▶ 256 Próstata, reto, bexiga urinária

Próstata em Cortes Longitudinais 289

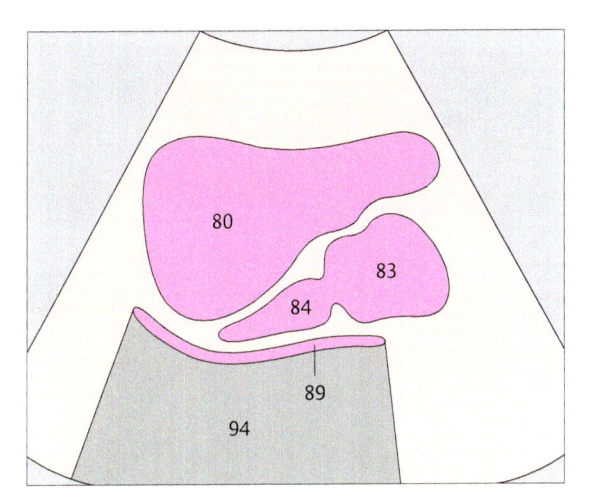

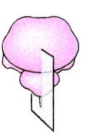

A próstata mostra formato bulboso em corte longitudinal.

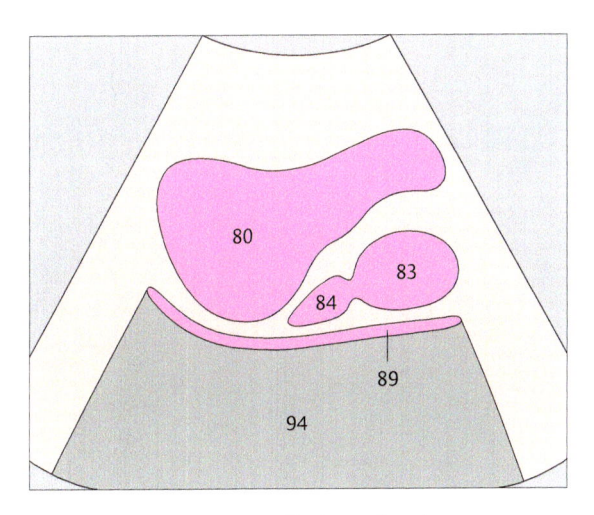

O reto geralmente aparece como uma estrutura cheia de ar posterior à próstata.

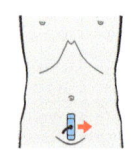

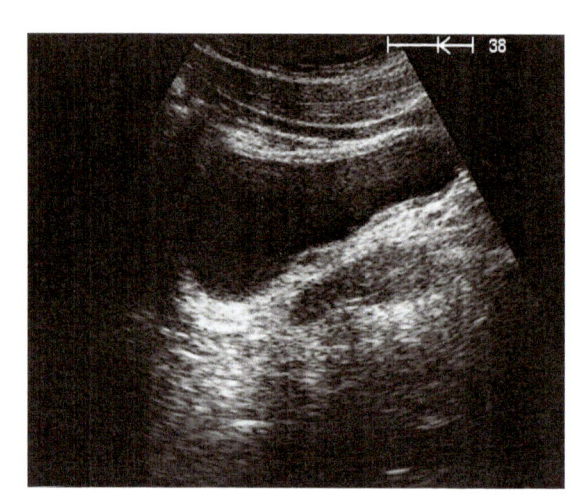

▶ 257 Próstata, vesículas seminais

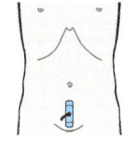

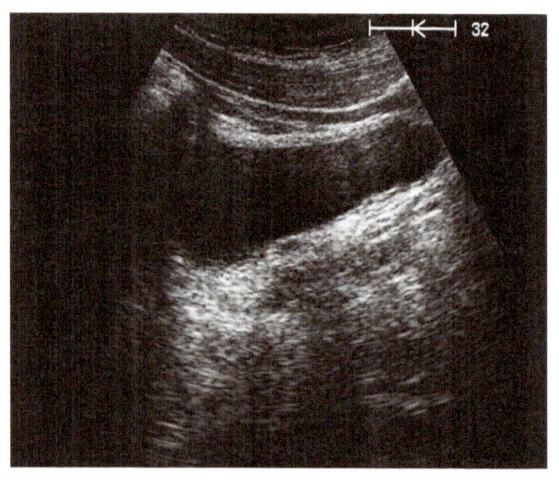

▶ 258 Próstata, vesículas seminais

Próstata em Cortes Longitudinais 291

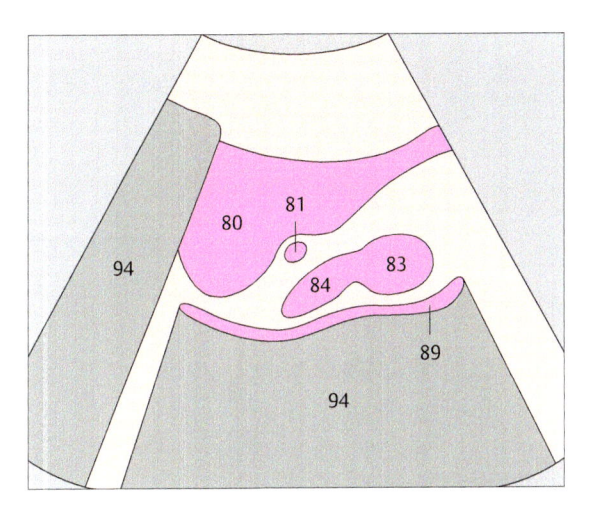

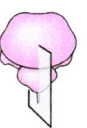

As vesículas seminais ficam em contato com a bexiga por toda a sua extensão..

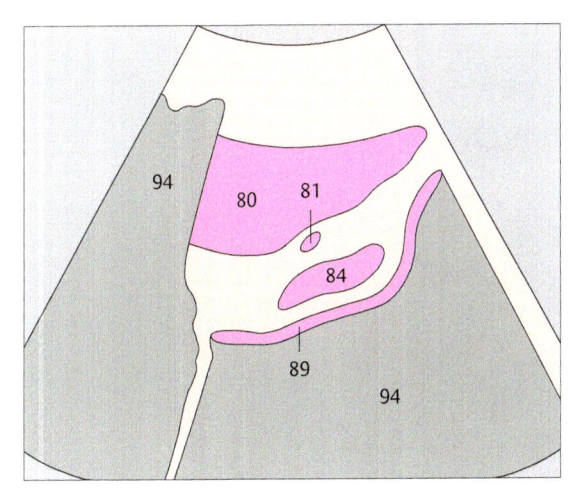

As vesículas seminais estão localizadas laterais e superiores à próstata..

10 Próstata

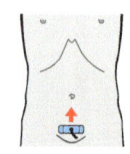

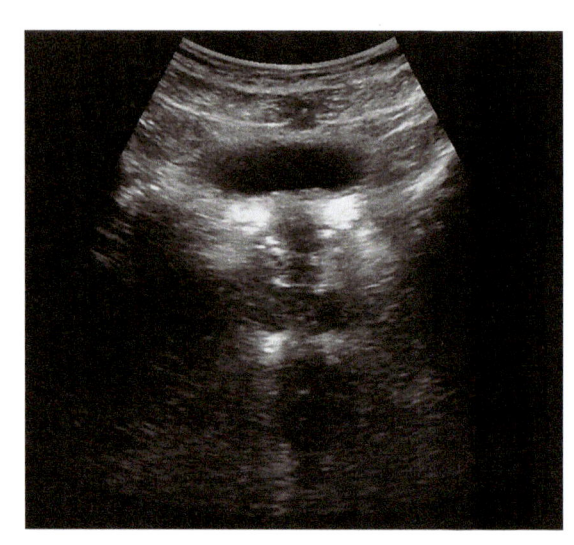

▶ **259** Próstata, uretra, bexiga urinária

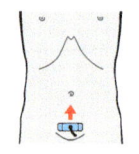

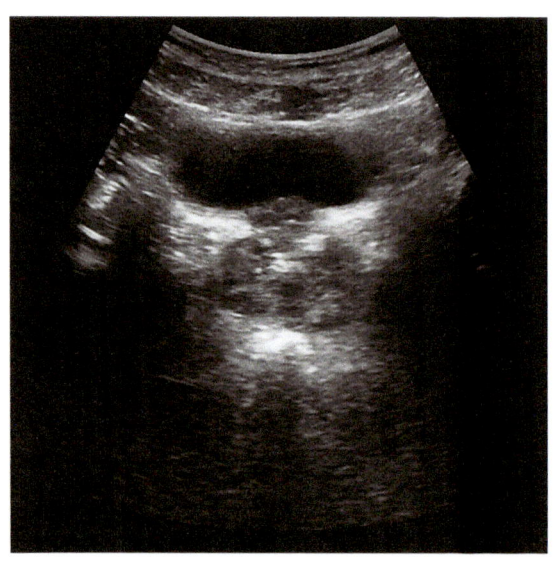

▶ **260** Próstata, uretra, bexiga urinária

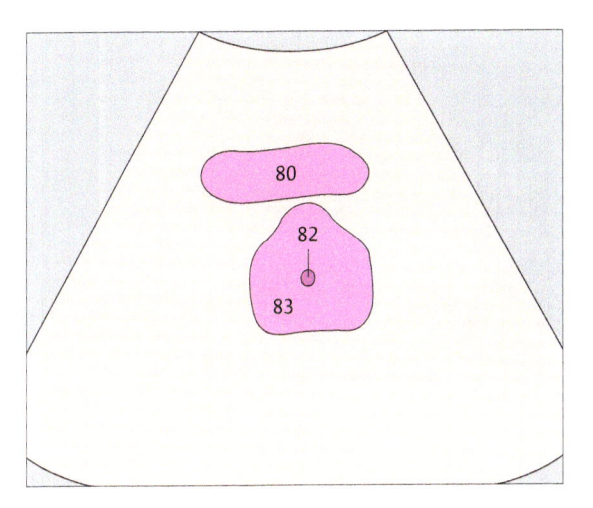

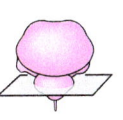

Próstata em Varreduras Transversais de Baixo para Cima 293

A próstata apresenta um formato elíptico de "castanha" quando visualizada em corte transversal..

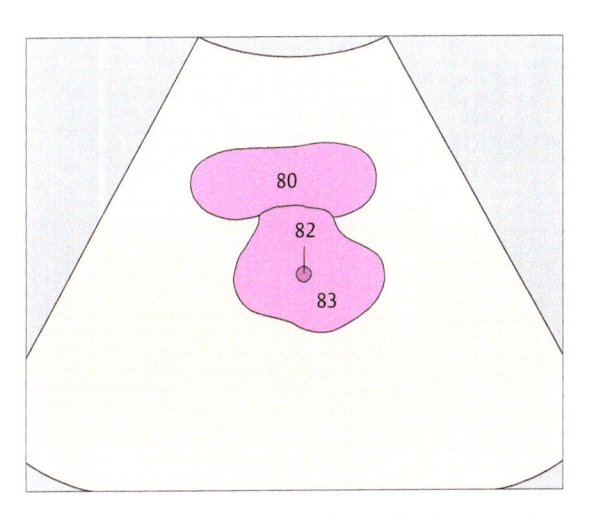

O lobo médio da próstata às vezes se projeta um pouco no lúmen da bexiga..

10 Próstata

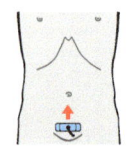

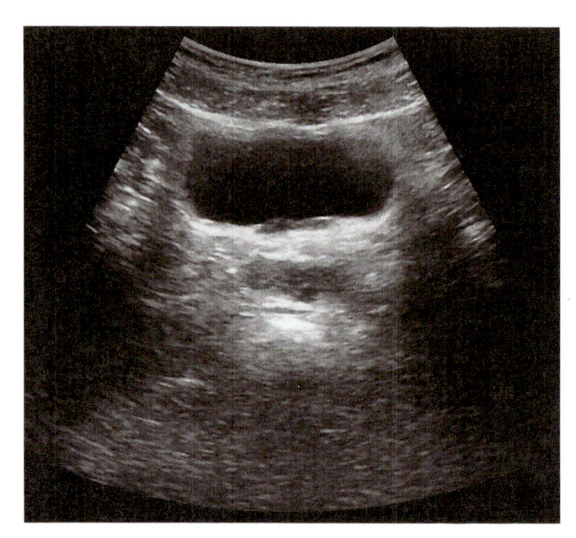

▶ **261** Próstata, uretra, bexiga urinária, reto

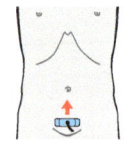

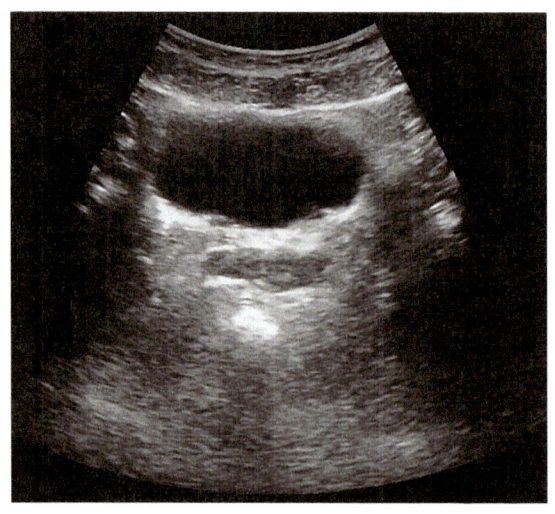

▶ **262** Vesículas seminais, reto, bexiga urinária, *ampola do *vas deferens*

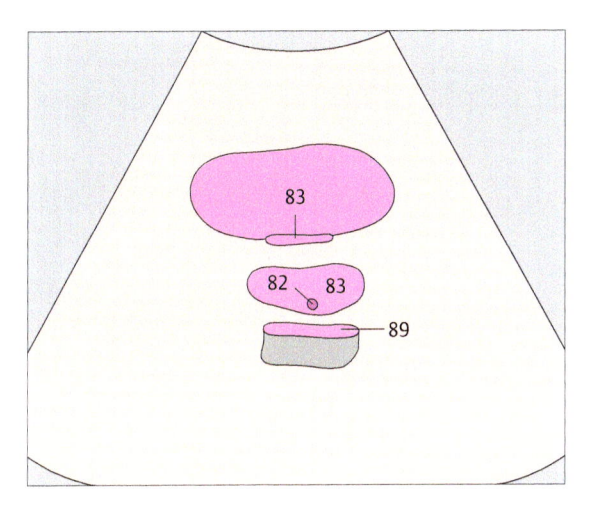

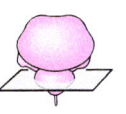

Próstata em Varreduras Transversais de Baixo para Cima **295**

A uretra aparece como uma estrutura redonda e hipoecoica dentro da próstata..

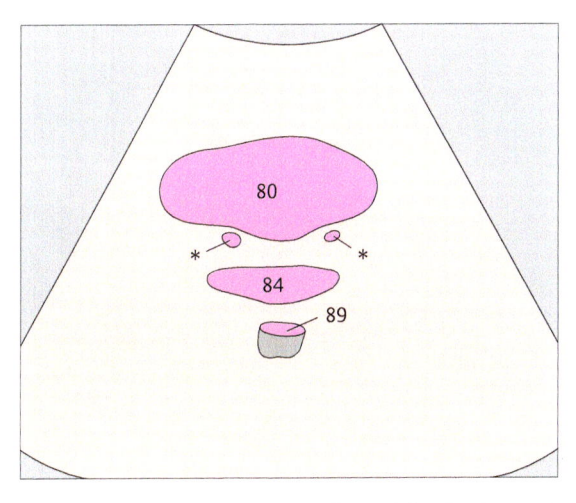

O reto é visualizado posterior à próstata..

10 Próstata

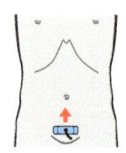

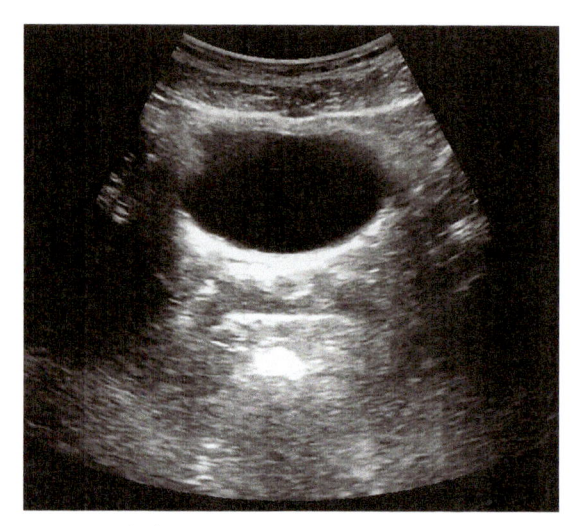

▶ **263** Vesículas seminais, reto, bexiga urinária, *ampola do *vas deferens*

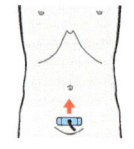

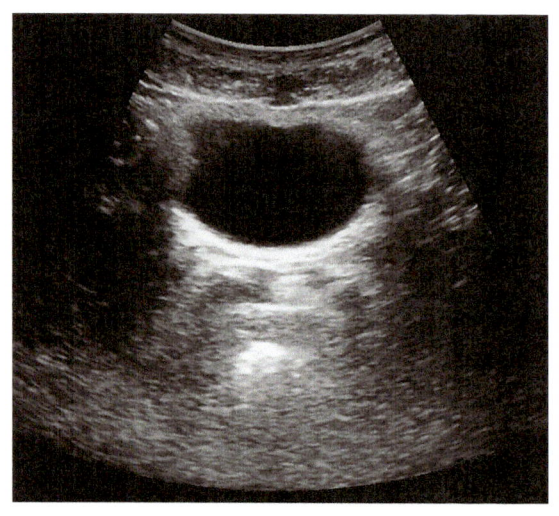

▶ **264** Vesículas seminais, reto, bexiga urinária, *ampola do *vas deferens*

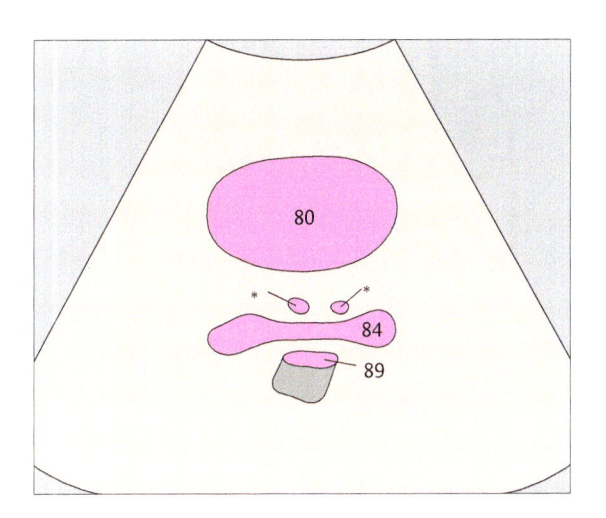

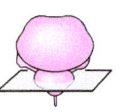

Próstata em Varreduras Transversais de Baixo para Cima

As vesículas seminais têm aproximadamente 5 cm de comprimento por 1 cm de diâmetro e estão localizadas na parede posterior da bexiga urinária..

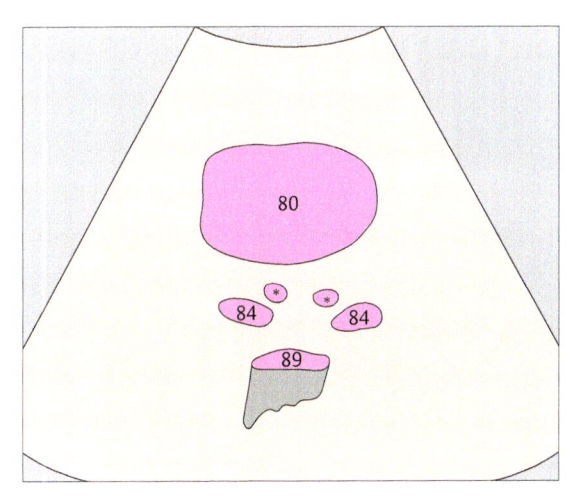

Os vasos deferentes (vasa deferentia) estão localizados entre as vesículas seminais e a bexiga urinária..

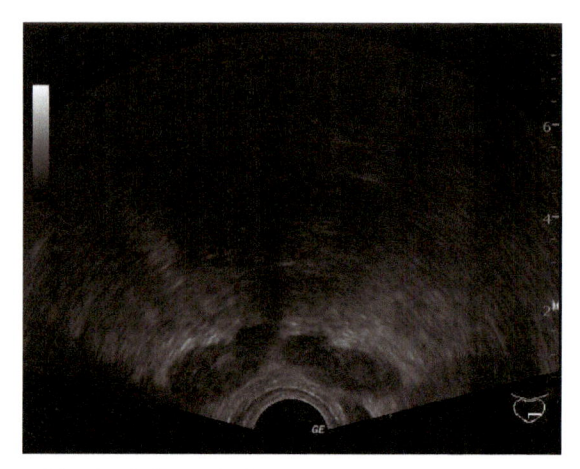

▶ 265 Vesículas seminais

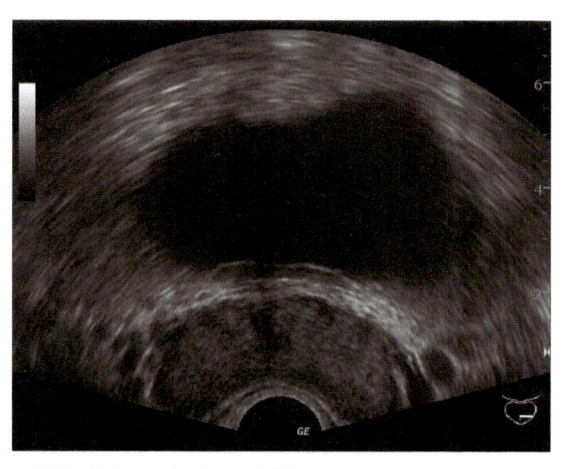

▶ 266 Próstata, bexiga urinária

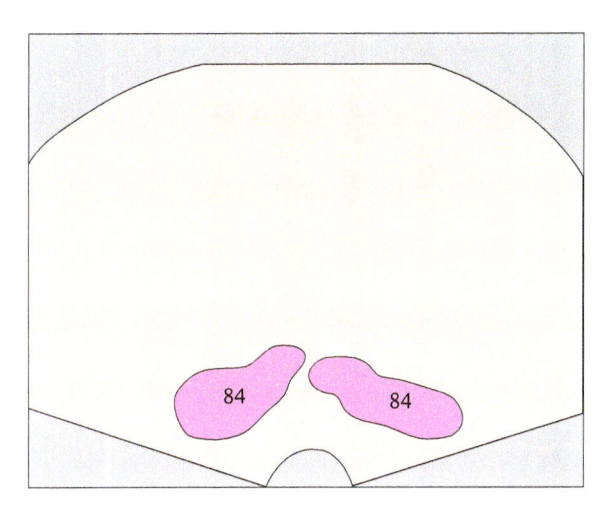

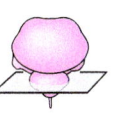

Próstata em Varreduras Transretais de Cima para Baixo **299**

Vesículas seminais. ◀

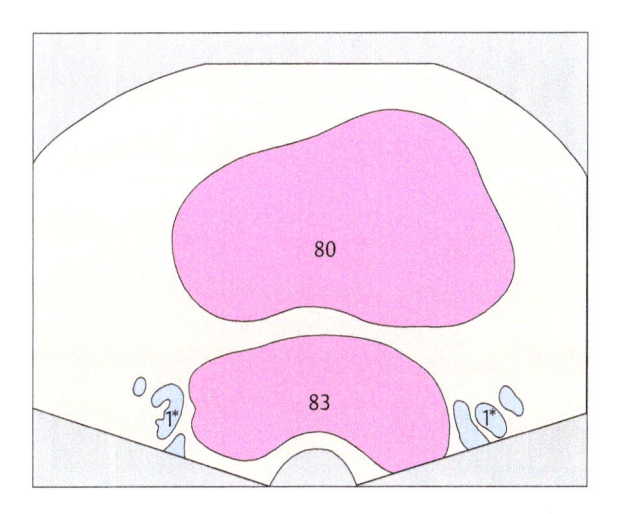

Próstata, bexiga.1*: vasos. ◀

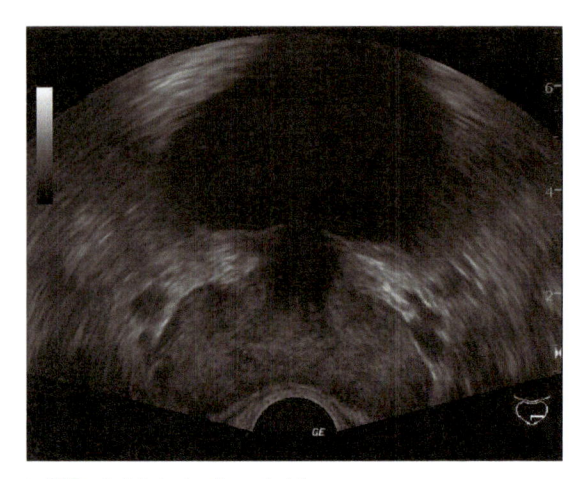

▶ **267** Próstata, bexiga urinária

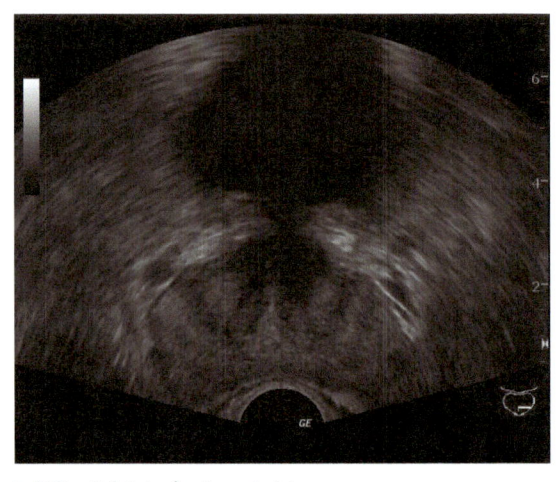

▶ **268** Próstata, bexiga urinária

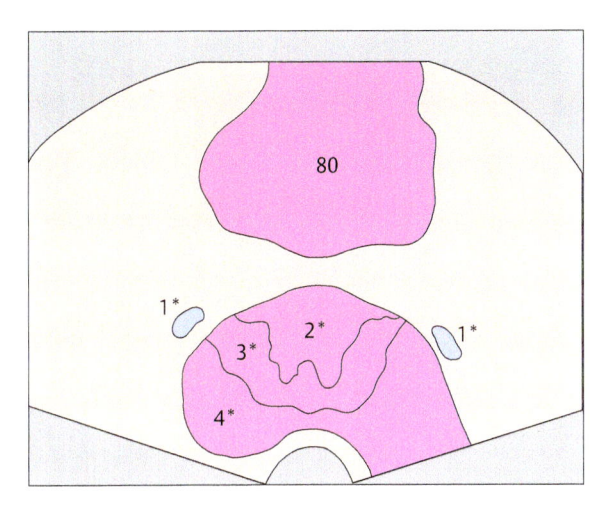

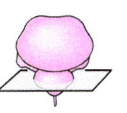

Próstata em Varreduras Transretais de Cima para Baixo

Próstata, bexiga urinária. 1*: vasos, 2*: estroma fibromuscular anterior, 3*: zona intermediária, 4*: zona periférica..

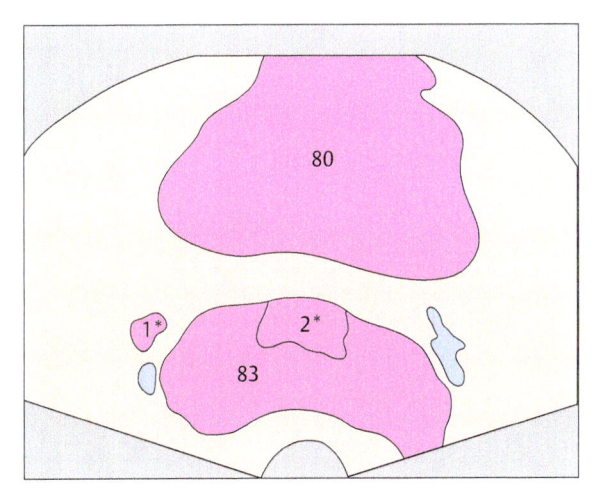

1*: vasos, 2*: estroma fibromuscular anterior..

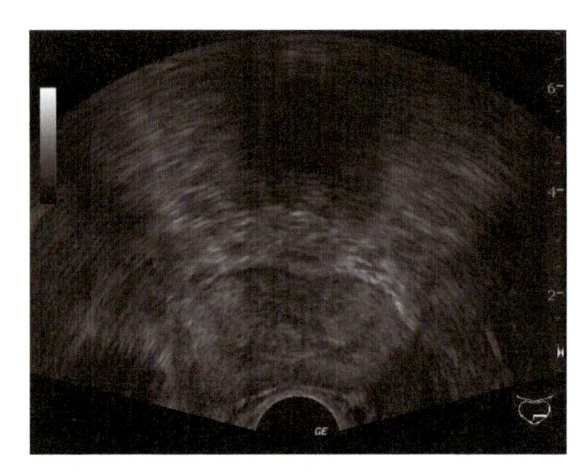

▶ **269** Próstata, bexiga urinária

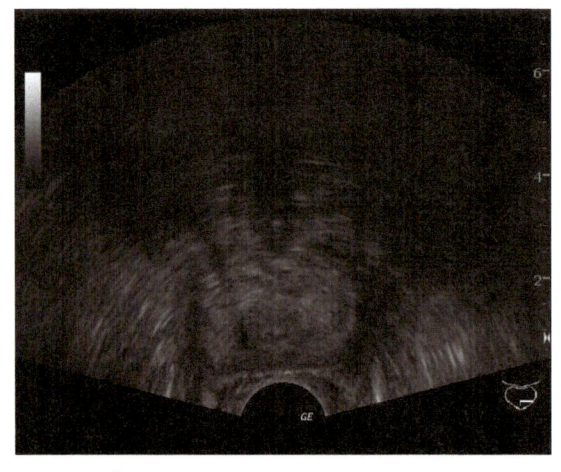

▶ **270** Próstata

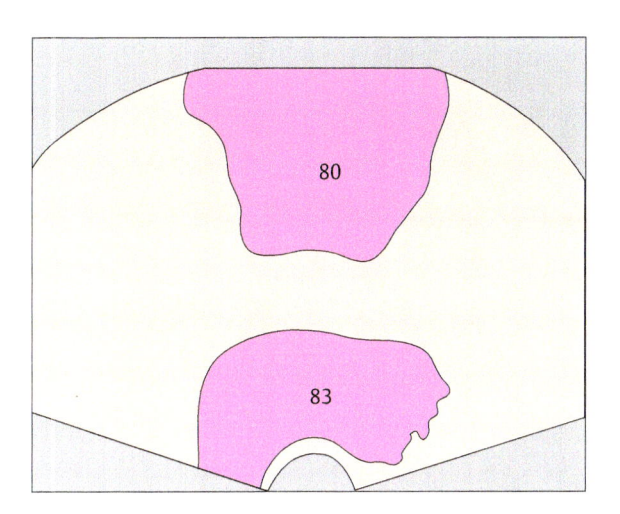

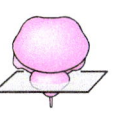

Próstata em Varreduras Transretais de Cima para Baixo **303**

Próstata, bexiga urinária..

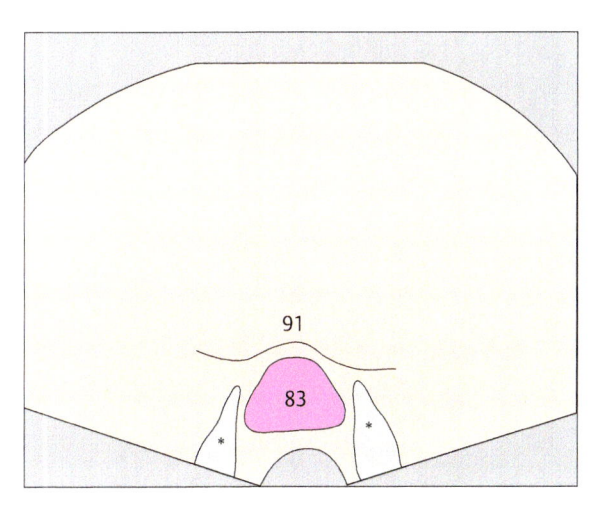

*Próstata, sínfise. *: músculos pélvicos..*

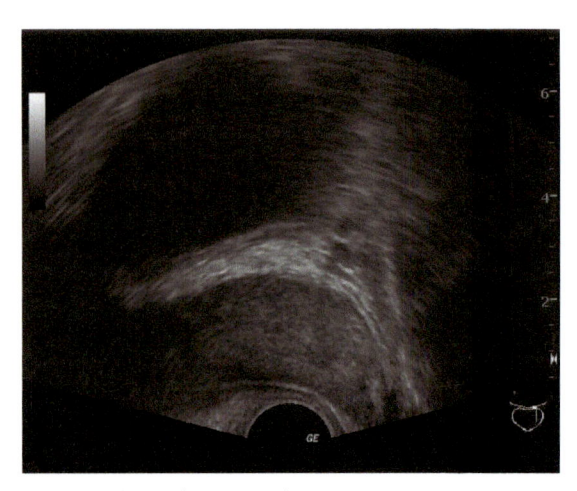

▶ 271 Próstata, bexiga urinária

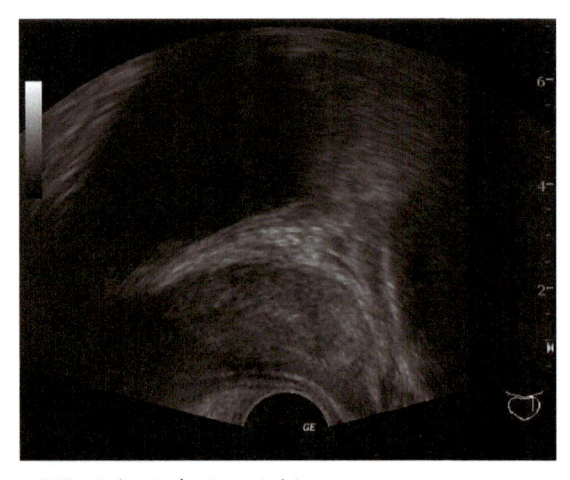

▶ 272 Próstata, bexiga urinária

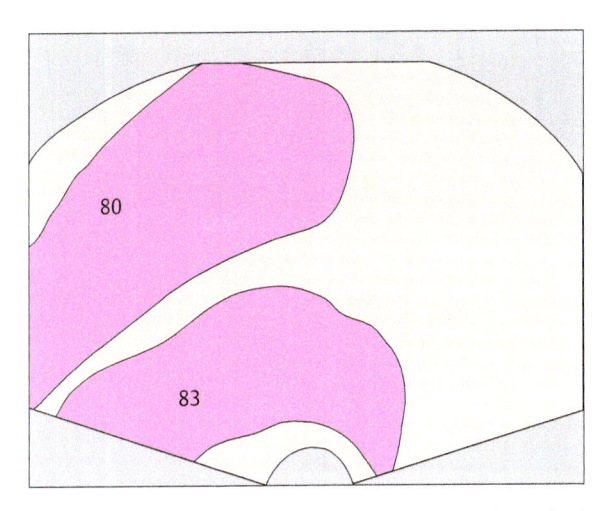

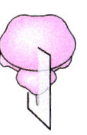

Próstata em Cortes Longitudinais de Mediano para Lateral **305**

Próstata, bexiga urinária..

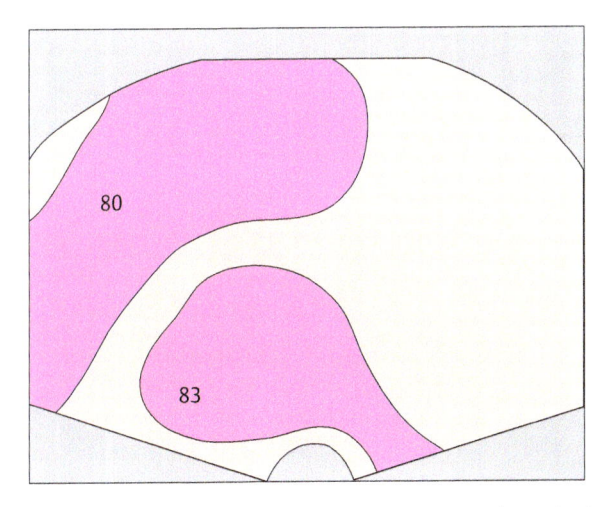

Próstata, bexiga urinária.

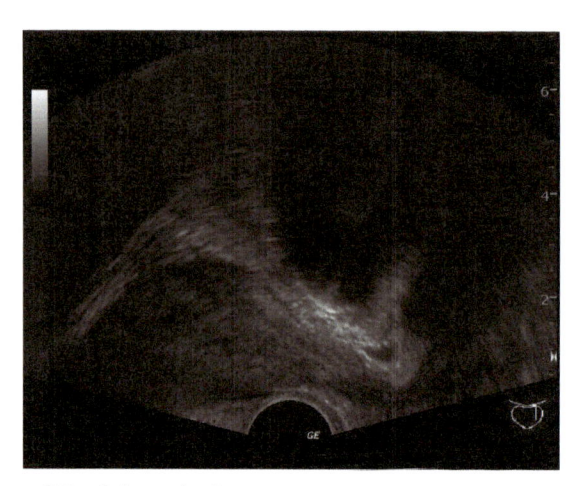

▶ **273** Próstata, bexiga

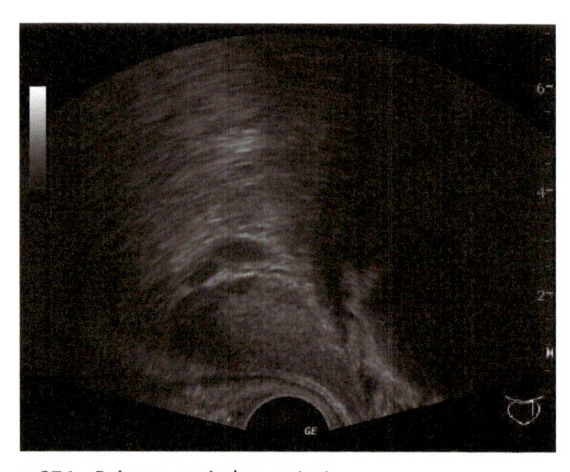

▶ **274** Próstata, vesículas seminais

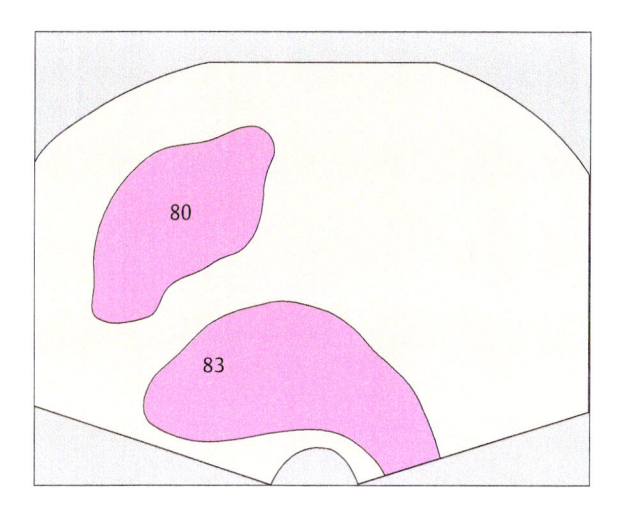

Próstata em Cortes Longitudinais de Mediano para Lateral

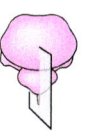

Próstata, bexiga urinária.

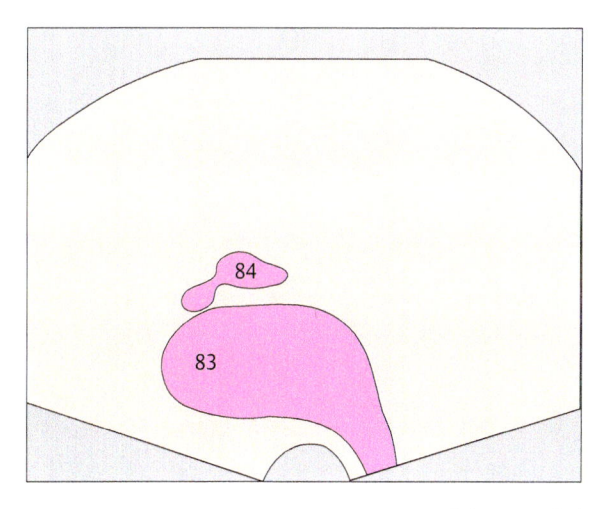

Próstata, vesículas seminais.

11 Útero

**Útero em Cortes Longitudinais
da Esquerda para a Direita ... p. 310**
275 Útero, vagina, bexiga, reto
276 Útero, vagina, bexiga, reto
277 Útero, vagina, bexiga, reto
278 Ovário

**Útero em Cortes Transversais
de Baixo para Cima ... p. 314**
279 Vagina, bexiga, reto
280 Vagina, bexiga
281 Vagina, bexiga, reto
282 Útero, bexiga
283 Útero, bexiga, ovários
284 Útero, bexiga, ovários

**Útero em Cortes
Transvaginais Longitudinais ... p. 320**
285 Útero
286 Útero
287 Ovário
288 Ovário

**Útero em Cortes
Cruzados Transvaginais ... p. 324**
289 Ovário
290 Útero
291 Útero
292 Útero
293 Útero
294 Útero

11 Útero

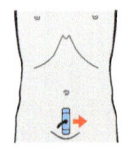

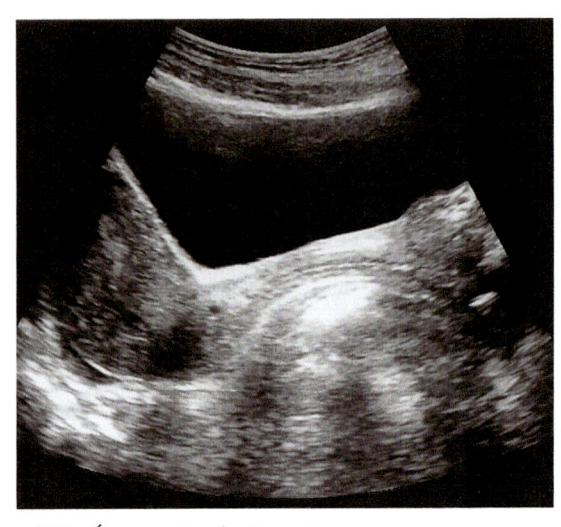

▶ 275 Útero, vagina, bexiga, reto

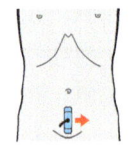

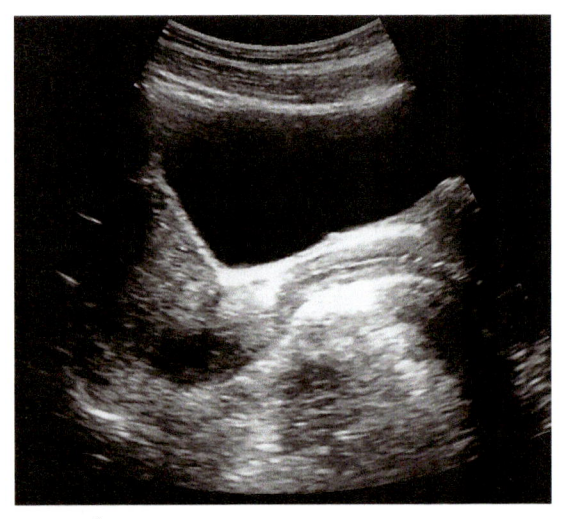

▶ 276 Útero, vagina, bexiga, reto

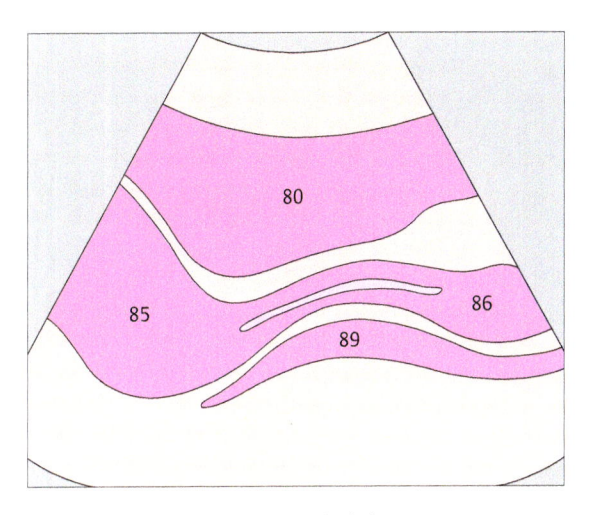

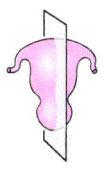

Útero em Cortes Longitudinais da Esquerda para a Direita

A vagina aparece atrás da bexiga como uma estrutura alongada e hipoecoica, com uma faixa central de ecos de níveis mais altos.

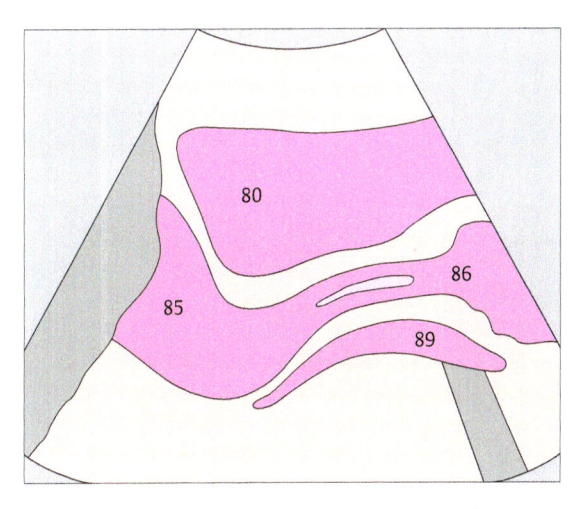

O útero consiste em fundo, corpo e colo (cérvice).

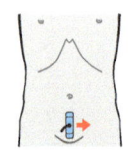

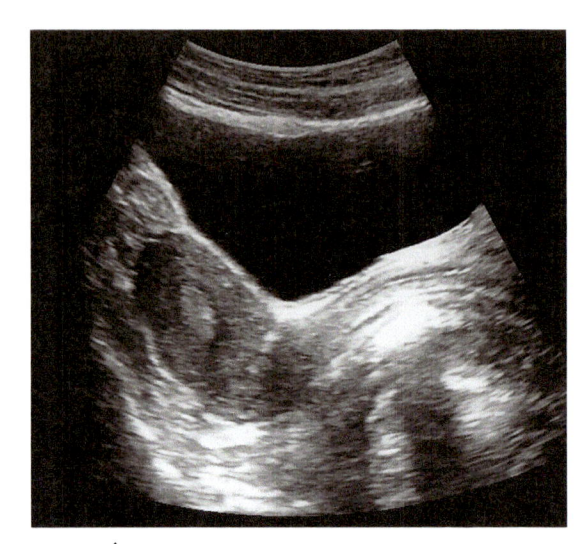

▶ **277** Útero, vagina, bexiga, reto

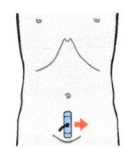

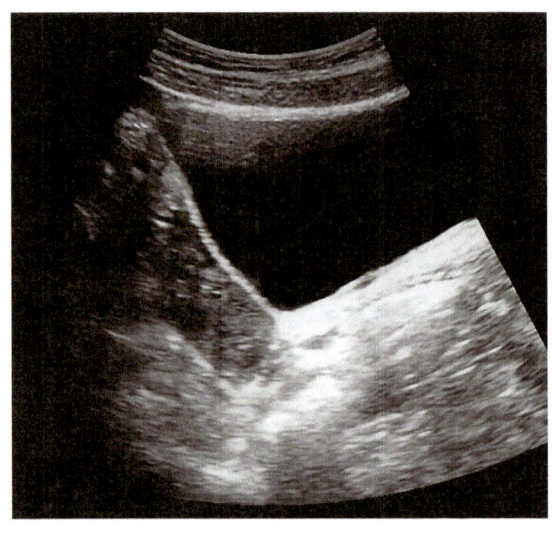

▶ **278** Ovário

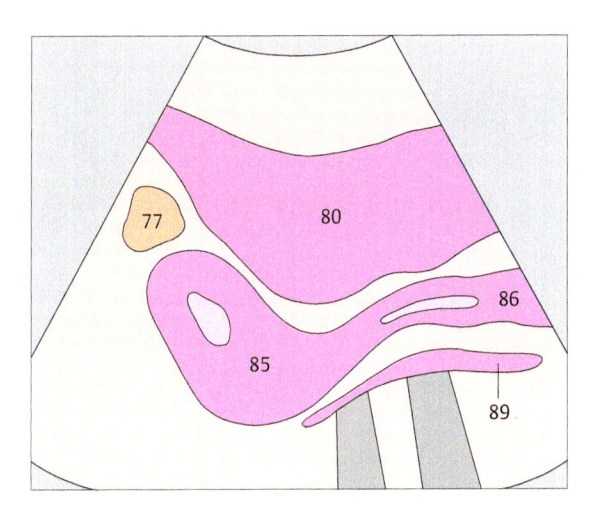

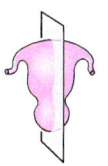

Útero em Cortes Longitudinais da Esquerda para a Direita 313

A cavidade uterina é visualizada pelo ultrassom somente durante a menstruação e a gravidez..

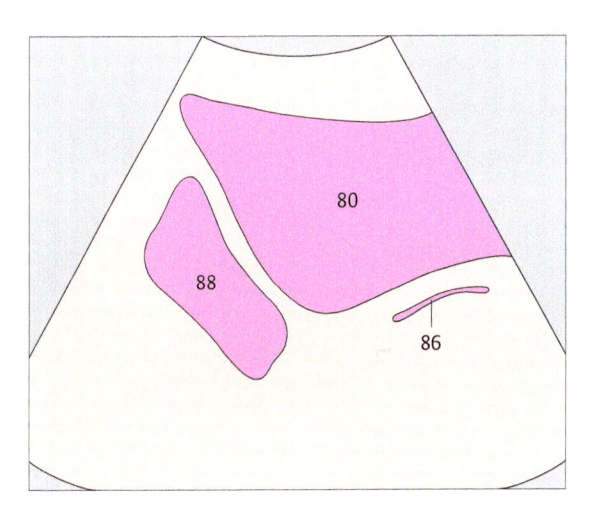

Os ovários flanqueiam a borda superior da bexiga urinária cheia..

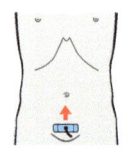

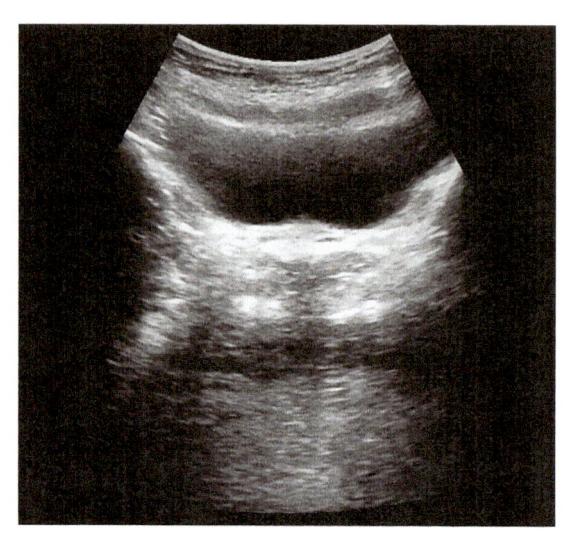

▶ 279 Vagina, bexiga, reto

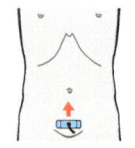

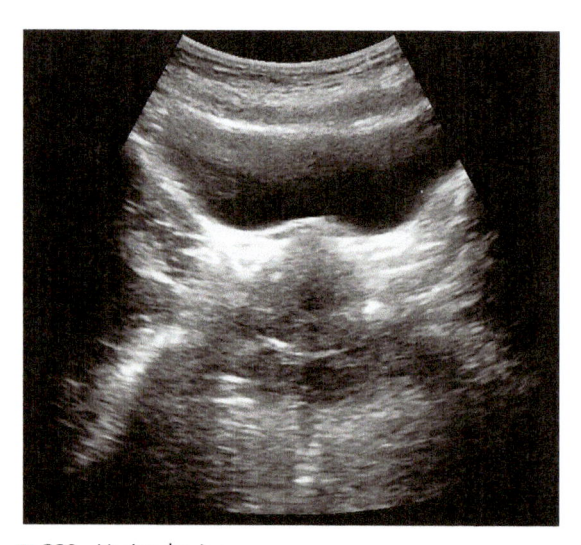

▶ 280 Vagina, bexiga

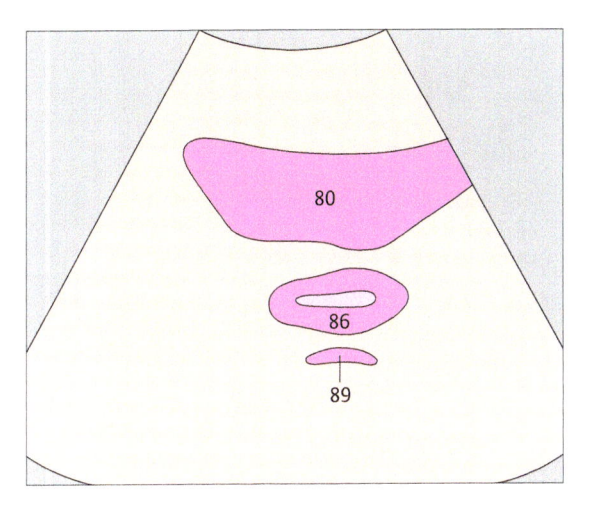

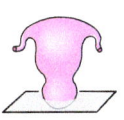

Útero em Cortes Transversais de Baixo para Cima 315

O lúmen vaginal tem aparência raiada em corte transversal..

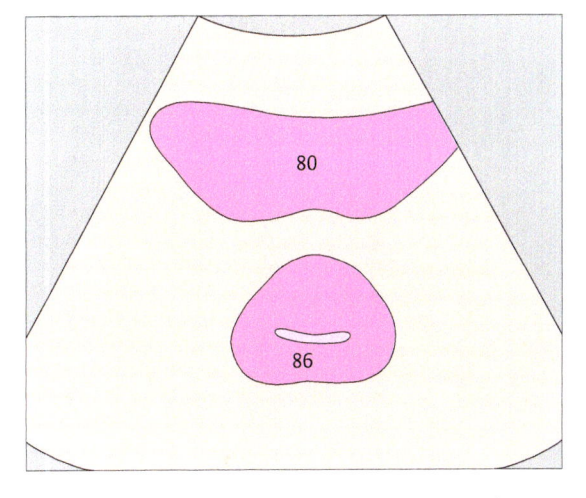

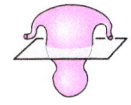

O útero impacta a parede posterior da bexiga..

11 Útero

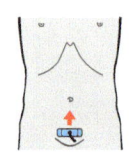

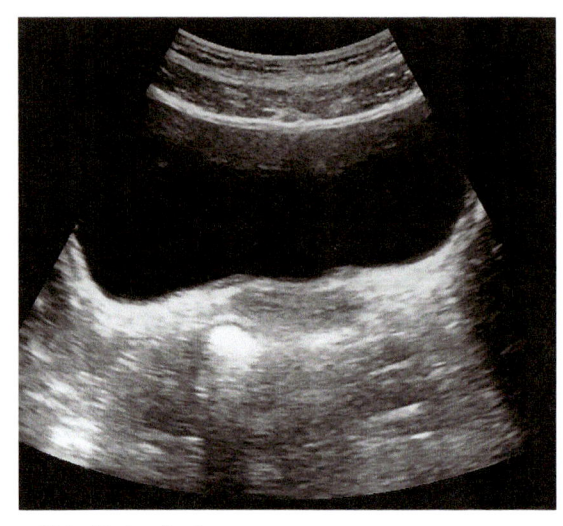

▶ 281 Vagina, bexiga, reto

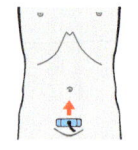

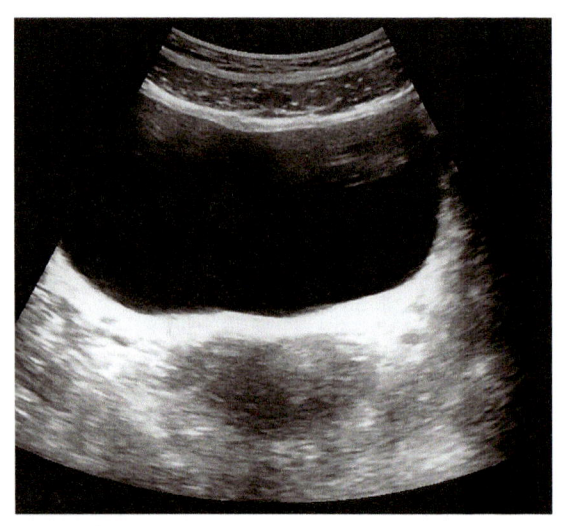

▶ 282 Útero, bexiga

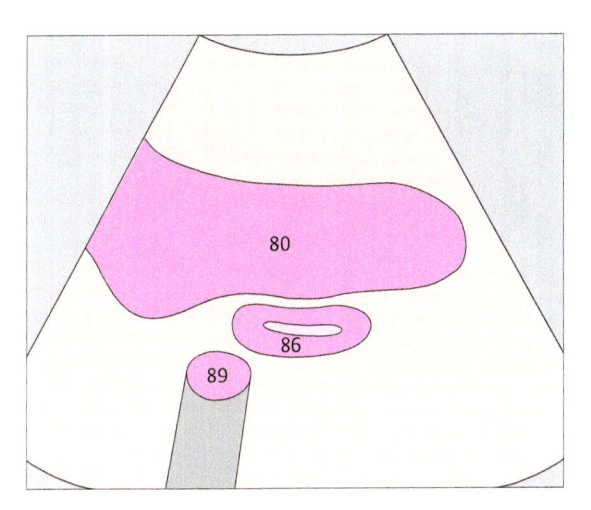

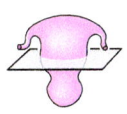

Útero em Cortes Transversais de Baixo para Cima

Varredura transversal da pelve feminina mostrando, de anterior para posterior, a bexiga urinária, a bolsa vesicouterina, o útero e o reto..

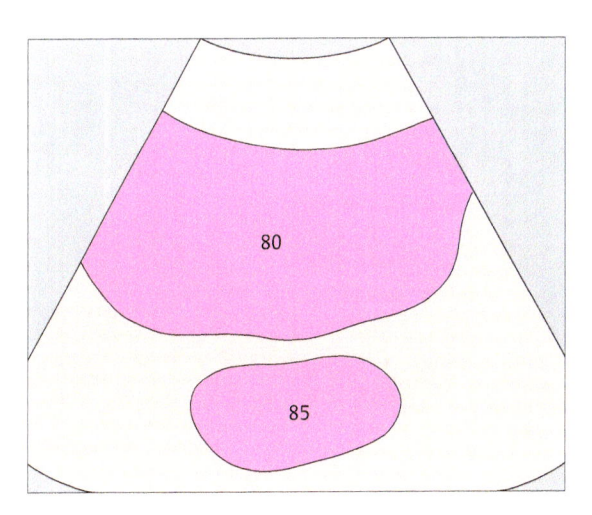

Com a bexiga distendida, o útero pode ser claramente visualizado a partir do lado anterior.

11 Útero

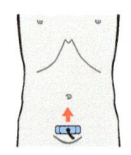

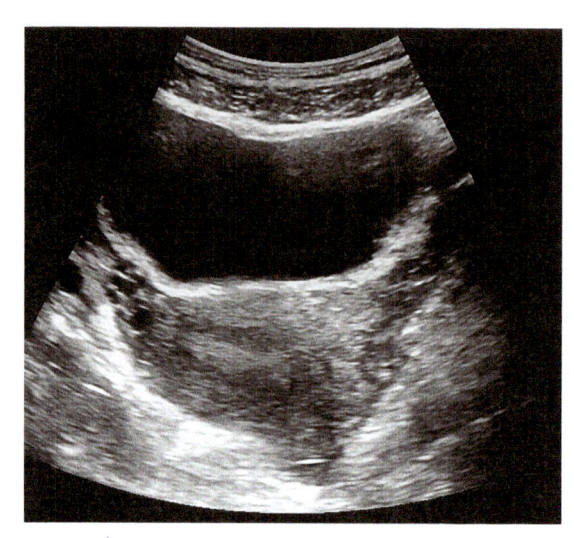

▶ **283** Útero, bexiga, ovários

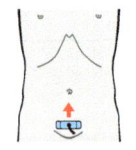

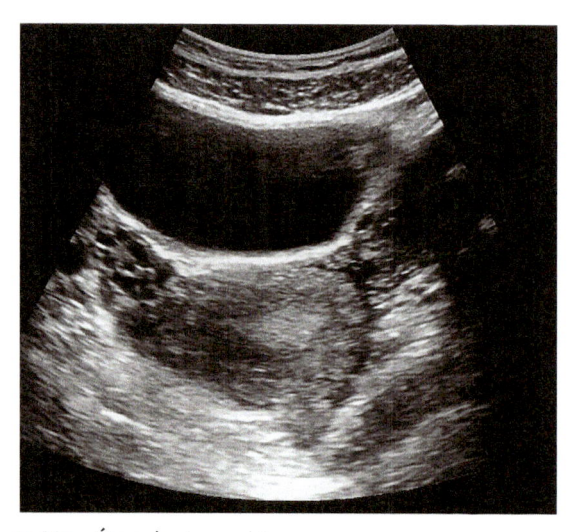

▶ **284** Útero, bexiga, ovários

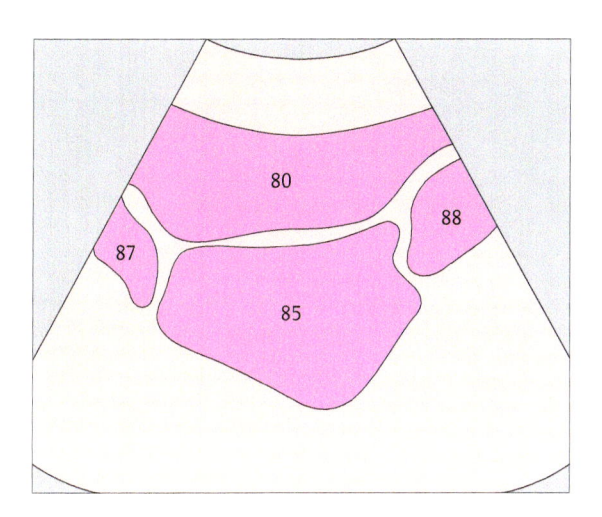

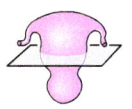

Útero em Cortes Transversais de Baixo para Cima **319**

Os ovários estão usualmente localizados laterais ao útero, ao nível do corpo uterino..

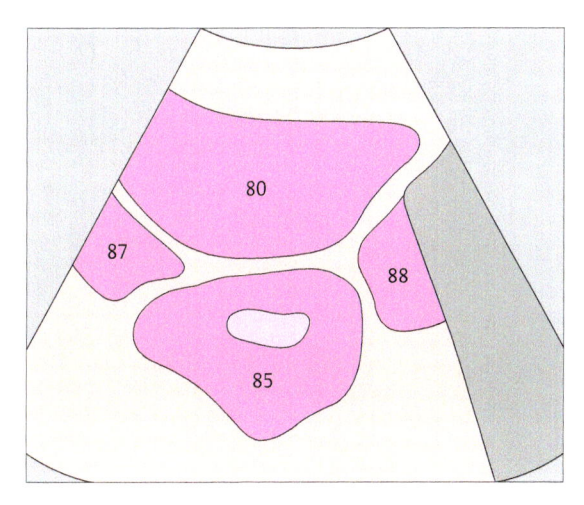

Os ovários aparecem como estruturas arredondadas, com cerca de 3 cm de comprimento e são extremamente variáveis em sua localização.

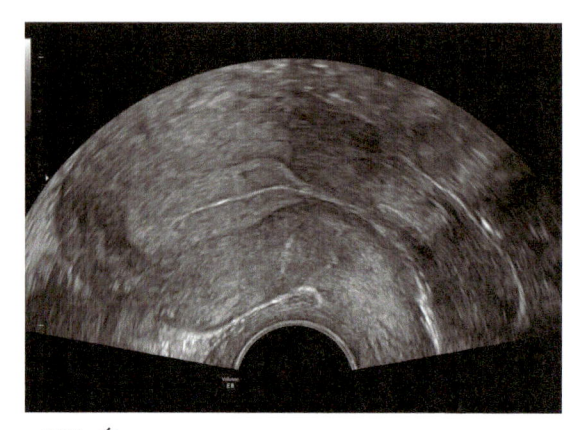

▶ 285 Útero

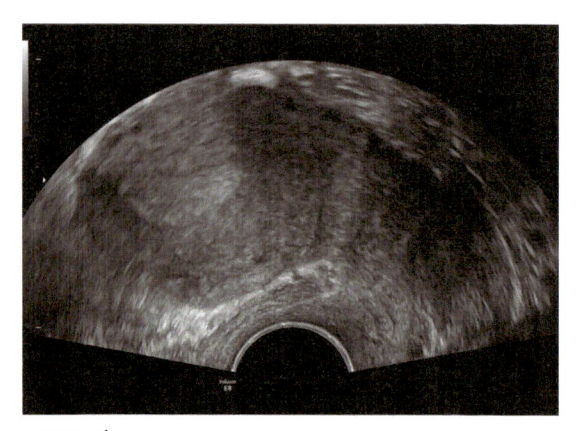

▶ 286 Útero

Útero em Cortes Transvaginais Longitudinais

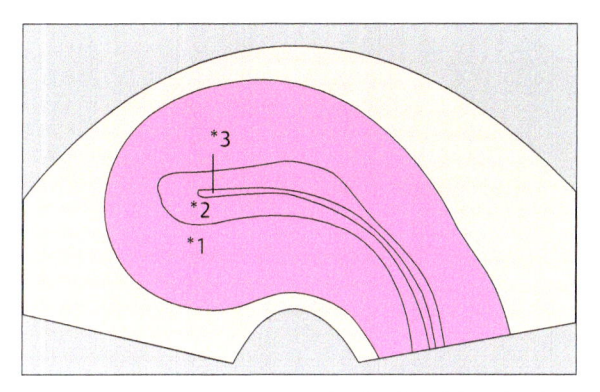

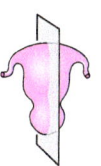

1: miométrio, *2*: endométrio, *3*: lúmen..

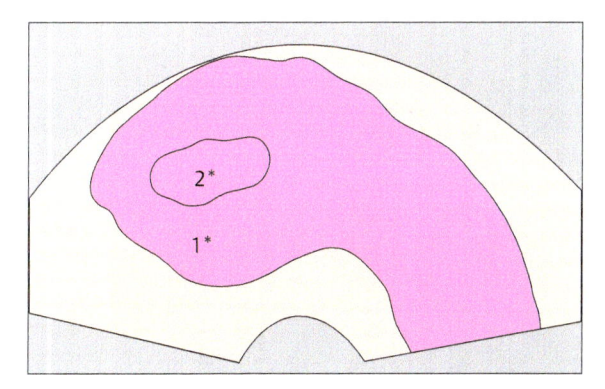

1: miométrio, *2*: endométrio..

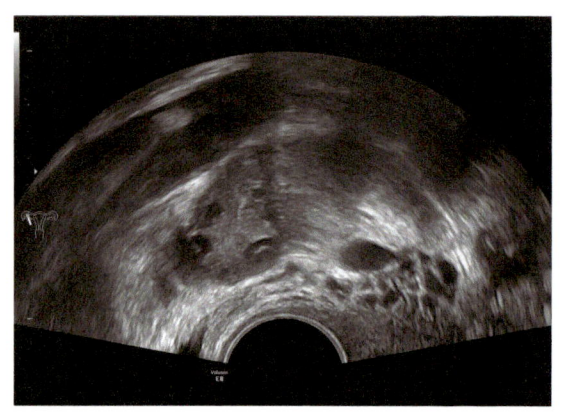

▶ **287** Ovário

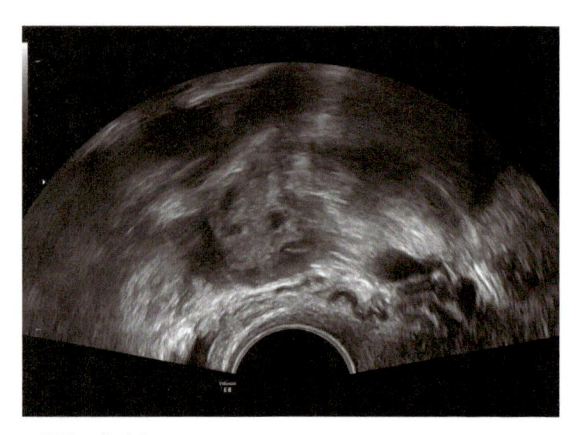

▶ **288** Ovário

Útero em Cortes Transvaginais Longitudinais

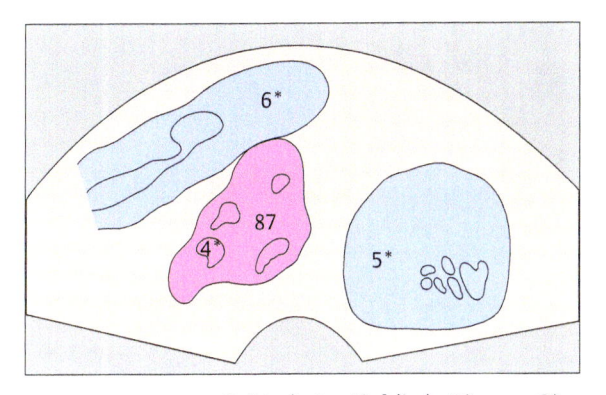

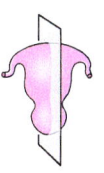

Ovário direito. 4*: folículo, 5*: vasos, 6*: vasos ilíacos..

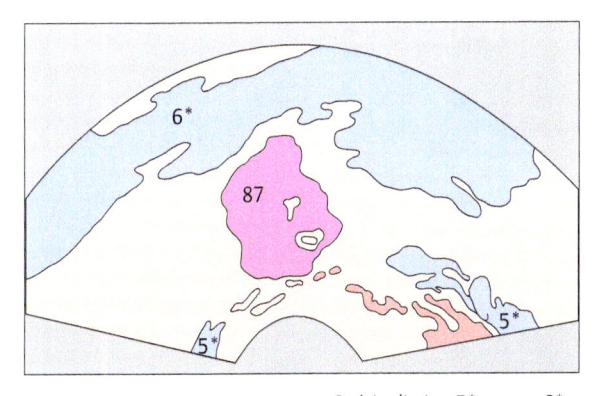

Ovário direito. 5*: vasos, 6*: vasos ilíacos.

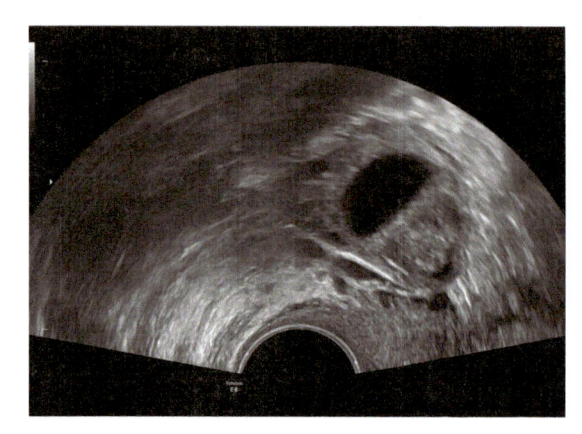

▶ 289 Ovário

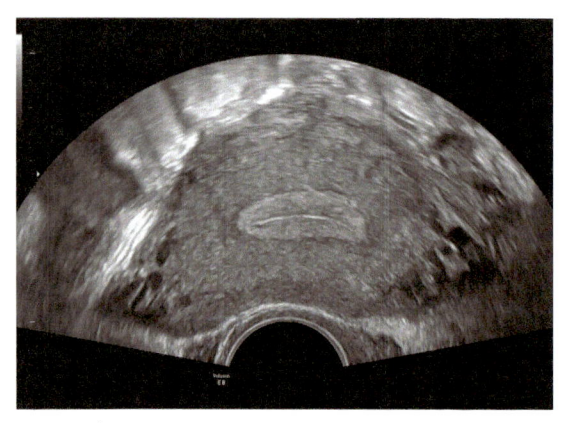

▶ 290 Útero

Útero em Cortes Cruzados Transvaginais

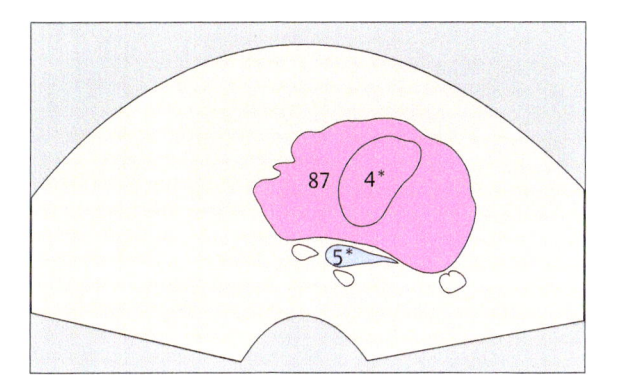

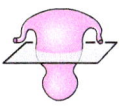

Ovário. 4*: folículo, 5*: vasos..

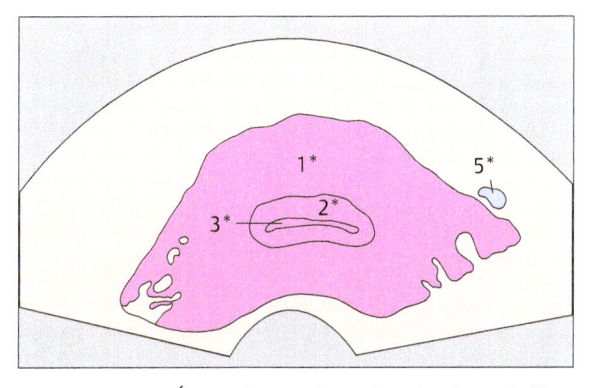

Útero. 1*: miométrio, 2*: endométrio, 3*: lúmen, 5*: vasos.

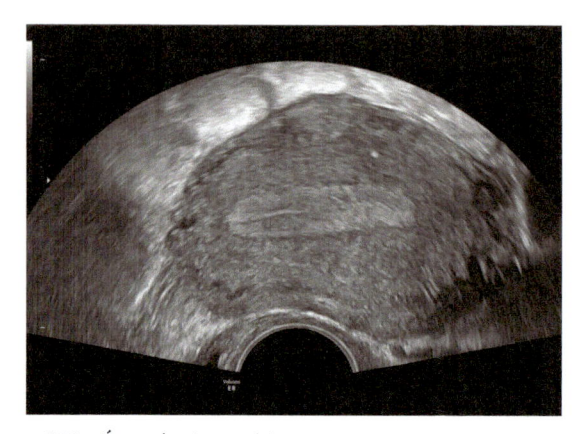

▶ **291** Útero, bexiga, ovários

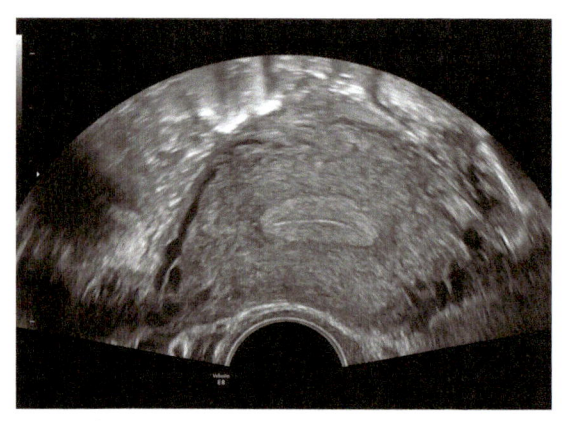

▶ **292** Útero

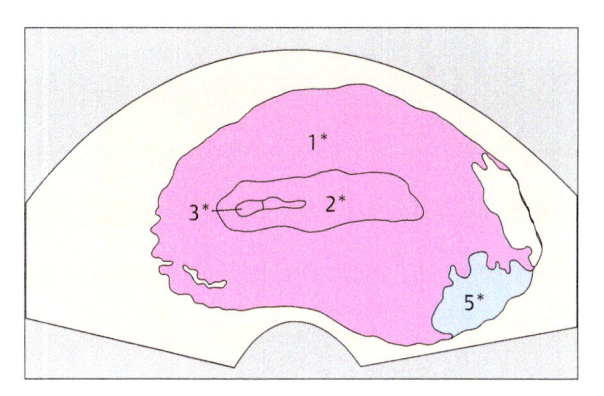

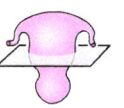

Útero em Cortes Cruzados Transvaginais

1*: miométrio, 2*: endométrio, 3*: lúmen, 5*: vasos..

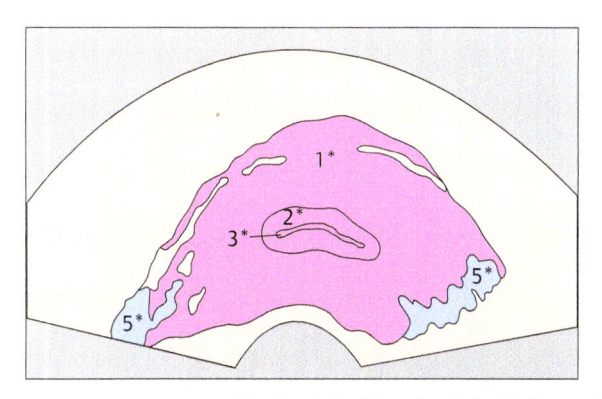

1*: miométrio, 2*: endométrio, 3*: lúmen, 5*: vasos..

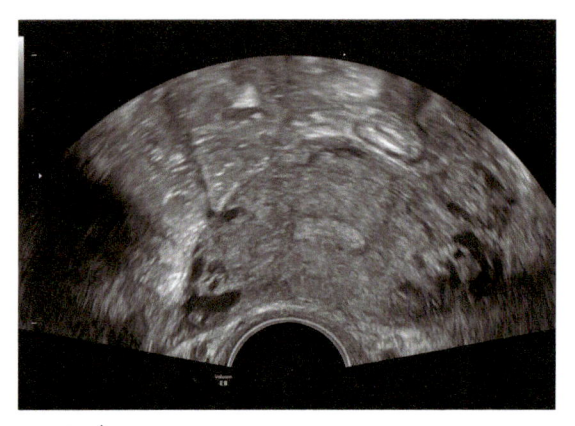

▶ 293 Útero

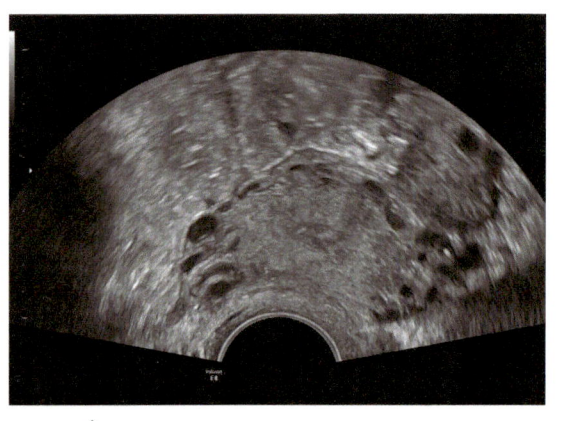

▶ 294 Útero

Útero em Cortes Cruzados Transvaginais

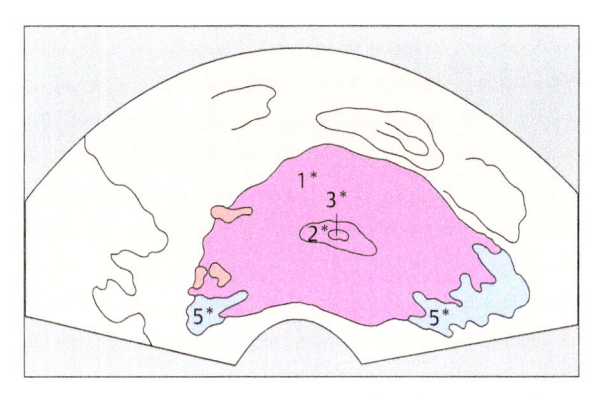

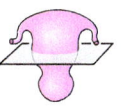

1*: miométrio, 2*: endométrio, 3*: lúmen, 5*: vasos..

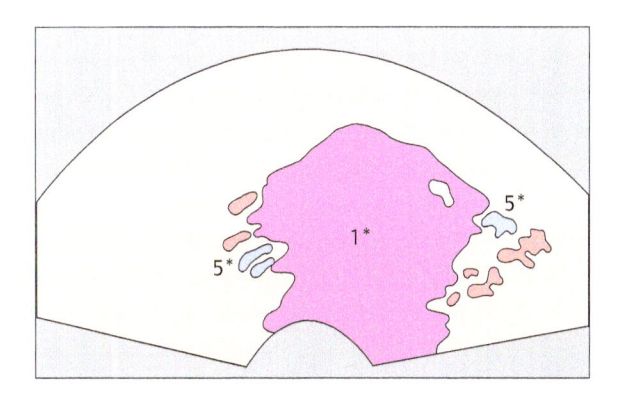

1*: miométrio, 5*: vasos..

12 Glândula Tireoide

Lobo Esquerdo da Tireoide em Varreduras Longitudinais da Direita para a Esquerda ... p. 332

295   Istmo da tireoide
296   Istmo da tireoide
297   Lobo esquerdo da tireoide, músculo esterno-hioideo, músculo esternotireoideo
298   Lobo esquerdo da tireoide, músculo esterno-hioideo, músculo esternotireoideo
299   Lobo esquerdo da tireoide, músculo esterno-hioideo, músculo esternotireoideo
300   Lobo esquerdo da tireoide, artéria carótida comum
301   Veia jugular interna, músculo esternocleidomastoideo
302   Veia jugular interna, músculo esternocleidomastoideo

Lobo Esquerdo da Tireoide em Varreduras Transversais de Baixo para Cima ... p. 340

303   Lobo esquerdo da tireoide, artéria carótida comum, veia jugular interna
304   Lobo esquerdo da tireoide, artéria carótida comum, veia jugular interna
305   Lobo esquerdo da tireoide, artéria carótida comum, veia jugular interna
306   Lobo esquerdo da tireoide, artéria carótida comum, veia jugular interna
307   Lobo esquerdo da tireoide
308   Lobo esquerdo da tireoide

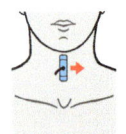

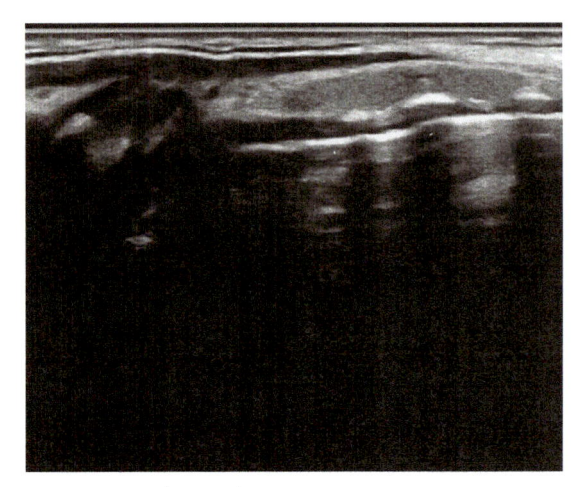

▶ 295 Istmo da tireoide

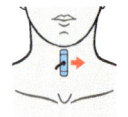

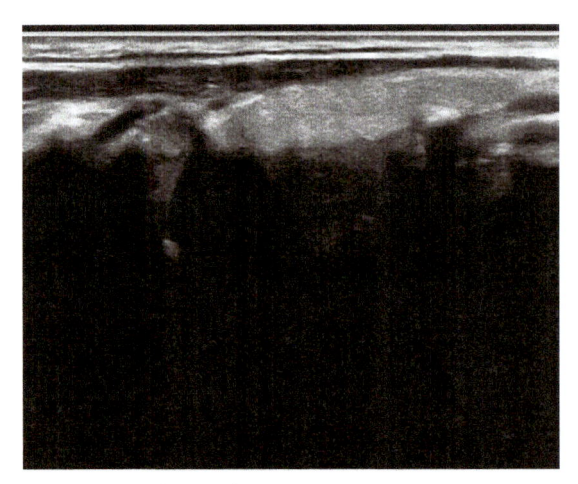

▶ 296 Istmo da tireoide

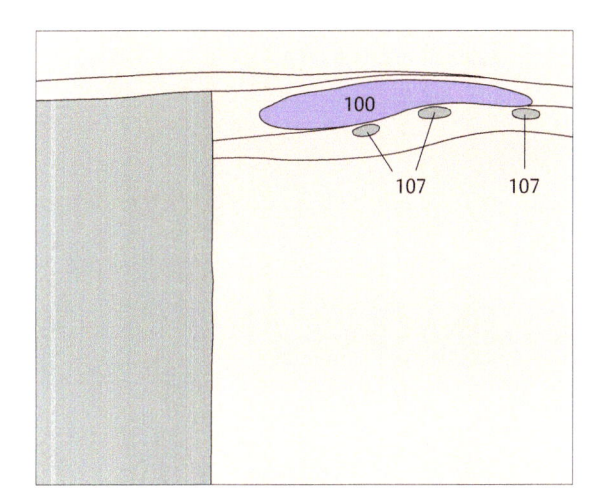

Lobo Esquerdo da Tireoide em Varreduras Longitudinais da Direita para a Esquerda

100
107   107

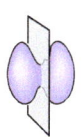

A traqueia está localizada diretamente atrás do istmo da tireoide..

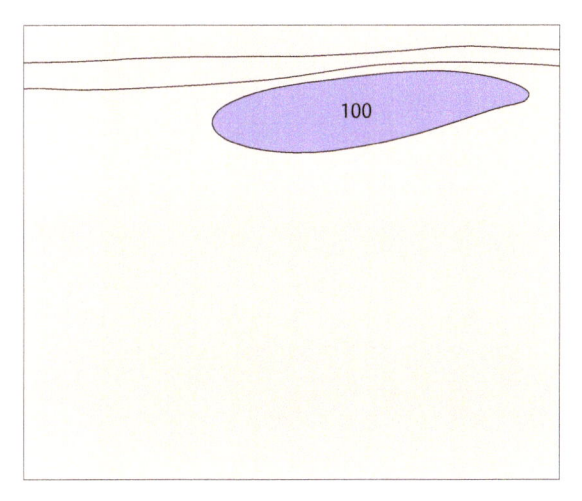

100

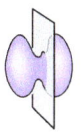

A tireoide é investigada por imagens com um transdutor de alta resolução.

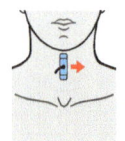

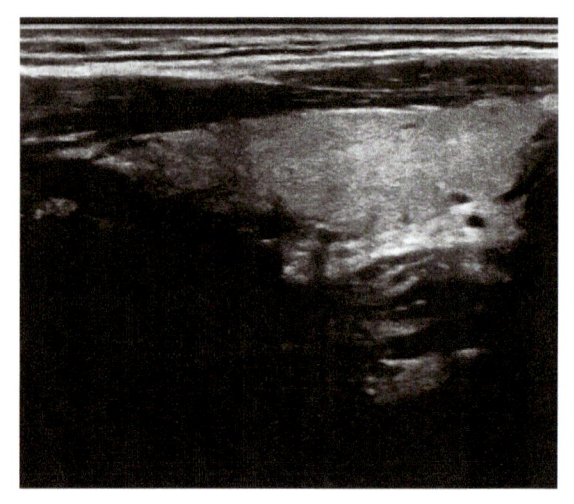

▶ 297 Lobo esquerdo da tireoide, músculo esterno-hioideo, músculo esternotireoideo

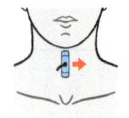

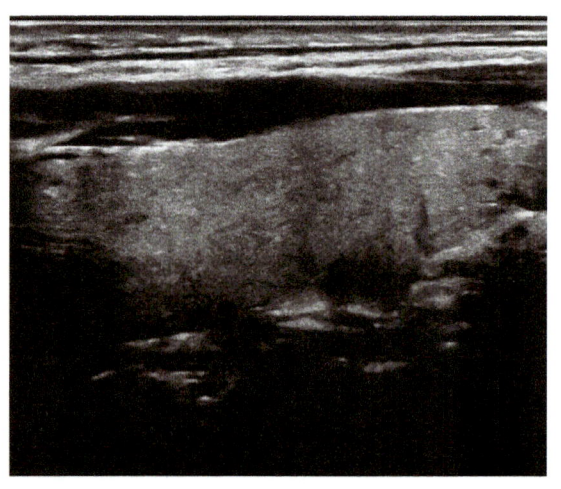

▶ 298 Lobo esquerdo da tireoide, músculo esterno-hioideo, músculo esternotireoideo

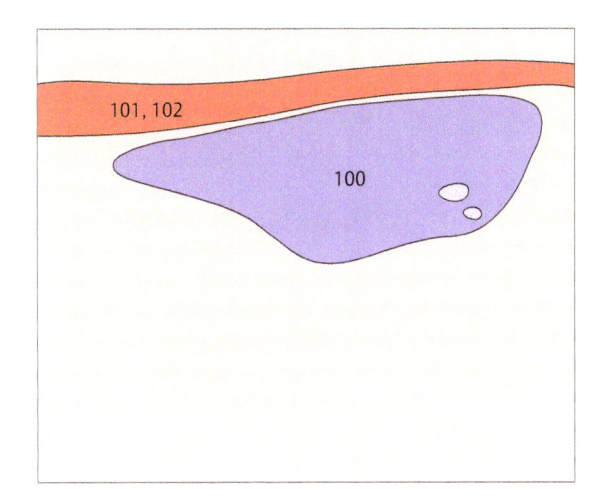

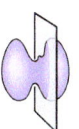

Lobo Esquerdo da Tireoide em Varreduras Longitudinais da Direita para a Esquerda

O parênquima da tireoide normal apresenta pouca vascularização.

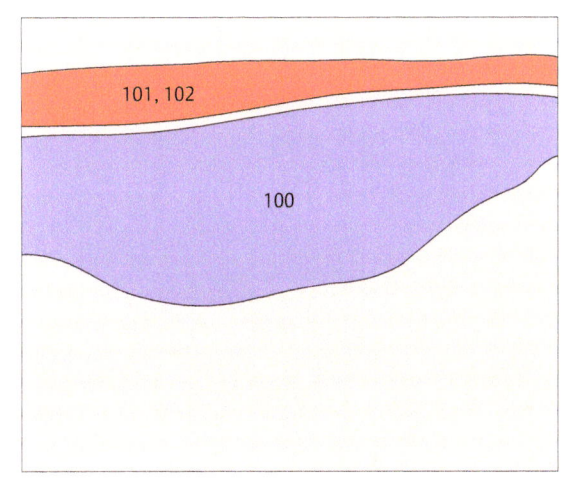

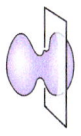

Os músculos esterno-hioideo e esternotireoideo ficam anteriores à glândula tireoide.

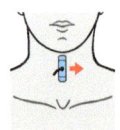

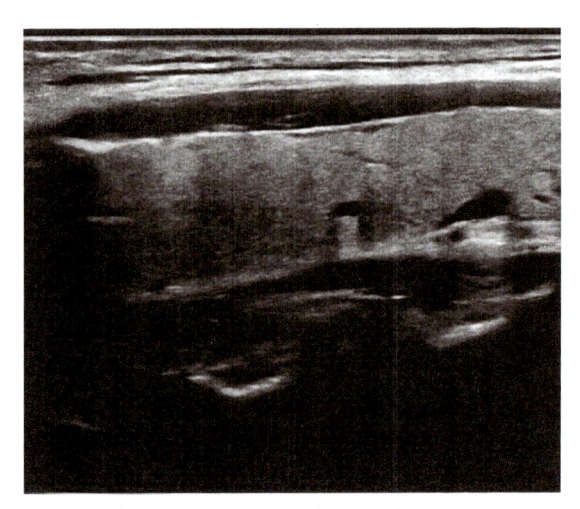

▶ 299 Lobo esquerdo da tireoide, músculo esterno-hioideo, músculo esternotireoideo

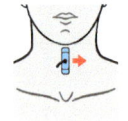

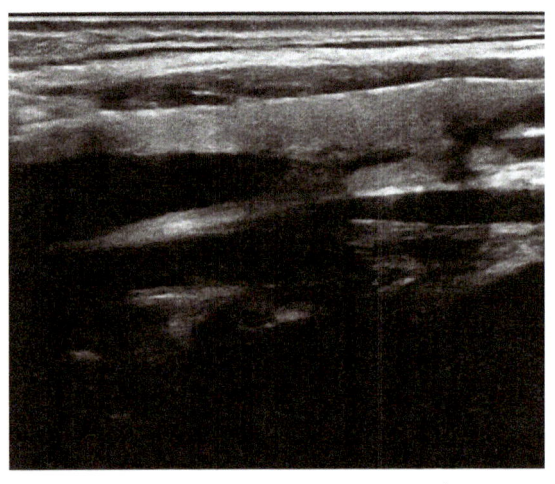

▶ 300 Lobo esquerdo da tireoide, artéria carótida comum

Lobo Esquerdo da Tireoide em Varreduras Longitudinais da Direita para a Esquerda

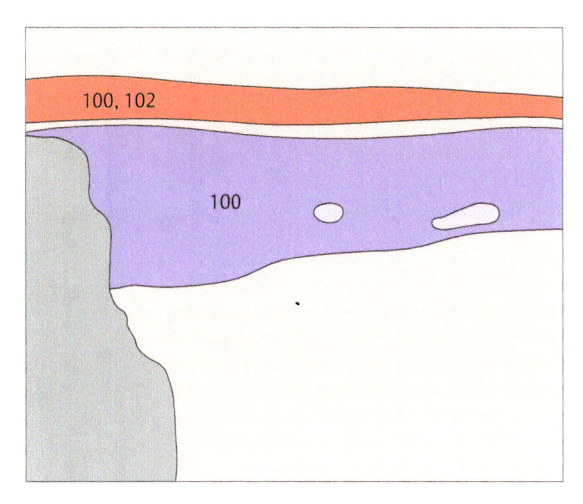

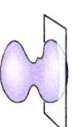

O parênquima da tireoide normal apresenta padrão de eco homogêneo.

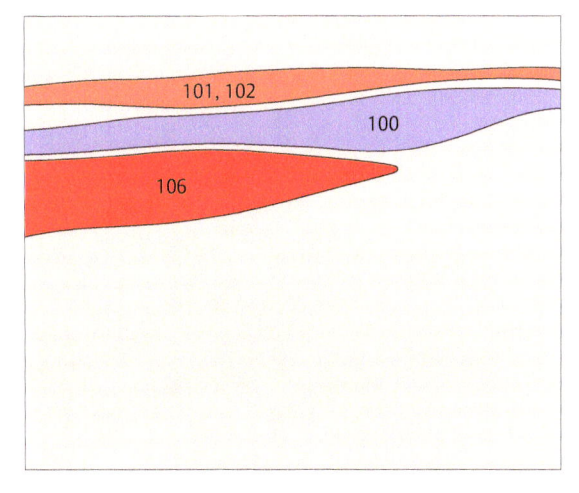

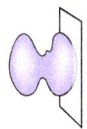

A tireoide se estreita acentuadamente na direção lateral.

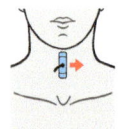

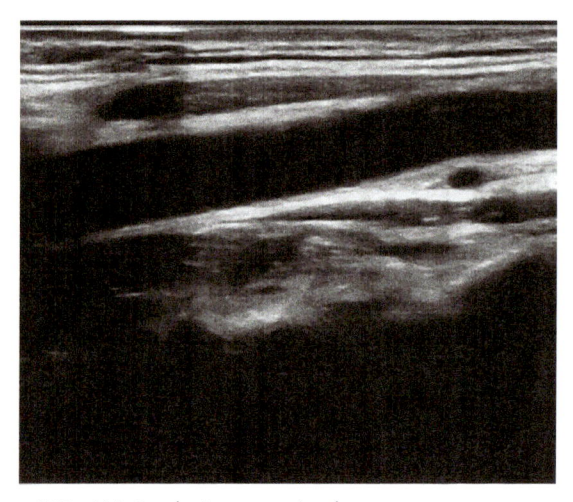

▶ **301** Veia jugular interna, músculo esternocleidomastoideo

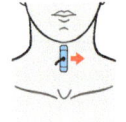

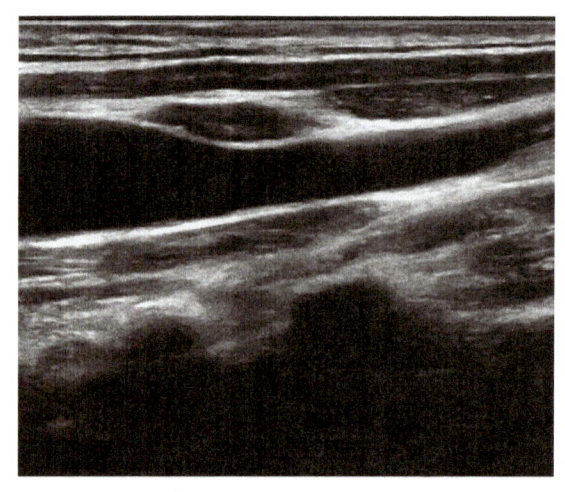

▶ **302** Veia jugular interna, músculo esternocleidomastoideo

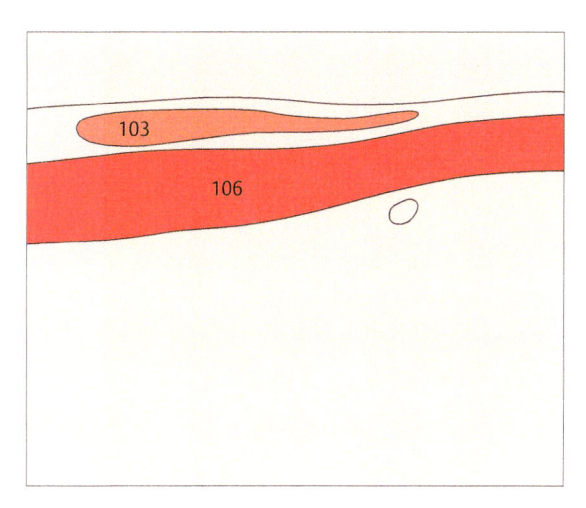

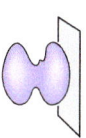

Lobo Esquerdo da Tireoide em Varreduras Longitudinais da Direita para a Esquerda 339

A artéria carótida comum está em contato com o aspecto lateral da tireoide.

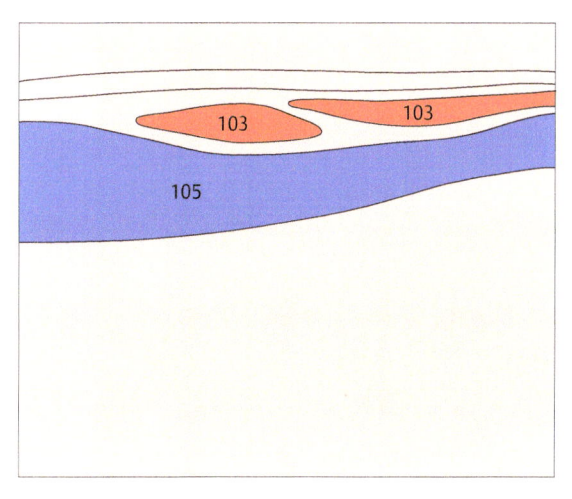

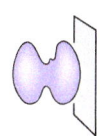

A veia jugular maior aparece lateral à artéria carótida comum.

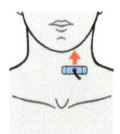

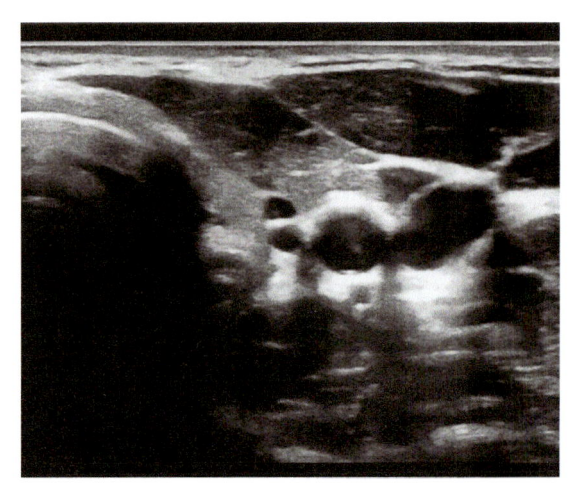

▶ 303 Lobo esquerdo da tireoide, artéria carótida comum, veia jugular interna

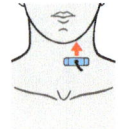

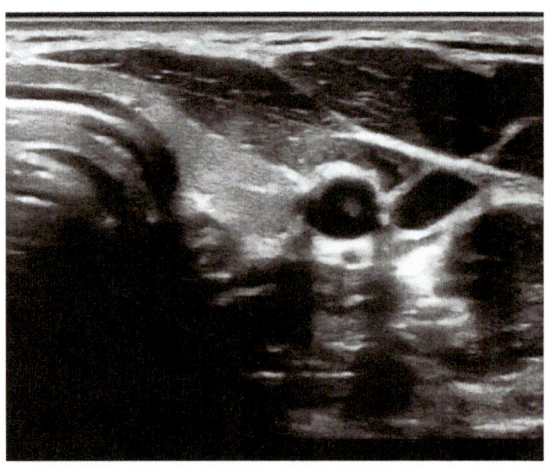

▶ 304 Lobo esquerdo da tireoide, artéria carótida comum, veia jugular interna

Lobo Esquerdo da Tireoide em Varreduras Transversais de Baixo para Cima 341

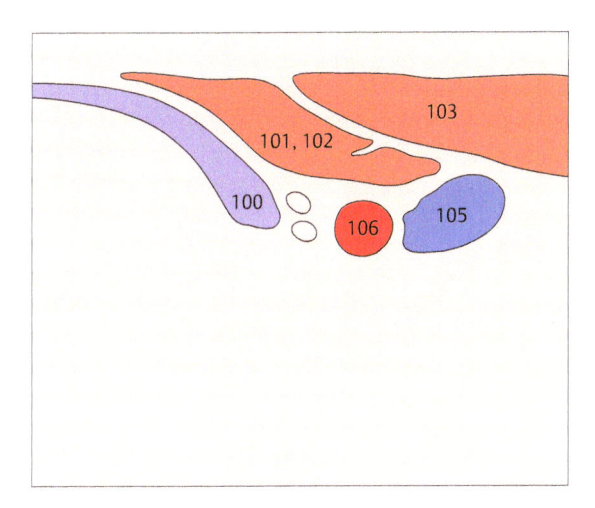

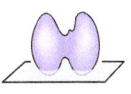

Os grandes vasos no pescoço correm laterais à tireoide.

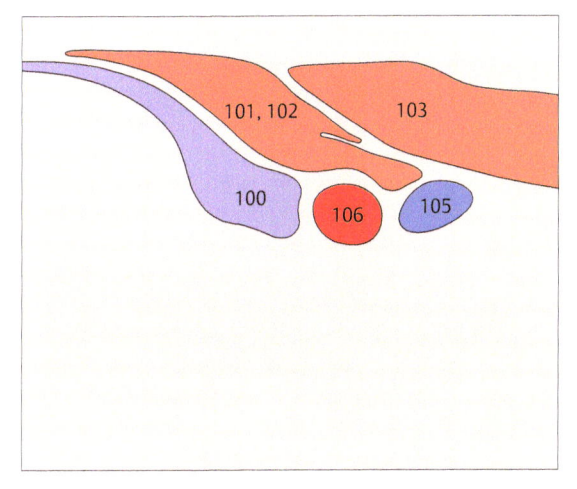

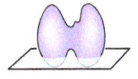

A artéria carótida comum aparece bem lateral à tireoide em um corte transversal.

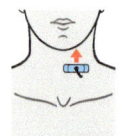

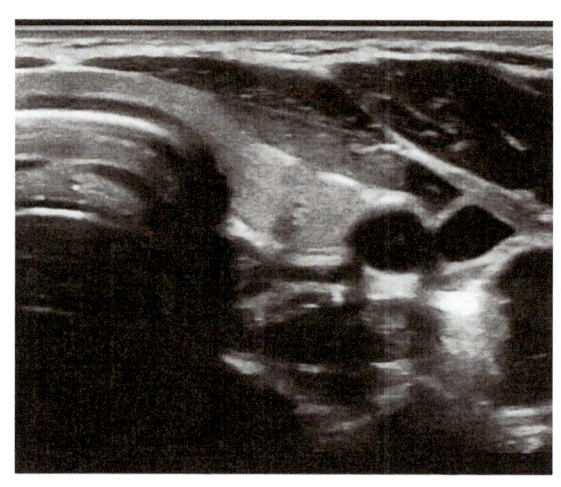

▶ **305** Lobo esquerdo da tireoide, artéria carótida comum, veia jugular interna

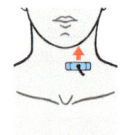

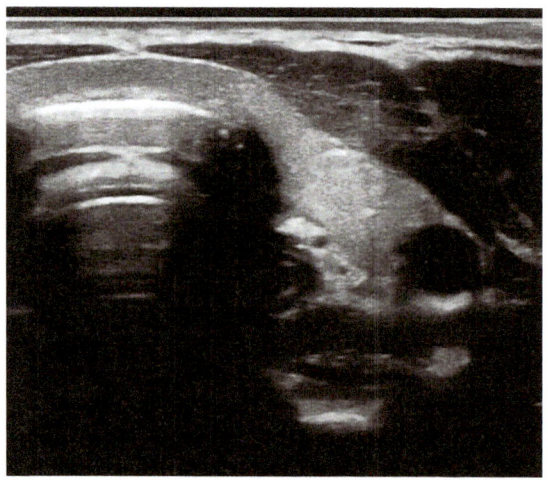

▶ **306** Lobo esquerdo da tireoide, artéria carótida comum, veia jugular interna

Lobo Esquerdo da Tireoide em Varreduras Transversais de Baixo para Cima

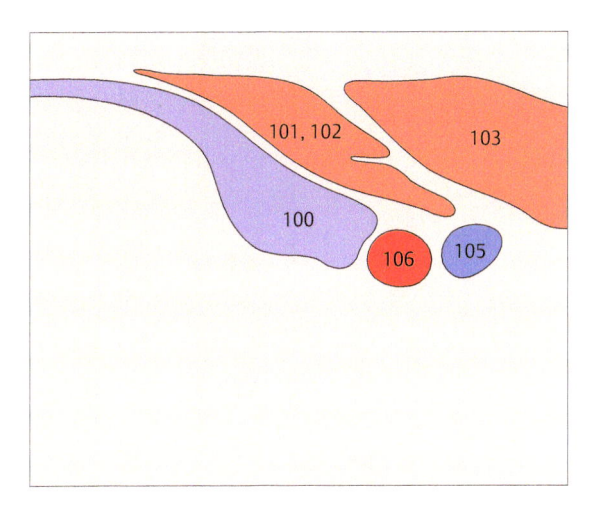

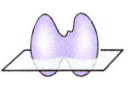

A veia jugular aparece como estrutura hipoecoica, não completamente circular, localizada adjacente à artéria carótida comum.

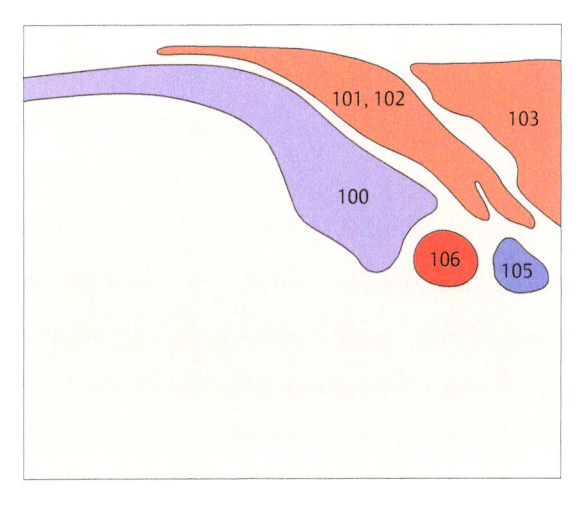

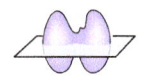

O esternocleidomastoideo é um músculo poderoso localizado anterior e lateral à tireoide.

12 Glândula Tireoide

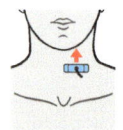

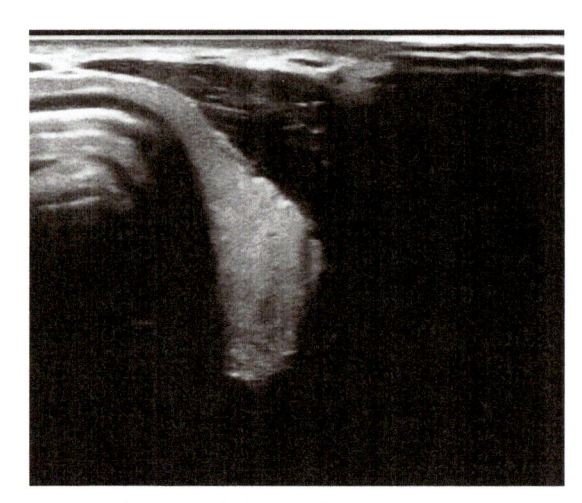

▶ 307 Lobo esquerdo da tireoide

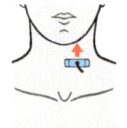

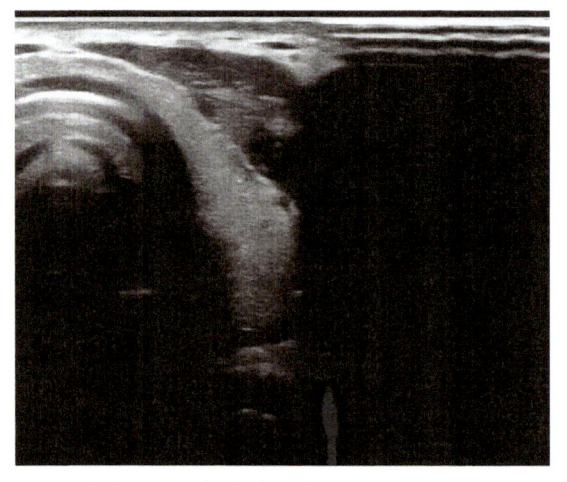

▶ 308 Lobo esquerdo da tireoide

Lobo Esquerdo da Tireoide em Varreduras Transversais de Baixo para Cima

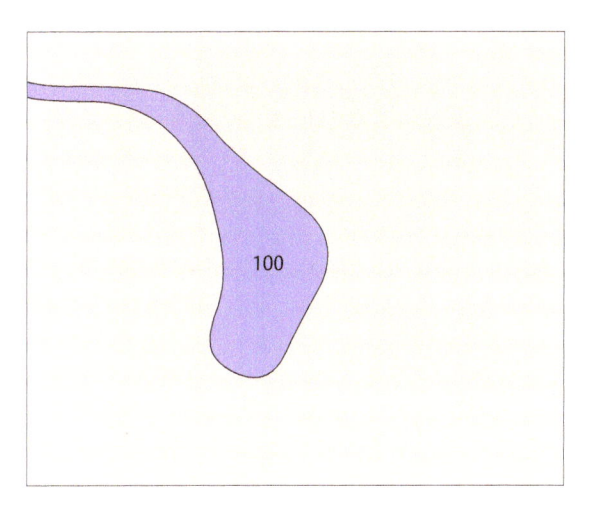

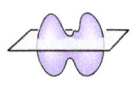

A glândula tireoide é um órgão em formato de borboleta com bordas lisas e ecos internos de alto nível.

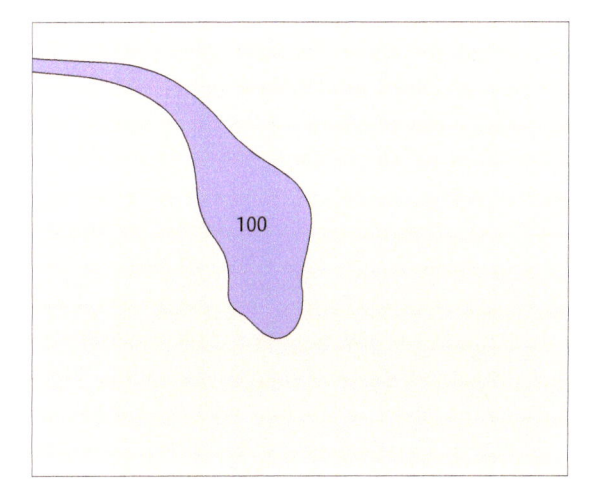

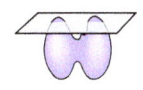

As glândulas paratireoides estão localizadas posteriores aos polos lateral e superior da tireoide. Elas podem não estar visíveis no ultrassom, a menos que estejam aumentadas.